民间祖传偏方

李春深◎编著

天津出版传媒集团

天津科学技术出版社

本书具有让你"时间耗费少，养生知识掌握好"的方法

免费获取专属于你的
《民间祖传偏方》阅读服务方案

循序渐进式阅读？省时高效式阅读？深入研究式阅读？由你选择！
建议配合二维码一起使用本书

图书在版编目（CIP）数据

民间祖传偏方 / 李春深编著. --天津：天津科学
技术出版社，2020.5
ISBN 978-7-5576-5687-4

Ⅰ.①民… Ⅱ.①李… Ⅲ.①土方-汇编 Ⅳ.
①R289.2

中国版本图书馆 CIP 数据核字（2018）第 192136 号

民间祖传偏方
MINJIANZUCHUANPIANFANG
责任编辑：王朝闻

出　　版： 天津出版传媒集团
　　　　　 天津科学技术出版社
地　　址：天津市西康路 35 号
邮　　编：300051
电　　话：（022）23332390
网　　址：www.tjkjcbs.com.cn
发　　行：新华书店经销
印　　刷：三河市恒升印装有限公司

开本 670×960　1/16　印张 20　字数 500 000
2020 年 5 月第 1 版第 1 次印刷
定价：68.00 元

前　言

　　我国民间自古就有"偏方治大病""小小偏方，气死名医"的说法。偏方是指广泛流传于民间但不见于医学著作的治病药方，是中医理论与实践在民间应用的结晶，是千百年来中医学家和广大民众不断摸索、反复验证积累起来的经验之方。它们或是来自老百姓日常生活的偶然发现，或是来自传内不传外的家族秘方，或是来自历代医家在民间诊病时开具的药方，因使用有效后流传下来。这些偏方历经反复验证，流传甚广，生命力极强，一直以来，因其实用简单、价廉、疗效独特而深受老百姓的喜爱。

　　在我国民间流传的大量偏方中，不乏组合精当、构思奇特、疗效显著的治病良方、秘方和奇方。民间偏方一般用药极为简洁，往往选择人们常用却未想到的药材配伍，甚至以单味药取效，如冬青叶治感冒，喝醋治呃逆等。偏方不但能够治疗各种小病、大病、疑难杂症，在关键时刻还能帮大忙，救人于危难之际，解决某些突发情况。如利用胡萝卜缨解砒毒，用蚕豆、韭菜治误吞针入腹，用土豆皮治烫伤等。令人称奇的是，一些偏方中所用的药材看似与所治疾病无关，却有药到病除之效，这实际上是运用了中医五脏相生相克的原理，通过调养其他相关脏器，来达到促使患病脏器痊愈的目的。就连一些现代医学技术都治不了、花很多钱都治不好的疾病，利用偏方就能治好，而且花钱少甚至不花分文。

　　即使是在医学技术较为发达的现代社会，偏方仍然具有巨大的实用价值，因为它材料易得、操作简便、花钱少又有实效，更适合普通老百姓采用。为使读者能够正确利用民间偏方治病，我们搜集了散见于古今医籍、文献和报刊中的民间疗法，遍寻民间广泛流传的老偏方，广罗各民族独特的治病秘方，取其精华、弃其糟粕，精选出最有效、最简便、最经济、最实用的偏方，编写了这部《民间祖传偏方》，它内容丰富，药源广泛，制取简便，是一部适合现代人治病和保健的方药大全。

书中选录的偏方具有以下特点：一是取材方便，其中很多药方都取自老百姓日常所吃的五谷杂粮、瓜果蔬菜和禽肉蛋，如用酸枣仁粥治疗心悸失眠，赤小豆治血肿等；二是配制简便，大都采用煎、煮、研末等方法制取，有的甚至仅仅是与日常食物煲粥或制成药酒饮用，操作简便，容易被普通患者所掌握并自行治疗；三是疗效显著，千百年来历经反复验证，屡试屡验，沿用至今，有很多都已被目前各大医院所采用；四是经济实用，因多取自民间偏方，很少有奇特名贵的中药材，且副作用小，最适合普通家庭使用。五是一方多用，有的药方可以治疗多种疾病，如醋蛋液对治疗盗汗、关节炎、皮肤瘙痒等都具有显著的疗效。

根据各类偏方的主治疾病，本书分十一章，涉及疾病近百种，每种疾病都提供了多种治病偏方，既有内服方，也有外敷方，还有食疗方，便于患者根据自身健康状况和疾病性质选择采用。每种药方都不同程度地介绍了其荐方由来、配方及用法、随症加减、功效、禁忌事项、出处和荐方人。

本书内容丰富，通俗易懂，体例简明，可供广大患者自学自用，无论你有无医学知识，均能一看就懂，一学就会，是一部即查即用的家庭必备医疗书，可随时随地为你和你的亲朋好友治病疗疾。对于基层医务人员、中医院学生、中医药爱好者和临床工作者，书中的偏方也有很高的参考价值。

目　录

第一章　传染性疾病和急症

第二章　呼吸系统疾病

第八章　皮肤外科疾病

第九章　肛肠外科疾病

第十章　五官科疾病

第十一章　骨伤科及风湿性疾病

第一章

传染性疾病和急症

第一节　感冒、发烧

蒜瓣、葱白等治感冒

【配方及用法】蒜瓣 25～30 克，葱白 25～30 克，鲜生姜 25～30 克。分别洗净凉干后放入一个合适的器皿里，捣研成糨糊状（切成片或块亦可，但效果稍差），加水 250 毫升煎煮，煎好后将成品分成 3/5 和 2/5 两份。首次温服 3/5，服后需注意保暖，用不了 1 小时，即会满身大汗湿透，立感两鼻畅通，全身舒爽，时隔五六小时后再服 2/5。两份为 1 剂，儿童剂量减半或减去 2/3 也可，婴幼儿最好别服。此方一般无副作用，服后如有短暂的不适感，喝些醋或冷开水即可缓解。

【荐方人】江苏　张超

神仙汤防治风寒感冒

【配方及用法】7 个葱头、7 片姜，一把糯米熬成汤，食时兑入适量醋，防治感冒保健康。

糯米 100 克，葱白、生姜各 20 克，食醋 30 毫升。先将糯米煮成粥，再把葱姜捣烂下粥内沸后煮 5 分钟，然后倒入醋，立即起锅。趁热服下，上床覆被以助药力。15 分钟后便觉胃中热气升腾，遍体微热而出小汗。每日早、晚各 1 次。

【功效】现代药理研究证实，米醋有杀灭流行性感冒病毒的作用，既能治疗感冒，又能预防流感，安全有效。生姜含姜辣素、芳香醇、姜烯、氨基酸等成分，性味甘辛而温，是一味芳香性健胃药，有暖胃止呕、发汗解表、散寒驱邪、解毒镇痛的功效，主治风寒感冒、胃寒呕吐等症。大葱性味温辛，主要成分是葱蒜辣素，能杀菌健胃、刺激呼吸道和汗腺管壁分泌，起发汗解表作用，主治外感风寒、头疼寒热等症。糯米能健胃和中，益气扶正，有"多食使人贪睡"的作用。因此，此验方是防治伤风感冒的良方，素有"神仙汤"之称。

【备注】风热感冒不宜服用。

【荐方人】王安民

【引自】《陕西老年报》（1996 年 12 月 16 日）

加味葱豉汤治风寒感冒

【配方及用法】豆豉、紫苏叶、生姜各 10 克，葱白 5 枚。每天 1 剂，煎 2 遍，每日 3 次分服。服后多饮热开水。如无汗者，争取出汗为佳。头痛肢楚较重者加白芷 10 克；鼻塞嚏多较甚者加辛夷 10 克，麻黄 6 克；咳嗽加杏仁 10 克，桔梗 10 克。

【功效】主治风寒感冒所致恶寒发热、头痛、鼻塞、嚏多、流清涕、肢楚无汗、咳嗽痰白等。

【备注】风热外感忌用。

冬青汁治感冒

【配方及用法】取冬青叶少许榨汁，每次饮用 3 毫升，日服 3 次。

【荐方人】安徽 李令峰

核桃、银花等治感冒鼻塞

【配方及用法】核桃 10 个，银花 10 克，生姜 20 克，冰糖 30 克。将核桃去壳取仁，与银花、生姜、冰糖一起加水煎熬，熬至冰糖全部溶化为止，然后取药汁服用。每日 1 剂，分 2 次服，连服 1~2 剂。

【荐方人】四川 袁太江

【引自】广西科技情报研究所《老病号治病绝招》

葱白、生姜片治感冒初起

【配方及用法】葱白（连须）、生姜片 20 克，水一碗煎开，加少量红糖，趁热一口气服下（葱、姜不需服下），并马上睡觉，全身出大汗即愈。

【荐方人】韦家智

姜丝可乐治感冒

【配方及用法】可口可乐一听，姜少许，将可乐与姜一起煮，睡前服用。

冰糖鸡蛋治感冒

【配方及用法】鸡蛋 1 个，冰糖 30 克。将鸡蛋打入碗中，同捣碎的冰糖混合调匀。临睡前用开水冲服，取微汗。

【功效】养阴润燥，清肺止咳。治感冒，症见流清涕、咳嗽、发冷等。对小儿流鼻血亦有效。

鼻内水疗法可预防感冒

【方法】用手心捧一些水放在鼻孔前，用两个鼻孔同时吸水（不要让水吸入喉咙），然后让水自然流出。如此重复 3~5 次。接着用手指按住一鼻孔，用另一鼻孔使劲呼气 3 次，将余水喷出。再换另一侧鼻孔同样呼气 3 次。最后用擤鼻涕的方法将鼻孔内的余水用力擤出。此时嘴巴应微张，以免水进入耳中。

【荐方人】山东　王方舟

大白萝卜汁治感冒头痛

【配方及用法】将大白萝卜洗净，捣烂取汁。滴入鼻内，治各种头痛；饮用治中风。

【功效】治感冒头痛、火热头痛、中暑头痛及中风头痛等。

参苏饮治病毒性感冒

【配方及用法】人参、苏叶、葛根、前胡、半夏、茯苓各 22 克，陈皮、甘草、桔梗、枳壳、木香各 15 克，生姜 3 片，大枣 1 枚。水煎服，每天 1 剂。

【功效】益气解毒，祛痰止咳。

金霉素眼膏防治感冒

【方法】将金霉素眼膏管伸入鼻腔内，朝上方挤入少许，然后用手指捏挤鼻子两侧数次使药膏均匀地分布于鼻腔内，每日 3 次。

【荐方人】四川　叶德敏

喝茶加洗脚防感冒

【方法】当天气突变双足冰凉、身体不适时，马上喝一大杯热茶（茶叶10~15克，热开水50毫升左右，浸泡10分钟以上），接着用50℃~60℃的热水泡脚15~20分钟，水量以浸过踝关节，周身感到热乎乎为度。隔2小时后，再如法重复1次。

【引自】《健康报》

潘生丁治感冒

【方法】成人每次服25毫克，每日服3次，小儿用量酌减，一般服用2次就明显见效，再继续服用两三次。

【备注】低血压患者慎用。

【荐方人】四川 谢荣才

银翘合剂治风热感冒

【配方及用法】板蓝根、银花、连翘各30克，荆芥10克（后下）。煎成50%浓液，每次服30~60毫升，1日3次，儿童酌减。服药后多饮水。如果咳嗽，就加生甘草、桔梗、杏仁各10克；如果咽喉肿痛，就加锦灯笼、山豆根各10克。

【功效】主治风热感冒，咽红喉痛，目赤发热或咳嗽痰黄等。

板蓝根、金银花等治感冒发烧

【配方及用法】板蓝根20~30克，金银花、黄芪各10克，连翘、桔梗、黄芩各12克，蒲公英30克，芦根40克，虎杖、玄参各15克，甘草6克。将上药用温水浸泡20分钟，煎2次共约40分钟，滤得药液200毫升，分3次1日内服完。

【荐方人】福建 吴鹏飞

每天一杯白开水防感冒

【方法】每天早晨起床后，空腹喝一杯白开水，冬天趁热喝，夏天晾凉喝，1天喝1杯，坚持天天喝，感冒自然好。

【引自】《中国保健杂志》（1997 年第 8 期）

搓手防感冒

【方法】对搓双手大鱼际穴，直至搓热为止。搓法似双掌搓花生米的皮一样，一只手固定，另一只手搓动，两手上下交替，搓 2~3 分钟，至整个手掌发热。此法可促进血液循环，加快新陈代谢，增强体质，故而不易感冒。此法也可叫搓手保健操。不受时间、地点限制，随时可做，简便易行。

【荐方人】河南　苏继承

按摩防感冒

【方法】在平常或受点凉稍感不适时，即将食指和中指并拢，按摩鼻下人中穴和脑后颈正中的风府穴，各按 200 下左右，就可免除感冒之苦。

【荐方人】安徽　李荣辉

电吹风治感冒

【方法】用电吹风吹患者后枕部的风池、天柱两穴，可洗头后湿吹也可干吹，一般以有温热感为佳，如有灼痛可将风挡关小或移得稍远些，待吹至感觉后脑部有一股热流向全身扩展，手脚、额头等处冒热汗后再继续吹 5~8 分钟，每日 2~3 次。也可用下列配穴兼治：吹孔最，吹太阳，吹风门，点合谷，点迎香。

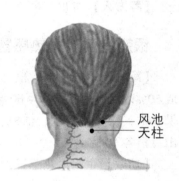

风池、天柱两穴的位置

【备注】（1）预防为主的原则。当感觉近日身体容易疲劳，腿肚酸胀时，很可能为感冒前期，如及时吹穴可预防感冒。（2）感冒期间，患者应多休息，多喝开水，配合药物治疗。用电热吹穴法治疗感冒，一般症状 1~2 天即可康复，较重症状也不过 3~4 天。

【荐方人】周郴龙

蒸醋气法治感冒

【方法】关闭窗和门，把一碗食醋（约 200 毫升）放入容器内置于电炉或煤炉上，让它的水蒸气散发于全室，室内患者猛吸醋的水蒸气，15 分钟后，涕水不流，鼻塞通畅。

【备注】醋蒸气在空气中能杀菌，在鼻内和肺部也同样杀菌，因此可达到治疗的目的。

【荐方人】广西　梁佐祥

巧法按摩治感冒

【方法】令患者端坐于椅上，全身放松。术者站于患者背后，用双手中、食指逆时针旋转按揉患者鼻梁下两侧数十下；然后抹至印堂穴时，一手托住患者后脑，一手用中、食指按前法按揉印堂穴数十次；接着用双手中、食指从印堂穴用力沿眉毛抹至太阳穴，揉数十下；接着再用双手中、食指从太阳穴经率谷穴分别用力抹至双风池穴处，一手托住患者前额，一手用中、食指按揉双侧风池穴各数十下结束，为一遍。一般按揉5~7遍就行了。

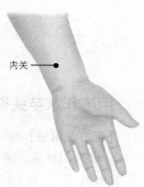

内关

内关穴的位置

若患者发烧，加按揉大椎穴数十下；若患者咳嗽，用双手大拇指分别推患者双内关穴 50 次（一上一下为一次）后，再分别用双手大拇指压双内关25 下（一紧一松为一下），最后，令患者用双手大拇指互搓鱼际穴，至发热为度。

按上述方法施术后，患者鼻塞即可通畅，头疼减轻，发烧逐步缓解，1~3小时可恢复正常。用此法按摩，不论有无功底，为人为己按摩，均有良效。

【荐方人】湖南　陈有云

鼻塞不通气的按摩疗法

【方法】上迎香、迎香（如图）两个穴位有治疗鼻塞不通的功效。不用针灸，只用双手按摩这两个穴位，同样可以治好鼻塞不通。

按摩方法为两手握拳，用拇指中节的内侧由上向下快速按摩（即从上迎香到迎

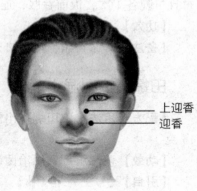

上迎香
迎香

上迎香、迎香两穴的位置

香），向下用力，向上不用力，一边按摩一边用鼻吸气（吸气到不能吸为止），共按摩 36 次；按摩完后抬头，双拳微翘，让开气路，同时喊"活"，气从口出。重复 3 遍，3 遍为 1 次。

如鼻塞、不通气，病情比较严重时，停 2～3 分钟后再做一次，如此做 2～3 次，即能治好鼻塞不通。

【荐方人】河南　耿锡范

第二节　毒菌痢疾

用陈年水芋头柄治痢

【配方及用法】陈年水芋头柄（即叶秆，农家常割来晒干，隔年再吃）一把，腊肉 100 克，加三碗水熬制一碗即可。然后加红糖，连汤带药食完，当天即愈。

【备注】水芋头柄陈一年为好。腊肉如不腐烂，两年最好。如无腊肉，只用水芋头柄亦可。

【荐方人】湖北　张广辉

大蒜治痢疾肠炎

【配方及用法】大蒜 1 头，白糖 20 克。大蒜去皮切细末，用白糖拌和。每日早晚各 1 次，饭前吞服，连用 7～10 日。

【功效】杀菌解毒。

【备注】如系菌痢，同时用大蒜液灌肠则效果更佳。

田螺清热利湿止痢

【配方及用法】取田螺挑出螺肉，晒干，炒焦，水煎。日服 3 次，每次 15 克。

【功效】清热解毒。用治菌痢。

【引自】《常见药用食物》

二菜秦皮汤疗下痢

【配方及用法】委陵菜、铁苋菜、秦皮各 30 克。发热、大便脓血较多、苔黄腻、脉数者加黄连 10 克。每日 1 剂煎 2 遍和匀，日 3 次分服。

【功效】急慢性细菌性痢疾，下痢大便带脓血；黏液，里急后重者。委陵菜清热解毒，凉血止血，有抗菌治痢的作用；铁苋菜消炎收敛，有保护肠黏膜的作用；秦皮清热燥湿 "主热痢下重"，现代研究对痢疾杆菌有强大抗菌作用。三药合用相辅相成，方简而效宏，为热毒下痢（菌痢）之良方。

【备注】症状消除大便正常后须继续再服 3 剂，以求彻底治愈。

燮理汤加鸦胆子治热痢

【配方及用法】生山药 25 克，白芍 18 克，银花 15 克，牛蒡子（炒捣）、甘草各 6 克，黄连、肉桂各 1.5 克。热痢下重数天者可煎服此汤，另加鸦胆子（去壳）40~80 粒（去壳时仁破者不用），用温开水分两次吞服。通常服 1~2 剂，大便即由赤转白，腹痛、里急后重也可大大减轻或消失。如属热痢下重已久，或迁延失治，造成肠黏膜严重损害，所下之痢色紫腥臭，杂以脂膜，则宜加三七粉 9 克，温开水分两次吞服。多能止住脓血。

【引自】《医学衷中参西录》

用扁眉豆花治红白痢疾

【配方及用法】扁眉豆花、黄砂糖各 50 克。将扁眉豆花捣成蒜汁形，用白开水一碗冲泡，再将花渣滤出，然后加上黄砂糖，半温可服用。

【备注】若是白痢疾，可用扁眉豆白花；若是红白痢疾，可用扁眉豆的红白花各半。无禁忌，人人适用。

【荐方人】河南　尚殿华

用当归、藿香等治泻痢

【配方及用法】（1）腹痛有风时：当归 5 克，藿香 3 克，槟榔 3 克，茯苓 6 克，地榆 5 克，薄荷 3 克，车前子 9 克，萝卜子 9 克，甘草 3 克，陈皮 3 克，黄芩 5 克，白芍 6 克，水煎服。

（2）腹无痛无风时：在方（1）中，除去黄芩、陈皮 2 味，将当归改为 3 克，并增加茅根 6 克。

【备注】一般肠胃不佳、泄泻者均可服。

【荐方人】新疆　邢源恺

红枣汤治久痢不止

【配方及用法】红糖60克，红枣5枚。煎汤服。

【功效】本方健脾温中，大建中气，并有活血之功。用此方治久痢不止的虚寒痢甚效。

用醋和明矾治阿米巴痢疾

【配方及用法】取食醋（最好是镇江醋）一调羹，明矾1粒（约黄豆大小）碾成粉状，放入食醋的调羹中，连醋带明矾粉一起服下。早、晚各服1次，每次按此比例配制。此方无副作用，同病者不妨一试。

【荐方人】徐建国

吡哌酸治阿米巴痢疾

【配方及用法】吡哌酸。成人每天1.5~2克，儿童每天每千克体重30~40毫克，均分2~4次服。7天为1个疗程。有混合感染者不必加用其他抗生素。

【荐方人】山东　唐功晓

白芍、马齿苋等治急性细菌性痢疾

【配方及用法】白芍、马齿苋各30克，当归、白头翁各20克，黄连、黄芩、槟榔、木香、枳壳、甘草各10克，焦山楂40克。上药水煎，空腹温服。年老体弱者及儿童用药量酌减。下痢赤多加红糖（另冲）30克，地榆15克；下痢白多加白糖（另冲）20~30克；痢下赤白加红糖、白糖各15克；有表证选加葛根、荆芥、藿香、薄荷各10克；有积滞，痢不爽，腐臭难闻加大黄、枳实、莱菔子各10克；呕吐加姜半夏、竹茹、生姜、藿香各6克；肛门无灼热，小便不赤黄，舌苔不黄腻者去黄芩、黄连。

【荐方人】新疆　丁四明

【引自】《当代中医师灵验奇方真传》

地锦草治菌痢

【方法】采集鲜地锦草 60 克，洗净煎水一小碗加点糖，分 1~2 次服用，即可治愈。地锦草还可治疗急性肠炎、副伤寒等其他肠道感染性疾病，效果都很好。

【荐方人】陈发军

一味中药苏铁煎服可治脓痢

【方法】苏铁 50 克，水煎服，每日 2 次。

【引自】《广西中医药》（1981 年第 4 期）、《中医单药奇效真传》

葡萄汁红糖治赤痢

【配方及用法】鲜葡萄 250 克，红糖适量。将葡萄洗净，绞取汁，放入红糖调匀。顿服，数次即愈。

【功效】消炎止痢。治赤痢疾。

【引自】《食物疗法精萃》

丝瓜络末治赤白痢

【方法】用煅干丝瓜络末、黄酒兑水煎服。

【引自】《陕西中医验方选编》《中医单药奇效真传》

苦楝子粉治白痢

【方法】苦楝子 150 克，米拌炒成炭，研成细粉过筛，日服 3 次，每次服 1.5 克。

【引自】《广西中医药》（1983 年第 3 期）、《中医单药奇效真传》

枣茶可治久泻难止

【配方及用法】大枣 5 枚，绿茶 3~5 克，红糖适量。先把绿茶、大枣放入锅中，加清水 200 毫升，煎沸 5 分钟，加红糖搅匀，分 4 次温热饮用，每隔 6 小时 1 次，对久泻难止者有良效。

【备注】菌痢初期不宜使用。

【引自】《辽宁老年报》（1996 年 6 月 5 日）

生附子烘热敷脐治噤口痢

【配方及用法】生大附子（切片）1 枚，放在无根火上（即生石灰，用冷水洒之，自有热气冒出），烘热后敷于脐上。冷则再烘。用于治疗噤口痢有神效。

【引自】《中药鼻脐疗法》

霜黄瓜藤烧灰敷脐治噤口痢

【配方及用法】霜黄瓜藤（烧灰存性）研末，用香油调敷脐中，每日换药 1 次。用于治疗噤口痢极有效。

【引自】《中药鼻脐疗法》

第三节　疟疾、霍乱

鸡蛋辣椒花治疟疾

【方法】取鸡蛋 1 个，新鲜辣椒花数朵，洗净。在发病当天早晨一同煮熟，空腹时食之，一般 1 次即有效。如病顽固，可连食几日，定能奏效，无毒副作用。患者不妨一试。

【荐方人】安徽　石月娥

大蒜敷脉口治疟疾

【荐方由来】抗战时，逃难到山区，我患上疟疾，可到处都买不到“唐拾义”丸药治病。于是，母亲便取几瓣新鲜、个大的蒜头捣烂，用手帕包上，在疟疾发作前约个把小时，把手帕系在脉口上（中医切脉处），男左女右。在疟疾发作期过了之后，我告诉母亲脉口处疼，她连忙解开一看，已经皮破淌黄水了。至今在我左手脉口处还留有疤痕，可几十年来疟疾未犯过。

【荐方人】安徽　王应贵

用红枣斑蝥塞鼻可治疟疾

【方法】在疟疾发作前 2 小时，将红枣去核，裹一小斑蝥于内，塞在左鼻中即可。

【引自】《四川中医》（1985 年第 7 期）、《中医单药奇效真传》

二甘散贴脐治疟疾

【配方及用法】甘草、甘遂各等份。共研细末，贮瓶备用。每次取本散 0.5~1 克，用药棉裹之如球状，于疟疾发作前 2 小时放置肚脐内，外盖纱布，以胶布固定，贴紧，勿泄气。每次贴 1~2 天。当时即可抑制症状，个别亦显著减轻症状。

【引自】《新中医》（1982 年第 7 期）、《中药鼻脐疗法》

指天椒帖敷治疟疾

【配方及用法】指天椒适量，将其捣烂如泥，摊于棉垫上如铜钱大，贮存备用。于疟疾发作前 4~6 小时，取药丸贴在神阙、大椎两穴，以胶布固定。每次贴 4~6 小时后除去。每日 1 次，3~4 次为 1 疗程。

【引自】《穴位贴药与熨洗浸疗法》《中药鼻脐疗法》

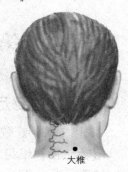

大椎

大椎穴的位置

真川连、黄芩等可治霍乱

【配方及用法】真川连（酒炒之）、黄芩、老干姜各 120 克，真川贝 30 克（去心），车前草 30 克，荆芥穗、真广皮、炒麦芽、丁香、砂仁（去壳）各 15 克，荜茇 30 克。以上各味必须为地道真正的药材，并称准分量，共研为细末，用荷叶自然汁（必须是新鲜荷叶自然汁，切不可用蜂蜜或者其他物汁之类取代）一并配制为药丸。每剂药料共制作药丸 200 粒。成人每次服 1 丸，儿童减半，用开水送服。如属病重者，成人加服 1 丸。服药期间，禁忌荤腥食物入口。

【功效】对霍乱患者中的上吐下泻，泻出物如同米汤者，以及腹不痛、鸣响如雷者，疗效极佳。

【引自】《神医奇功秘方录》

中药常山可治疟疾

【方法】常山 24 克，煎汤一大碗，徐徐温饮之。

【引自】《医学衷中参西录》《中医单药奇效真传》

木瓜、扁豆等可治霍乱

【配方及用法】木瓜、扁豆各 31 克，广皮 9 克。清水煎，分 2 次服，每隔 5 小时 1 次。病重的可 1 次服，甚至 1 日 2 剂，其中木瓜可用至 62 克。

【备注】痢症勿用。

【荐方人】广西 黎克忠

【引自】广西医学情报研究所《医学文选》

第四节 败血症、破伤风

治败血症秘方几则

我国中医治疗败血症的妙方不少，这里简单介绍几种。

【方法一】银花 50 克，连翘 50 克，大青叶 55 克，蒲公英 55 克，一见喜 55 克，鸭跖草 60 克，鱼腥草 80 克，板蓝根 100 克，半支莲 80 克，紫花地丁 70 克，鲜生地 60 克，野菊花 100 克。以上各味药置砂锅中，加水适量煎服，每日 2 次，每日 1 剂服用。

【方法二】取鲜漆姑草（又名珍珠草）150 克，水煎之，每日 1 剂，每剂分 3 次服完。

【方法三】取南星、防风、白芷、天麻、白附子、羌活，各味分量相等，共研为细末，每次取 10 克药末，热酒一盅送服。病症严重者，可取药末 15 克，以儿童小便热而调药服之，其效甚佳。

【引自】《神医奇功秘方录》

鸡矢白治破伤风

【配方及用法】鸡矢白（白鸡屎）3~9 克。以烧酒冲服。

【功效】治破伤风。

【引自】《中医杂志》

老葱白治疗破伤风

【配方及用法】老葱白（连须，去叶不去皮）500 克，黑扁豆 45 克，棉子 90 克，高粱原酒 75 克。①棉子炒焦至酱紫色，碾碎，过筛去壳。②葱白加水四五碗，煎成汤。③酒温热。④黑扁豆放大铁勺内炒，先冒白烟，后冒青烟至 90% 炒焦时离火。然后把温酒倒入铁勺，过滤，留酱紫色酒液。把棉子粉与酱紫色酒液混合，加适量葱汤搅如稀饭样，灌服，服后盖被发汗。连服 2 天。

【功效】发表，通阳，解毒。用治破伤风。

【备注】服药期间忌食腥冷食物。

鱼鳔散治破伤风

【配方及用法】鱼鳔胶 10~15 克，黄酒 120 克。将鱼鳔胶用线捆扎数周，用草燃烧，烧焦后，放土地上晾干，研末。用黄酒煎开冲服，见汗即愈。

【功效】祛风邪，消肿毒。用治破伤风。

地龙、蝉衣等治破伤风

【配方及用法】地龙、蝉衣、天麻、羌活、防风、荆芥、胆南星各 9 克，钩藤、赤芍、明矾各 10 克，蜈蚣、全虫各 5 克。将上药共研为极细末，过 120 目筛后，装入干净瓶内备用。用时，以凉开水冲服。每日 2~3 次。3 天为 1 个疗程，直至痊愈为止。

【荐方人】河南 郑路遥

蜈蚣等治破伤风

【配方及用法】蜈蚣 1 条，全蝎、南星、天麻、白芷、防风各 3 克，鸡矢白（焙干、研末、冲服）、关羌活各 6 克。先煎诸药去渣，放入鸡矢白末，加黄酒 1 杯，分 3 次口服，上药为 1 日剂量。必要时成人也可加倍服用，对牙关紧闭不能咽下的患者，可做保留灌肠，亦可收到同样的效果。

【荐方人】山西 杨凤霞

蝉衣黄酒治破伤风

【配方及用法】蝉衣 15 克，黄酒 250 毫升，将蝉衣入黄酒内同煎（若酒少淹没不了蝉衣，兑少量水同煎），煎后去蝉衣，饮酒（若患者酒量小，可分 2~3 次饮完）。

【引自】《陕西中医函授》（1984 年第 3 期）、《中医单药奇效真传》

蝉蜕、防风等治破伤风

【配方及用法】蝉蜕 20 克，防风、全蝎、蜈蚣、僵蚕、钩藤各 15 克，竹黄、胆南星、大辰砂各 7 克，苯巴比妥 0.1 克×10 片。将上药共研为极细末。装入瓶内备用。成人 6 克，小儿 0.7~3 克。每日分早、中、晚 3 次口服。

【荐方人】山西　王兆林

蒲公英、金银花等治破伤风

【配方及用法】蒲公英、金银花、当归、败酱草各 30 克，连翘 20 克，僵蚕、钩藤、防风、川芎、羌活各 15 克，红花、桃仁、全蝎各 10 克，栀子 12 克，蜈蚣 3 条。若大便秘结者，加生大黄（后下）、火麻仁各 10 克；若兼有痰盛者，加天竺黄 15 克，上药水煎 3 次后合并药液，分早、中、晚 3 次口服，每日 1 剂。

【荐方人】湖南　赵子山

丹皮、赤芍等治破伤风

【配方及用法】丹皮、赤芍、麦门冬、茯神、胆南星、钩藤、羌活、防风各 10 克，薄荷叶、陈皮、当归、全蝎各 6 克。将上药水煎，每日 1 剂，分 3~4 次口服。3 剂 1 个疗程。

【荐方人】湖南　王小义

第五节　甲肝、乙肝

公猪胆治甲肝

【配方及用法】从刚宰杀的公猪肚内取出新鲜猪胆，划破，将胆汁倒进碗里，一口喝完，然后取适量白糖或甜食放入口中改变苦味。每日 1 次，连服 5 天为 1 疗程。此方对甲型肝炎有特效。

【备注】要采用新鲜公猪胆。

【荐方人】江苏　曹作

【引自】广西科技情报研究所《老病号治病绝招》

服醋蛋液可治甲肝

【配方及用法】杯中置醋（9 度以上的食醋，如山西产的老陈醋、江苏产的镇江陈醋等）100 毫升，放入洗净的鲜鸡蛋 1 枚，浸泡 3~7 天，等蛋壳软化，挑破薄皮，经搅匀后即成。服用时可将原液一汤匙加适量开水及蜂蜜调匀，空腹或饭后服均可。

【荐方人】河南　张德珠

【引自】广西科技情报研究所《老病号治病绝招》

疏利清肝汤治急性甲肝

【配方及用法】藿香（后下）、薄荷（后下）、五味子各 6 克，车前子（包煎）、龙葵、马鞭草各 30 克，生大黄（后下）3 克，飞滑石（包煎）、生苡仁各 15 克，茯苓、白芍、枸杞各 12 克。每日 1 剂，分 2 次服。

【备注】黄疸显著者加用静滴，在 5%~10% 葡萄糖液中加入 10~20 毫升茵栀黄注射液，每日 1 次。肝大明显者加用肌注田基黄注射液，每次 2~4 毫升，每日 2 次。

【引自】《上海中医药杂志》（1989 年第 12 期）、《实用专病专方临床大全》

益肾清解汤治慢性乙肝

【配方及用法】巴戟、肉苁蓉、制首乌各 20 克，仙灵脾、菟丝子、丹参、黄芪、白芍、黄柏各 15 克，虎杖、旱莲草各 30 克，晚蚕砂、郁金各 10 克。水煎服，每天 1 剂。

【引自】《全国名老中医秘方》

冬虫夏草、石松等治乙肝

【配方及用法】冬虫夏草 100 克，石松 80 克，蜂尸 100 克，守宫 60 克，茵陈 80 克，五味子 60 克，沉香 60 克，羚羊角 40 克。将诸药晒干共碾细粉，每次内服 5 克，每日 2 次，30 天为 1 疗程。服药期间忌白酒、辣椒。

【荐方人】安徽 马彬

吃蒲公英治乙肝

【方法】蒲公英是多年生草本植物，含白色乳汁，叶片倒披针形，羽状分裂，花冠黄色，花丝分离，白色，外表绿褐色或暗灰绿色，根茎入药，有解毒、消炎、解热的作用。一般春、夏开花前或开花时连根挖出。将蒲公英洗净控干，切碎装罐，少加点盐，多添点醋，食用。

【荐方人】河南 楚雪

蜻蜓、蛤蚧等可治乙肝、肝硬化腹水

【配方及用法】蜻蜓 60 克，蛤蚧 50 克，冬虫夏草 60 克，蜜蜂尸 175 克，生黄芪 65 克，守宫 30 克，北山豆根 40 克，虎杖 40 克，大黄炭 40 克，制虫 35 克。上药共研成细药面，过 120 目筛，贮存瓶内备用。每次服 5 克，白开水送服，每日 2 次，早、晚服用。30 天为 1 疗程，1 疗程后检查肝功能。

【备注】治疗期间及愈后半年内忌烟酒、辣椒、肥肉，避免性生活，保持心情舒畅，多注意休息。

【荐方人】安徽 马斌

五毒散治乙肝

【配方及用法】醋制蜂尸 60 克，黑蚂蚁 60 克，蜘蛛 50 克，守宫 50 克，蚂蟥 40 克，黄芪 60 克，茵陈蒿 50 克。将上药晒干，共碾细末，过 100 目筛，即可装瓶备用。每次 5 克，用温开水冲服，每天 2~3 次，30 天为 1 疗程。

【备注】患者服药期间勿饮酒，勿食辛、辣等有刺激性的食物。

【荐方人】马斌

【引自】《农家顾问》（1997 年第 5 期）

乙肝煎治乙肝

【配方及用法】黄芪、丹参、虎杖、土茯苓、白花蛇舌草、皂角刺各 25 克，露蜂房、甘草各 9 克，菌灵芝（研末冲服）5 克。每日 1 剂，水煎服。30 天为 1 疗程，总疗程为 3~4 个月。

【引自】《四川中医》（1987 年第 3 期）、《单方偏方精选》

泽漆、黄芪等可治乙肝

【配方及用法】泽漆 40 克，黄芪 20 克，青皮 10 克，陈皮 10 克，大黄 12 克，苦参 15 克，柴胡 12 克，猪苓 10 克，赤芍 15 克，贯众 10 克，甘草 10 克。每日 1 剂，水煎 2 次，早、晚分服，30 天为 1 疗程。自服药之日起，足 3 月复查。

【荐方人】江苏 张洪月

偏方猪肉煎治乙肝高酶不降

【配方及用法】丹参 10 克，白芍 12 克，龙胆草 6 克，滑石 12 克，茵陈 10 克，栀子 6 克，木通 6 克。上述 7 味中药，同瘦猪肉一起蒸，每剂用瘦猪肉 150~200 克，切成大块，先将猪肉放入大碗内，在肉上铺一层纱布，把药放在纱布上，泡上水，水面要淹没全部药渣，然后放入笼内蒸 3 小时。揭笼后，将纱布提起稍拧，药渣倒掉，吃肉喝汤，日服 1 剂，连服 5 剂。

【备注】偏方猪肉煎，系广西桂林名老中医魏道生在民间采集的偏方，经用两代数十年，对治疗肝炎尤其是降低转氨酶卓有成效，对恢复肝功能有较好的效果。

第六节 黄疸型肝炎

芜菁子治黄疸型肝炎

【配方及用法】芜菁子。将菜子晾干，研末。以开水调服，每次服 10~15 克。

【功效】清热，祛湿，润肠。用治黄疸、便秘。

【引自】《全国名老中医秘方》

山黄芪治黄疸型肝炎

【配方及用法】取山黄芪根，切短洗净，加红枣、冷水，先煮沸，再以文火炖熟，然后吃红枣和汁水。煮炖时，山黄芪与红枣的比例为 1：2 左右。

山黄芪多放一些也无妨。同一份山黄芪还可配红枣再炖 1~2 遍。

【荐方人】湖北　张远

用大黄麦芽汤治急慢性黄疸型肝炎

【配方及用法】酒蒸大黄 40 克，生麦芽 30 克。上药水煎服，儿童剂量酌减。

【引自】《浙江中医杂志》（1985 年第 5 期）、《单方偏方精选》

消毒丹治疗急性黄疸型肝炎

【配方及用法】茵陈、薏米、板蓝根各 20 克，田基黄 30 克，泽泻、楂肉、猪苓、云苓各 15 克，木贼、丹参、泽兰、陈皮各 10 克，甘草 5 克。将上药入罐用清水盖药面，浸泡 10~15 分钟，然后煎 15~30 分钟取汁，每次约 25 毫升，日服 2 次。若腹痛甚加厚朴 10 克，白蔻 5 克；呕吐剧加法半夏 6 克，竹茹 10 克；便结难行加大黄、枳壳各 10 克；全身酸痛加秦艽、柴胡各 10 克；目赤舌质红赤加胆草、生地各 10 克。

【备注】忌食肥肉猪油、酒类、酸辣、腌菜，以及油炸、煎炒、辛燥之物。

【荐方人】湖南　谢光辉

【引自】《当代中医师灵验奇方真传》

用茵陈蒿汤加减治黄疸

【配方及用法】茵陈 30 克，栀子、黄柏各 12 克，党参、苍术、香附各 15 克，郁金 12 克，干姜 6 克，五味子 10 克，灵仙 15 克，甘草 6 克，大枣 6 枚（31 克）。上药入水（约 500 毫升）煎服，每日 1 剂，分 2 次服下。小儿可加白糖适量调匀，当茶饮。呕吐者加半夏 9 克；有热、两胁不舒者加柴胡 9 克，黄芩 12 克，白芍 12 克。

【荐方人】山东　王荣亮

【引自】《当代中医师灵验奇方真传》

夏枯草治急慢性黄疸型肝炎

【配方及用法】夏枯草 62 克，大枣 31 克。上药加水 1500 毫升，文火煨煎，捣枣成泥，煎至 300 毫升，去渣，分 3 次服。

【引自】《山东医刊》（1964 年第 11 期）、《单味中药治病大全》

糯稻草煎服治黄疸型肝炎

【配方及用法】糯稻草 45 克，用水洗净，切成 3 厘米长，加水 500 毫升，煎取 300 毫升呈淡黄色味微甜的汤液，过滤即成。分 2 次服，1 日服完（成人量）。

【引自】《中医杂志》（1960 年第 4 期）、《单味中药治病大全》

第七节　其他型肝炎

青黛、血竭等可治慢性肝炎

【配方及用法】青黛 170 克，血竭 150 克，沉香 90 克，犀角 90 克（或水牛角 180 克）。上药粉碎过筛，制成丸或片剂 1000 粒，日服 2 次，每次 10 粒。待抗原转阴后再用以下配方治疗：冬虫夏草 90 克，蜂尸 170 克，西洋参 90 克，刺五加 90 克。上药粉碎过筛，制成片剂 1000 粒服用，服法同上。

【备注】服药期间，忌烟、酒、辣椒、葱、蒜；严重胃炎、胃肠溃疡患者及孕妇禁服，月经期停服。

【荐方人】河南　夏合保

溪黄草、田基黄等可治慢性肝炎

【配方及用法】溪黄草 20 克，田基黄 15 克，水煎，每日 1 剂，分 2 次服。

【功效】溪黄草性平无毒，有清利湿热、退黄疸之功效。田基黄性微寒无毒，有清肝火、凉血作用。二药合用治疗慢性肝炎有良效。

【荐方人】山西　黎全龙

【引自】《中国老年报》（1995 年 4 月 20 日）

米醋猪骨汤治病毒性肝炎

【配方及用法】米醋 1000 克，鲜猪骨 500 克，红糖、白糖各 120 克。置锅内以醋共煮（不加水），沸后 30 分钟取出过滤。成人每次 30~40 毫升，小儿 10~15 毫升，每日 3 次，饭后服，1 个月为一疗程。

【功效】用治急、慢性病毒性肝炎。对有高热者不适用。

【引自】《全国名老中医秘方》

泥鳅粉治急慢性肝炎

【配方及用法】泥鳅 500 克，烘干，研末。每次 9 克，每日 3 次，饭后服。

【引自】《贵阳中医学院学报》（1991 年第 4 期）、《单味中药治病大全》

口服甘露醇溶液治病毒性肝炎

【配方及用法】20% 甘露醇溶液 20 毫升，口服，每天 3 次，10 天为 1 疗程，以 3 个疗程为限。治疗期间停用一切药物，只给予高蛋白质、糖、维生素饮食。

【引自】《实用西医验方》

用陈皮红枣可治肝炎

【配方及用法】陈皮 30 克，红枣 10 粒，水煎代茶喝，可加少量白糖。

【荐方人】福建　纪长球

治慢性肝炎特效方

【配方及用法】丹参 12 克，茯苓 18 克，佛手 12 克，枣仁 15 克，麦芽 30 克，谷芽 30 克，天茄子 20 克，岗稔根 30 克，鹰不泊 30 克，素馨针 9 克。上药加水三碗半，煎到大半碗服，每日 1 剂，不可中断。

【备注】各味药缺一不可，勿用相近药代替，否则无效。服药期间，忌食肥、腻、辛辣食物和酒，注意休息。

【荐方人】山东　王军峰

以鸭跖草汤治急性病毒性肝炎

【配方及用法】鸭跖草 30~60 克。每天 1 剂，水煎分 2 次服，15~20 天为 1 疗程，不加用其他药品。食欲差者，可静滴葡萄糖液。

【引自】《浙江中医杂志》（1995 年第 2 期）、《单方偏方精选》

第八节 肺结核

羊苦胆可治肺结核

【配方及用法】羊苦胆 1 枚，洗净后蒸食之。每日 1 枚，3 个月为一疗程。

【功效】清热解毒，有抑制结核病菌的作用。

【备注】为了便于保存和食用，把羊胆焙干，研细，过筛，成为粉末，每日服 1 克，亦有同等功效。

【引自】《浙江中医杂志》

鳗鲡、大蒜等治肺结核

【配方及用法】鳗鲡（白鳝）150 克，大蒜 2 头，葱、姜、油、盐各适量。将鳗鲡开膛洗净，切段，大蒜去皮，洗净。将锅置于旺火上，加油烧热，放入鳗鲡煎炸至呈金黄色，下大蒜及调料，加水 1 碗煮至鱼熟即成。

【功效】补虚羸，祛风湿，杀菌。有抑制结核病菌的作用。

【备注】鳗鲡烧存性（中药炮制方法之一，即把药烧至外部焦黑，里面焦黄为度，使药物表面部分炭化，里层部分还能尝出原有的气叶，即存性），研细（或作成丸剂），每次服 5~10 克，每日 2 次，亦有治疗肺结核、淋巴结核之功效。

【引自】《新中医》

南瓜藤汤治肺结核病

【配方及用法】南瓜藤（即瓜蔓）100 克，白糖少许。加水共煎成浓汁。每次服 60 克，每日 2 次。

【功效】清肺，和胃，通络。用于肺结核之潮热。

【引自】《卫生报》

百合、蜂蜜治结核病

【配方及用法】鲜百合、蜂蜜各适量。百合与蜂蜜共放碗内蒸食。每日

2 次，可常服食。

【功效】清热，润肺，生津。能抑制结核病菌扩散，促使结核病灶钙化。

蛋壳、蛋黄治浸润型肺结核

【配方及用法】鸡蛋壳（皮）6 个，鸡蛋黄 6 个。将蛋壳研细，放入蛋黄搅匀，然后置于搪瓷或陶器内，于炭火上炒拌至呈焦黑色，即有褐色之油渗出，将油盛在盖碗内备用。每次饭前 1 小时服 5 滴，每日 3 次。

【功效】滋阴养血，润燥利肺。

玉米须、冰糖治肺结核之咯血

【配方及用法】玉米须、冰糖各 60 克，加水共煎。饮数次见效。

【功效】利水，止血。

吸蒜气疗肺结核

【配方及用法】紫皮大蒜 2~3 头。蒜去皮，捣烂。置瓶中插两管接入鼻内，呼气用口，吸气用鼻。每日 2 次，每次 30~60 分钟，连用 3 个月。

【功效】止咳祛痰，宣窍通闭。

【引自】《广东中医》（1963 年第 5 期）

四汁丸可治肺结核

【配方及用法】生藕汁、大梨汁、白萝卜汁、鲜姜汁、蜂蜜、香油、飞箩面各 120 克，川贝 18 克。将川贝研细面，和各药共置瓷盆内，以竹箸搅匀，再置大瓷碗或砂锅内，笼中蒸熟，为丸如红枣大。每次服 3 丸，日 3 次夜 3 次，不可间断，小儿减半。

【功效】散癖止血、养阴清热、化痰润肺。主治肺结核之喘咳、吐痰吐血等。

【备注】服药后如厌食油味、恶心，急食咸物可止。忌食葱、蒜。

【引自】《中医验方汇编·内科》

炙枇杷叶、炙百合等可治空洞型肺结核

【配方及用法】炙枇杷叶 12 克，炙百合 12 克，炙桑叶 15 克，炙甘草

15 克，寸冬 12 克，冬花 12 克，桔梗 12 克，半夏 12 克，知母 12 克，豆根 3 克，外加莲菜 250 克。

以上 11 味药共煎成汤药，待稍凉后再加蜂蜜 120 克，搅匀后再服用此汤药。

【荐方人】河南　娄然

吃梨可治空洞型肺结核

【荐方由来】我邻居楚某经医院检查，确诊为肺结核，病情日趋严重，吃利福平等药也不见效。因家境困难，在家歇着不是个事，就去山里看梨园。有的梨从树上掉下来，扔了怪可惜，他就把好些的生吃了，差些的放锅里煮着吃，每天能吃 0.5~1.5 千克不等，吃了 1 个多月，奇迹出现了：咳嗽减轻了，痰中看不到血了，身上也有劲了，脸色也发红了，饭量也增加了，上下坡走路几乎和健康人一样了。连吃了 3 个多月，感觉和没病一样。于是去南阳地区医院透视检查，医生也感到惊奇，原来肺上的空洞基本痊愈了。

楚某这几个月什么药也没吃，每天只吃梨，这才知道是吃梨治好了肺结核。

【荐方人】河南　陆权

健肺宝可治空洞型肺结核

【配方及用法】白及、浙贝母、天冬、百部（炙）、百合（蜜炙）各 30 克，童鸡（去毛及内脏洗净）1 只。上药共为粗末，装入洗净鸡肚内扎好，放入锅内文火炖煮，加佐料、食盐、生姜少许，每周炖食 1 只药鸡，汤可饮，连续服食 3 个月为 1 个疗程。一般服食 2~3 个疗程可基本痊愈，空洞闭合。

【功效】本方药精力专，疗效确切。方中白芨一味为君，有逐瘀生新，补肺损疗咯血之功；天冬、百部二味抗结核抑菌；贝母、百合清肺化痰、解郁助肺而司清肃之令；尤妙在用童鸡一味血肉有情之品，鸡药合用培土生金，能增强机体免疫之能。

【荐方人】甘肃　赵炎声

【引自】《当代中医师灵验奇方真传》

白及、蜂蜜可治浸润型肺结核

【配方及用法】白及 500 克，蜂蜜 250 克，先以清河水将白及煎熬，去渣澄清，后入蜂蜜收膏（中药的一种制法，即用蜂蜜煎制形成膏状，如同果冻样），每日 50 克。

【引自】《任继然临床经验录》《中医单药奇效真传》

蛤蚧、黄连等可治空洞型肺结核

【配方及用法】蛤蚧 3 对，黄连 500 克，百部、白芨各 1000 克。先将蛤蚧去头切成长条，用黄酒浸后，焙干，研粉。再将另 3 味以水洗净，晒干，粉碎过 100~120 目筛，与蛤蚧粉混合均匀，用开水泛为水丸（将药物细粉用冷开水、药汁或其他液体为黏合剂制成的小球形丸剂），干燥即得。分装成 300 袋，每袋约 9 克。每次 1 袋，每日 3 次，饭后温开水送服。

【功效】适用于肺结核、慢性纤维空洞型肺结核。

【引自】《中草药通讯》（1978 年第 5 期）、广西中医学院《广西中医药》增刊（1981 年）

蒸百部、白及等可治浸润空洞型肺结核

【配方及用法】蒸百部 31 克，白及、煅牡蛎、炒人中白、炒穿山甲、鳖甲、川贝各 62 克，另加麝香 0.3 克，共研极细粉末，密贮瓶中。每次服 6 克，每日 3 次，饭后开水送服。

【功效】对肺结核阴影、浸润、空洞均有极显著疗效。

【荐方人】福建　黄锦清

【引自】广西医学情报研究所《医学文选》

用夏枯草膏可治浸润型肺结核

【配方及用法】夏枯草 120 克，百合 48 克，百部 48 克，白芨 30 克，白蔹 12 克，白前 15 克，山药 60 克，田三七 15 克，鹿角胶 30 克，阿胶 30 克。除鹿胶、阿胶外，将余药共置于砂锅内，加入冷水至药面上 1/3 为度，用文火煎 3~4 次（每次 20 分钟左右），得药汁约 2500 毫升，然后入二胶以小火浓缩成半膏汁约 1000 毫升，密封备用。每次 20 毫升，每日 3 次，早、中、晚饭后服。每剂为 1 疗程（约半个月），忌辛腥之味。

【荐方人】湖北　彭代谷

【引自】《当代中医师灵验奇方真传》

白果、菜油治肺结核很有效

【配方及用法】白果、菜油。在 7~8 月份白果将黄的时候，最好是在白露前后两三天内采摘白果，摘时连柄子一起用剪刀剪下，选用没有外伤和柄子没掉的白果入药。将选好的白果轻放于罐子内，再放入菜油浸泡（以淹没白果为度）。至少浸泡 80 天，泡至两三年的更好。每天吃 2 枚，即在早饭前和晚上睡觉前各吃 1 枚。吃时取出 1 枚放在碗里，用筷子将白果（主要是核外软肉层，核仁煮熟了也可以吃）捣成小块，像黄豆粒大小，然后一块块地用温开水送下（勿用牙嚼，勿用手撕），菜油不必服用，但白果上的油可以一同吃下去。1 个月为 1 疗程。

【引自】《新中医》、广西中医学院《广西中医药》增刊

单用蒜泥敷足心可止肺结核咯血

【配方及用法】将大蒜捣烂成泥，先用凡士林在足心（涌泉穴）皮肤上薄薄涂一层，再把蒜泥涂在穴位上，外面盖上消毒纱布，用橡皮膏或绷带固定。可同时敷双足心，一般敷 10~20 分钟。蒜泥敷足心，对肺结核、支气管扩张、肺癌引起的咯血均有疗效。

【荐方人】朱玉阆

【引自】《晚霞报》（1996 年 12 月 26 日）

吃白芨鸡可止肺结核咯血

【配方及用法】将鸡杀死后，除毛和肠杂，洗净，将白芨装入鸡肚内，置砂锅中加水 3000 毫升，不放任何调料和盐，煮熟。让患者分多次吃，日食数次，7 天内吃完，休息 3~5 天再吃 1 剂。

【荐方人】河南 申请宝

第九节 骨结核

骨结核又称骨痨，为临床上顽固性疑难病症。目前，虽有一些治疗骨结核的中西药和方法，但临床疗效不佳。该病是一种慢性疾病，部分患者

伴有其他部位的结核病，一旦发病，难以很快治愈。国内外西医常规疗法有两种：一是常规抗结核疗法。早期有效，但多数病人确诊时已进晚期，骨关节病灶破坏严重。由于局部气血凝滞不通，微循环严重受阻，有效的抗结核药物难以通过循环达到病灶处，所以多数病人疗效很差；同时，抗结核西药均对肝、肾、胃、肠及神经系统的毒副作用大，以致部分患者难以坚持按期用药。二是手术治疗。这种治疗不仅耗资多，且难以根治。现在很多专家学者认为此手术属破坏性手术，一般不主张采用。

用雄牛骨川椒枣治骨结核

【配方及用法】雄牛股下 2/3 段，川椒数粒，家枣数粒。先将牛骨骨髓取去，把川椒放入骨髓腔内，后放入家枣，骨断口处用黄泥封固，用木炭火烧存性研末。每 20~30 剂为 1 疗程，每剂分 3 等份，每晚临睡前用黄酒送服 1 份。

【备注】服药期间忌一切豆类、狗肉、海味。睡觉时忌用被子蒙头睡。

【荐方人】江西　董政

乌龟粉可治骨结核

【配方及用法】取乌龟 1 只，将其埋在谷糠内，并点燃将龟烧死后，烤干研面，用黄酒冲服 3 天即可。

【荐方人】靳祥英

【引自】《老年报》（1997 年 3 月 25 日）

服醋蛋液可治骨结核

【配方及用法】将 250 毫升左右的食用醋（米醋用低度的，9 度米醋应用水稀释）倒入铝锅内，取新鲜鸡蛋 1~2 个打入醋里，加水煮熟，吃蛋饮汤，1 次服完。

【荐方人】黑龙江　陈为村

壁虎可治骨结核

【配方及用法】壁虎，焙干，研为细末，储瓶备用。每次口服 1 克，每日 3 次，长期服用。

【引自】广西中医学院《广西中医药》增刊（1981 年）

内服外敷蜈蚣粉治骨结核

【配方及用法】将蜈蚣烘干，研极细末，胶囊装盛，每次服5粒，总量不超过4.5克，每日2次。同时，外用凡士林纱布沾上蜈蚣粉末，填入瘘管内，每日1次。

【备注】蜈蚣有毒，勿服过量，孕妇慎用。

【荐方人】朱良春

【引自】《中医单药奇效真传》

鳖甲粉可治溃疡性骨结核

【配方及用法】鳖甲50克，研成细粉。先在清洁的铝饭盒底层放适量医用白凡士林，上撒少许鳖甲粉，然后放上纱布条100块，再将剩余的鳖甲粉撒在上面，盖好饭盒盖蒸沸灭菌30分钟即得。病灶常规消毒，清除坏死组织，然后将鳖甲油纱条用探针轻轻填塞到病灶底部，隔日换药一次。对结核性脓肿未溃而有波动感者，切开后，处置如上法。

【引自】《辽宁中医杂志》（1982年第3期）、《单味中药治病大全》

鹿茸、男发等可治骨结核

【配方及用法】鹿茸5克，男发5克，母牛前腿骨一节。把牛骨开一洞，取下光整骨盖备用，余药混合装入骨髓腔内，然后盖上骨盖，用丝线缠好，以免骨髓油外溢。加水淹没骨头，煮沸2小时，把骨头取出折断，取出骨髓油及药物，用纱布过滤挤出骨髓油即得。一次口服。一般1剂即愈。如1剂不愈者，于半月后服第2剂。

【引自】《实用民间土单验秘方一千首》

乌龟壳、红枣可治骨结核

【配方及用法】生乌龟壳2500克，红枣1500克（去核）。将龟壳烧存性，研细末，放入煮熟枣肉内，捣烂做丸。每次100克，每日3次，开水送服。

【引自】《实用民间土单验秘方一千首》

第十节　淋巴结核（鼠疮瘰疬）

蟾砒丸可治鼠疮

【配方及用法】蟾酥、巴豆、白胡椒各 15 克，砒霜 22.5 克。上药分别研末和匀，入红枣（去核）11 枚，葱白 24 克，共捣烂如泥，混合制成 400 丸，晾干备用。每次取药丸 1 粒，用两层纱布包好，两端用线扎紧，一端留线头 10 厘米。将扎好的药丸，慢慢塞入患侧鼻孔内，留线用胶布固定于鼻翼两旁（用药 5~10 分钟后，患者有打喷嚏、流鼻涕、淌眼泪等正常反应）。每次塞 8~10 小时，每周 2 次。

【备注】验之临床，通常连治 3~4 个疗程可愈。但瘰疬的钙化及吸收消失较慢，往往需 2~6 个月。已溃者，可同时用此方油浸液外擦，方法是取药丸 10 粒，麻油 20 毫升，将药丸入油中浸透捣烂，搅匀备用。在涂药前先将溃烂面洗净，然后搅匀药油液擦患处，外用消毒纱布包扎，每 1~3 天换药一次，直到痊愈为止。形成瘰疬瘘管者，可用纱条浸药油后，塞入管腔。坚持用药，必收良效。

【引自】《浙江中医杂志》（1983 年第 8 期）、《中药鼻脐疗法》

用蛇油可治鼠疮

【配方及用法】活蛇 1 条，上等豆油 500 毫升。二者装入瓶中密封，待蛇化成油后，用蛇油涂患处，每日数次。

【引自】《健康生活报》（1995 年 7 月 14 日）

用夏枯草可治鼠疮

【方法】用夏枯草（干品），每日服 30 克；疮口用夏枯草搽洗，外用干纱布贴住，每日洗 3 次。

【引自】《实用奇效单方》《中医单药奇效真传》

用乌蛇皮贴敷可治鼠疮

【方法】取与肿核大小适度乌蛇皮，用淘米水浸泡软化后贴于肿核上，胶布固定。皮干即另换一块。

【引自】《浙江中医杂志》（1983 年第 4 期）、《中医单药奇效真传》

橘子皮、红花等可治鼠疮

【配方及用法】橘子皮 3 克，红花 6 克，紫参 9 克，冰片 1.5 克，沙参 3 克，甘草 18 克，虎骨参茸酒 1 瓶。将上述 6 味药用虎骨参茸酒浸泡 1 小时，待酒渗入药内后，放入锅内加火烘炒（烘炒时，火候要严格掌握，火大易燃烧，火小影响药效），研成细粉备用。将药分成 12 等份，然后将榆树皮放入患者口中嚼成糊状。取其中一份药，把嚼好的榆树皮摊开，撒在上面，再吐几口口水在药粉上，把撒药的一面敷于患处，然后用纱布固定，每天按时更换一次。如果结核已破，可先用肥皂将患处洗净，切一片约 1 毫米多厚的肥皂，贴在破口处，然后再上药。（榆树皮需用新鲜的，可在当地刨一些榆树的根皮。）

【备注】在使用此药时，不要吃老母鸡、老母猪和老牲口肉。

【荐方人】王忠财

火硝、白矾等可治淋巴结核溃疡瘘管

【配方及用法】火硝 21 克，白矾 24 克，水银 15 克，轻粉 6 克，为 1 剂量。制前准备铁勺一个，平口碗一个，棉花一块，木炭 1.5 千克，石膏和黄泥适量。先将铁勺擦净烤干，于勺底中央按顺序铺上药物（一下火硝，二下轻粉，三下白矾，四下水银），置于平口碗中，然后扣上平口碗，用石膏泥封闭碗与勺间空隙，再用黄土泥糊上，但必须露出碗底，并在碗底中央放块小棉花，用铜钱压上，以观察火力。先用文火，后用武火。当棉花发黄时，证明药物已升好，时间 1 小时左右。升好后去火炭，冷却后取掉封的黄泥、石膏和平口碗。勺底药物上层白色是白降丹，下层红色为红升丹，是治疗本病的药物。

用药前将溃疡周围用碘酒好好消毒，再用生理盐水洗净溃疡面脓汁，然后把少许红升丹撒于溃疡表面，盖无菌纱布。3～5 天更换一次，至溃疡瘘管愈合为止。

【备注】禁酒，禁房事，禁食刺激和生冷食物。

【荐方人】黑龙江 冯继武

【引自】广西医学情报研究所《医学文选》

天龙散引流条可治淋巴结核形成的窦道

【配方及用法】天龙 30 克，冰片 1~2 克，煅珍珠 3 克。配制时先将天龙用清水洗净，焙干研末，过筛（40~60 目），高压消毒，再将冰片、煅珍珠磨碎拌匀即得。用时根据窦道大小选适当引流条与"天龙散"搅拌，置入窦道，每日更换一次。

【备注】天龙即壁虎，本品栖于墙壁，善捕蝎蝇，故名"天龙"。

【荐方人】江苏　陈学连

【引自】《当代中医师灵验奇方真传》

蜒蚰饺、猪胆膏可治溃破瘰疬

【配方及用法】蜒蚰 3 条，瘦肉 60 克，面粉 100 克。蜒蚰用开水烫死，洗净和瘦肉剁细做饺子食，每星期 1 次。同时，外贴猪胆膏（猪胆 10 个，取汁放砂罐内加白醋 0.5 千克，用微火慢熬成膏），蘸膏摊布上贴溃眼，每日换膏 2 次，以愈为度。

【备注】方中蜒蚰（又名无壳蜗牛、鼻涕虫）性寒味咸，入肺、肝、大肠经，清热解毒，消肿软坚，有治瘰疬之功效，用于溃破瘰疬疗效神奇。蜒蚰饺最好不让病者知道，以免恶心，可放葱、胡椒、盐辅料。

【荐方人】湖南　李计炎

【引自】《当代中医师灵验奇方真传》

银耳膏可治颈淋巴结核

【配方及用法】银耳适量，蓖麻 50 克。将银耳用温水洗净晾干，蓖麻去皮，共捣如泥，贮瓶备用。用时将疮口常规消毒，视疮面大小，取药膏摊于灭菌敷料上，贴患处，用胶布条固定，隔日换药一次。

【荐方人】山西　李藩

【引自】《当代中医师灵验奇方真传》

威灵仙根可治颈淋巴结核

【配方及用法】鲜威灵仙根适量，洗净砸破，除去根中硬基，捣烂成泥状。取 30 毫米见方的胶布，中央剪一直径约 15 毫米大小的圆孔，将孔对准内关穴位（男敷左，女敷右）或患处，在孔中放适量已捣烂的药后，再盖一层胶布。固定 24 小时后即将药渣取出，可见敷处起一水疱，用生理盐水将局部清洗干净，再用消毒针头将水疱轻轻挑破，抽去或溢出泡内液体，涂以甲紫或消炎药膏，用消毒敷料包扎即可。

【引自】《新中医》（1990 年第 7 期）、《单味中药治病大全》

收口汤可治瘰疬疮不收口

【配方及用法】黄芪、当归、首乌、夏枯草、猫爪草各 30 克，昆布、海藻、僵蚕、蜂房、白芨各 12 克，没药、乳香、桔梗、生姜各 10 克，蜈蚣 2 条。每剂两煎兑在一处，分 2 次温服，每日 1 剂。上方各药按比例研细，用红霉素软膏调敷患处，隔日换药 1 次。

【荐方人】陕西省　王经通

【引自】《当代中医师灵验奇方真传》

第十一节　其他结核

马齿苋浸黄酒可治肾结核

【配方及用法】马齿苋 1500 克，黄酒 1250 毫升。将马齿苋捣烂，用酒浸泡三昼夜后过滤。每日饭前饮 9 毫升，如病人有饮酒习惯可饮 12～15 毫升。

【荐方人】黑龙江　张弘

【引自】广西医学情报研究所《医学文选》

用芥菜能治肾结核

【方法】每日用芥菜 250 克煎汤、煎鸡蛋、包饺子等方法食用。

【引自】《新中医》（1986 年第 7 期）、《单味中药治病大全》

鱼鳔山甲蜈蚣可治乳结核

【配方及用法】鱼鳔 90 克，山甲 30 克，蜈蚣 1 条。将鱼鳔用砂锅焙黄，3 味药共为细末。口服，每次 3 克，每日 3 次，饭后黄酒送下。

【引自】《实用民间土单验秘方一千首》

鸡蛋半夏酒可治咽喉结核

【配方及用法】先将生鸡蛋打一小孔，分别倒出蛋清、蛋黄，把10毫升酒稀释至30毫升，倒满蛋壳的1/3，再放半夏2克，另以细铁丝制成环状，把鸡蛋壳置于其中，然后加火煮3~4分钟，取出半夏，随后加入该鸡蛋清的一半，加火煮二三沸备用。病人用上汁一口一口地漱口，慢慢地湿润咽喉。

【功效】鸡蛋半夏酒对咽喉部结核有特效，对喉头结节及声音嘶哑皆有良效，教师、播音员、演员经常服用可以保护嗓子，还对咽喉癌有治疗作用，亦可帮助喉癌术后的声音恢复。

单吃大蒜可治肠结核

【方法】紫皮蒜若干。第一疗程10天，每天3次，每次25克，吃饭时一起服用（下同）；第二疗程20天，每天3次，每次20克；第三疗程30天，每天3次，每次15克；第四疗程12个月，维持量每天2次，每次10克。若改用白皮蒜，用量加倍，用法不变。部分合并慢性肝炎的病人，配合应用口服保肝药物。

【引自】《黑龙江中医药》（1989年第4期）、《单味中药治病大全》

龙胆泻肝汤可治附睾结核

【配方及用法】龙胆草12克，黄芩15克，泽泻10克，栀子（炒）10克，木通10克，当归12克，生地15克，柴胡8克，夏枯草15克，浙贝12克。上药煎15~20分钟取汁，约200毫升。日服2次，并配合仙人球捣碎局部外敷患处。肝郁有湿热者加牡蛎15克，炙鳖甲12克，橘核10克，玄胡10克，苦参12克，青皮10克，龙胆草减至9克，黄芩减至12克，去木通与泽泻。

【荐方人】湖南 刘达仁
【引自】《当代中医师灵验奇方真传》

连翘、百部等可治结核性胸膜炎

【配方及用法】连翘、百部、鱼腥草各等份。上药共研细粉，过罗，炼蜜为丸（中药制法，即将药物细粉以炼制过的蜂蜜为粘合制剂成可塑性的固体药剂。炼蜜即为熬蜂蜜）。每丸含药粉约4.6克，每次2丸，每天3次，温开水送服。临床治愈（症状消失，X线检查无胸水，血沉正常等）后再巩固治疗2个月。

【荐方人】河北　冯国庆
【引自】《当代中医师灵验奇方真传》

十枣汤可治结核渗出性胸膜炎

【配方及用法】芫花、甘遂、大戟各等份（总量1~3克），大枣10枚（或30克）。芫花、甘遂、大戟共为末，每次1~3克，每日1次，于清晨空腹时以大枣熬汤调服。下泻后，糜粥自养。一般用药2~3天，检查症状，体征好转，胸水明显吸收，或用药后，下泻稀水便6~7次，失水较重，即可停用。若未达到如期效果则可继续使用，并稍增大剂量，每次最大量不超过3克，总疗程7日，无效者停用。每个病例均进行系统抗结核治疗。

【备注】十枣汤为峻攻逐水之剂，治悬饮、水肿腹胀。方中芫花善攻胸胁水饮，甘遂、大戟善泄脏腑水湿，三药合用，攻下之力更峻，而且均有毒性，故配伍大枣10枚，扶正补脾，益气护胃，缓解诸药之毒，减少反应，以冀攻不伤正。此外，使用十枣汤时应注意要清晨空腹时服，服药后1小时左右，一般下泻稀水便5~7次，若仅有1~2次，则表明剂量太小，次日可稍增加剂量再服1次。体弱者少用，孕妇忌用。而且，此方对干性胸腹炎、脓胸无效。

【荐方人】湖北　涂月生
【引自】《当代中医师灵验奇方真传》

用地蝎虎等可治结核性腹膜炎

【配方及用法】用地蝎虎（又名地出）7个，从肛门把它肚内的东西弄出，放入胡椒一粒，用棉油炸焦，取出晾凉后，研末，开水冲服（寒者以姜为引，其他可选用芦根、串地龙、眉豆蔓、丝瓜络中的一种为引）。每次服7个，小儿每次服4个。

【荐方人】河北　杨何民
【引自】广西医学情报研究所《医学文选》

第十二节　各种寄生虫病

安蛔下虫汤可治蛔虫腹痛

【配方及用法】茵陈（先煎）60 克，槟榔、乌梅各 30 克，木香、枳壳、使君子、苦楝皮、生大黄（后下）各 10 克，花椒 3 克。以水 3 碗，先煎茵陈至 2 碗去渣，纳诸药，煎至 1 碗下大黄，再煎十数沸，放温服用。一般用药 1 剂痛止，再服蛔下。

【功效】本方专治蛔虫所致的腹痛诸症（蛔虫性肠梗阻、胆道蛔虫症等），临床应用安全可靠，无毒副作用，患者易于接受。

【荐方人】四川　杨忠贵

【引自】《当代中医师灵验奇方真传》

醋药椒可治胆道蛔虫

【方法】取食醋 250 克，花椒 10 余粒，用火煮开，待温饮下即可。

【引自】《偏方奇效闻见录》《中医单药奇效真传》

槟榔片、南瓜子等可治绦虫病

【配方及用法】槟榔片 150 克，南瓜子（去皮取仁）125 克，大黄（后下）、枳实各 20 克，贯众 25 克，雷丸（为末冲服）、二丑各 10 克，芜荑 15 克。上药煎煮 30 分钟取汁，煎煮 2 次，共计取汁约 600 毫升。药汁分 2 次服，服完一次过 2 小时后再服第二次。

【功效】方中槟榔、雷丸、贯众、南瓜子、二丑、芜荑杀虫驱虫，麻痹、瓦解虫体；大黄、枳实攻积导滞、泻下驱虫，能使被杀死、麻痹之虫排出体外。如用本方 1 剂不成功者，可过 1 个月以后继续服用本方，身体虚弱者酌情减量。

【荐方人】黑龙江　潘维信

【引自】《当代中医师灵验奇方真传》

线麻叶蒸鸡蛋可治愈囊虫病

【配方及用法】取成熟期的线麻叶子（东北农村种的线麻，也叫麻子、苎麻、苆麻）20~30个为1剂，将麻叶洗净研成细末，每剂打2个鸡蛋搅在一起，加入少许水，无盐上锅蒸熟，每早空腹服1剂。病史短、轻症患者，百日内可治愈；重患不超过半年。麻叶吃多出现头晕者，可适当减量，此外无其他副作用。

【荐方人】黑龙江 孙学良

姜半夏、雷丸等治囊虫病

【配方及用法】姜半夏、雷丸、陈皮各9克，茯苓、白芥子各12克，薏米15克。上药共研为细末，做成蜜丸，每服9克，每天3次。疗程1~5个月。

【引自】《吉林医药》（1974年第2期）、广西中医学院《广西中医药》增刊（1981年）

南瓜子仁、槟榔等可治肚肠内囊虫

【配方及用法】南瓜子仁、槟榔各100克，硫酸镁30克。上药混合水煎服。服药前的头天晚上宜少吃饭，于次日早晨每隔半小时吃一次药，共吃2次，服药1小时后，便可将囊虫打出体外。

【引自】《神医奇功秘方录》

全蝎朱砂散治囊虫病

【配方及用法】全蝎50克，蝉蜕75克，甘草25克，朱砂15克，琥珀20克，冰片5克。将上药共研细末，过120目筛（朱砂、冰片待其他药物研细后，再合成）。每次3.5~5克，每日服2~3次，温开水送下。

【引自】《辽宁中医》（1978年第2期）、广西中医学院《广西中医药》增刊（1981年）

用穴位贴敷法治脑囊虫

【配方及方法】砒石（信石、红矾）10克，巴豆7个，斑蝥3个，珍珠1只（大），轻粉3克，银珠15克，狼毒50克（或蜂蜜适量）。先将斑蝥去头、足、翅；巴豆去皮，焙干研末；砒石、轻粉、银珠研细末；新鲜狼毒捣成泥状。诸药调和捣匀而成糊状即可外敷，分敷于双太阳穴（外眼角斜上方）、印堂穴（双眉中间）、神阙穴（肚脐上）。外敷约3~4小时，察看皮肤，以出米粒状丘疹为度，然后除去外敷药贴，即可达到治疗效果。

【备注】使用本方药外贴1次未愈者可于半个月后再敷贴1次。禁忌小米饭、荞面、辛、辣、甜食物，牛羊肉类1周以上。皮肤易起水疱、易感染者禁用。敷药用完后深埋土中。

【荐方人】山西　孔梦庚

【引自】《亲献中药外治偏方秘方》

西洋参、黄芪等可治囊虫病

【配方及用法】西洋参30克，黄芪60克，鹿角胶30克，参三七30克，陈皮25克，半夏20克，茯苓30克，竹茹20克，雷丸70克，槟榔90克，全虫60克，三棱15克，蓬莪术15克，昆布30克，海藻30克，仙鹤草芽60克。上药精工各研细末，过120目筛。黄酒打为丸如绿豆大，晒干装瓶备用。每次10克，每日2次，饭前开水送下。3个月为1疗程，服1~2个疗程后观察其效果。

【备注】寄生虫病，在祖国医学中属"癫痫"的范畴。由于食用附有绦虫卵的未经烧熟的蔬菜、肉类及瓜果，幼虫卵寄生于人体发育为成虫，侵及脑则阻滞脉络，厥气生风，发为抽风，精神失常，继而发生阵发性头痛等；藏于肌肤则发生结节增生；居于眼则致失明。

【荐方人】河南　吴振兴

【引自】《当代中医师灵验奇方真传》

第十三节　急症及其他

新鲜生药治疗中暑

【配方及用法】鲜芦根、鲜藕、鲜麦冬各60克，荸荠（去皮）100克，雪梨10个绞汁。

【备注】芦根能清热、生津、除烦，与鲜藕、麦冬、荸荠、雪梨合用，具有解暑特效。在农村，也可就近采集新鲜的芦根用于解暑。外出旅行找不到芦根时，亦可用芦茎替代芦根，二者作用相同。

【荐方人】广东　张伟新

治疗中暑妙方

【方一】3~5 瓣大蒜捣碎，加入适量的开水，搅匀，待稍温后即给病人服下，一般服用 1~3 天即见效。此方对中暑昏倒病人有效。

【方二】鲜苦瓜 2 个剖开去瓤，切片浸泡盐水数日，捞出苦瓜将浓汤当茶喝，每日 1 剂，数日见效。

【方三】生姜汁、韭菜汁各 10 克，大蒜 5 瓣去皮捣烂后拌入汁中。用此汁灌服中暑昏厥者。也可存入瓶内备用，每次约服 10 克，日服 3 次，连续服用数日见效果。对消化不良致腹泻疗效也很显著。

【荐方人】韦智诚

戒烟糖戒除吸烟嗜好

【配方及用法】白人参 15 克，远志 45 克，地龙 45 克，鱼腥草 50 克，白砂糖 100 克。先将白人参等四味中药放入锅中，加水适量，煎煮。每 20 分钟取煎液 1 次，加水再煎，共煎取液 3 次。然后合并煎液，再以小火煎煮浓缩，待煎液较稠厚时加糖，调匀。再煎至用铲挑起即成丝状而不粘手时，停火。趁热将糖倒在涂有食油的大搪瓷盘中，待晾凉，将糖分割成块即可。经常含食，或想吸烟时吃。

【功效】可辅助戒除吸烟之嗜好。

【引自】《卫生报》

豆瓣酱缓解烟毒

【配方及用法】豆瓣酱。买成品，佐餐。

【功效】豆瓣酱有分解尼古丁的作用，可缓解或减轻烟草的毒害。

【引自】《卫生报》

萝卜白糖戒烟

【配方及用法】白萝卜，白糖。白萝卜洗净，切成细丝，用纱布挤出苦涩的汁液不用。每天清晨吃一小盘加糖的萝卜丝，吃后吸烟就觉得淡而无味，或不再想吸烟，从而慢慢克服烟瘾，达到戒烟的目的。

【功效】戒除吸烟的不良嗜好。

【引自】《卫生报》

柿子防酒醉

【配方及用法】柿子1个。柿子洗净，削去皮。饮酒前吃。

【功效】可解酒醉，防止酒醉。

萝卜解酒后头痛

【配方及用法】萝卜1个，红糖适量。萝卜洗净后捣成泥状，加适量红糖混合。冷服。

【功效】清肺凉胃，活血通气。用治饮酒过量引起的头痛、头晕。

老菱角汤解酒毒

【配方及用法】老菱角及鲜菱草茎共150克。水煎服。

【功效】用治饮酒过量中毒。

葛花萝卜煎治酒精中毒

【配方及用法】干葛花60克，鲜萝卜500克。将上药加水煮沸，边煎边服。服药过程中，应观察患者的变化。

【荐方人】湖北　刘丽

枳椇子煎服可解酒毒

【配方及用法】枳椇子50克，将上药洗净，用水250毫升煎20分钟左右，约煎至100毫升左右，撇出药汁，温服。将药渣再煎再服，每日2次。

【功效】止渴除烦，治疗醉酒及酒精中毒。

【引自】《小偏方妙用》

葛花、橘皮等可解轻度酒精中毒

【配方及用法】葛花、橘皮、云苓各12克，白扁豆花10克，生甘草、茶叶各 15 克，绿豆 60 克，白豆蔻（后下）6 克，大黄（后下）9 克，苏梗 6 克，灵芝菌 9 克。水煎服，每日 1 剂，分 3 次服。怒气不减者加降香 6 克，茴香 10 克；哭闹无常者加番泻叶（后下）9 克，牛膝 12 克；恶心呕吐者加藿香 9 克，半夏 6 克；食少纳呆者加神曲 15 克，谷芽 10 克。

【荐方人】陕西 陈兆如、陈斌

【引自】《当代中医师灵验奇方真传》

楠木治河豚鱼中毒

【配方及用法】楠木（二层皮）60～120 克。将上药加水 300～600 毫升，煎至 200～400 毫升，1 次口服或灌服。

【荐方人】山东 崔丽英

南瓜根汤治河豚毒

【配方及用法】南瓜根 1 公斤。煎浓汁饮。

【功效】用治河豚中毒。

【引自】《浙江中医杂志》

番薯叶解河豚及菌毒

【配方及用法】番薯嫩叶。将嫩叶捣烂，冲入开水。大量灌服催吐，不吐再灌，待吐出黏液即奏效。

【功效】用治误食河豚或毒菌中毒。

芦根汤解河豚或蟹中毒

【配方及用法】鲜活芦根 150～200 克，鲜姜 25 克，紫苏叶 25 克。水煎服。

【功效】用治河豚或其他鱼、蟹中毒，腹痛吐泻。

无花果叶治鱼蟹中毒

【配方及用法】无花果叶（采新嫩叶）适量。将叶洗净捣烂绞汁。顿服半杯。

【功效】用治食鱼蟹中毒。

鲜冬瓜汁解鱼蟹中毒

【配方及用法】鲜冬瓜。将瓜洗净切碎，捣烂如泥，绞取其汁。大量饮服。

【功效】利尿解毒。用治误食河豚及其他鱼、蟹中毒引起的呕吐、腹痛。

【引自】《医药保健》

鱼脑石等解野菌中毒

【配方及用法】鱼脑石（黄花鱼头中之石）25 克，黑豆 50 克，甘草 25 克。共煎煮成浓汤。尽量多饮。

【功效】解野菌毒。

杏树皮解杏仁中毒

【配方及用法】杏树皮 60 克。将杏树外表皮削去不用，取中间纤维部分，加水 200 毫升，煮沸 20 分钟，去渣。饮汁温服。

【功效】用治食杏仁过量引起的头痛眩晕、倦怠无力、恶心呕吐、意识不清、呼吸困难、气喘、牙关紧闭。

用制附片、白术等治青霉素过敏后遗症

【配方及用法】制附片 25 克，白术 12 克，桂枝、白芍各 10 克，茯苓 20 克，党参 30 克，生姜 5 片。制附片先煎 2 小时，再纳入余药后共煎 20 分钟取汁，约 300 毫升，日服 2 次。

【荐方人】江西　孟跃

【引自】《当代中医师灵验奇方真传》

第二章

呼吸系统疾病

第一节　各种肺病

用鸡蛋、鲜姜治肺气肿

【配方及用法】取鸡蛋 1 个打入碗中，鲜姜 1 块（如枣大小）切碎，把鲜姜放在鸡蛋里，再取一小碗凉水一点点倒入，边倒边搅，最后放入锅里蒸成鸡蛋羹食。

【荐方人】黑龙江　王祉孚

喝醋蛋壳液可治肺气肿

【方法】用 100 多毫升米醋泡 10 多个鸡蛋壳（带软膜），每天晚上临睡前喝上 20 多毫升醋蛋壳液，喝时加温开水适量并饮些茶。

【荐方人】黑龙江　韩玉学

水白梨、薏米等可治肺气肿

【配方及用法】水白梨 500 克，薏米 50 克，冰糖 30 克，加水一大碗，共煮熟。每天服 1 次，连服 1 个月。

【荐方人】河南　陆极

每天吹气球可减轻肺气肿

【方法】每天吹 40 次气球，以保持肺细胞及细支气管的弹性，减轻肺气肿的症状。临床实验显示，吹气球的效果优于单纯的深呼吸锻炼，也可两者交替进行，值得一试。

【引自】《益寿文摘》（1997 年 9 月 4 日）

芦根、僵蚕等可治肺痈

【配方及用法】芦根 20 克，僵蚕 10 克，薄荷 10 克，蝉蜕 5 克，银花 20 克，甘草 10 克。上药煎 15 分钟去渣取汁约 250 毫升，每日 1 剂，分 3 次服。咳嗽吐汁样脓痰者，加桔梗 10 克，黄芩 10 克，冬瓜仁 30 克；病重者每日服 2 剂。

【荐方人】湖南　宁延尧

【引自】《当代中医师灵验奇方真传》

石榴花、夏枯草等治肺痈

【配方及用法】白石榴花、夏枯草各 50 克，黄酒少许。白石榴花与夏枯草同煎汤。服时加少许黄酒饮用。

【功效】清肝火，散瘀结，消炎。用治肺痈、肺结核。

陈醋、大蒜治肺痈

【配方及用法】陈醋、大蒜。我国民间农历腊月初八有用醋泡"腊八蒜"之习俗，用这种陈醋泡过的腊八蒜，每天佐餐或早晚食蒜数瓣并饮醋 1 盅。

【功效】宣窍通闭，解毒消炎。用治肺痈。

【引自】《家庭医生》

猪肺萝卜汤清热补肺

【配方及用法】猪肺 1 具（去气管），青萝卜 2 个。洗净，切块，加水共煮熟，分次服食。

【功效】清补肺经，消肿散窟。用治肺脓肿。

【引自】《健康报》

石上柏桔梗治硅肺

【配方及用法】石上柏（全草）20 克，桔梗 15 克，鱼腥草 12 克，生甘草 10 克。临床应用本方时，可根据病情灵活加减。若气血两虚者，加党参、黄芪各 20 克；若咳嗽剧烈者，加川贝母、前胡、蝉衣、橘络各 10 克；若大便秘结者，加生川军（后下）10 克。将上药水煎，每日 1 剂，分 3~4 次口服。两个月为 1 个疗程。可连服 2~3 个疗程，直至症状消失时为止。

【荐方人】广西　农宣芝

萝卜三汁治硅肺

【配方及用法】大白萝卜、鲜茅根、荸荠各适量，鸡内金、麻黄、贝母、牛蒡子、桔梗、枳壳、石斛、枇杷叶（随症加减，请教医生）。将鲜萝卜、茅根、荸荠洗净，捣烂取汁，再将鸡内金等 8 味中药煎汤，然后与三汁混合一起饮用。

【备注】如每日不拘量吃鲜萝卜及鲜荸荠，日久黑痰减少，咳嗽必轻。

【引自】《岭南草药志》

蒲公英等治硅肺

【配方及用法】蒲公英、半枝莲各 30 克，浙贝母、前胡、麦门冬、制川军、三棱、莪术、路路通各 10 克，瓜蒌、苏子、青皮、白果、枳壳各 12 克，鸡内金、杜仲、川续断、山萸肉、枸杞子各 15 克，生甘草 8 克。将上药水煎，分早、中、晚 3 次温服。每日 1 剂，两个月为 1 个疗程。

【荐方人】江西 李香平

天花粉、黄柏等治肺炎

【配方及用法】天花粉、黄柏、乳香、没药、樟脑、大黄、生天南星、白芷各等份。上药共研成细末，以温食醋调和成膏状，备用。将此膏（适量）平摊于纱布上，贴于胸部（上自胸骨上窝，下至剑突、左右以锁骨中线为界），外以胶布固定（或不用），每 12~24 小时更换一次。

【功效】清热泻火，活血化痰。

【引自】《赤脚医生杂志》（1978 年）

栀子、雄黄、黄柏等外敷治肺炎

【配方及用法】 （1）栀子 30 克、雄黄 9 克，细辛、没药各 15 克。（2）大黄、黄柏、泽兰、侧柏叶、薄荷各等份。上 2 方均为细末，贮瓶备用。随证选用，每取适量，方（1）用醋调，方（2）用茶水调，贴敷于膻中、肺腧（双）穴上，并经常滴醋，保持药层一定湿度，每日换药一次。

【功效】（1）解毒泻火，活络散寒。（2）清热泻火、疏风活血。

【引自】《外治汇要》

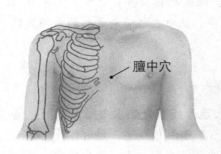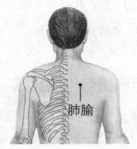

膻中穴和肺腧穴的位置

第二节　咳嗽

萝卜、葱白等可治风寒咳嗽

【配方及用法】萝卜1个，葱白6根，生姜15克。用水3碗先将萝卜切片、煮熟，再放葱白、姜，煮剩一碗汤，连渣趁热一次喝完。

【荐方人】广州　崔丽娟

对止咳有效的紫苏酒

【方法】摘紫苏叶洗净，沥干水分后放入广口玻璃瓶中，加入蜂蜜和40度以上的烧酒浸泡。

【备注】紫苏性味辛温、气辛香，归肺、脾经。有解表散寒、行气和胃之效。主要用于风寒感冒、咳嗽气喘、妊娠呕吐、胎动不安，亦可解鱼蟹中毒。常用量是5~10克。以它的叶子浸酒饮用，用量可因人而异。

【荐方人】广西　马一生

大白萝卜、蜂蜜等治风寒咳嗽

【配方及用法】大白萝卜1个，蜂蜜30克，白胡椒5粒，麻黄2克。然后将萝卜洗净，切片，放入碗内，倒入蜂蜜及白胡椒、麻黄，蒸半小时趁热顿服。

【备注】萝卜最好带皮吃。但也要注意，脾胃虚寒、进食不化，或体质虚弱者宜少食；萝卜破气，服人参、熟地、何首乌等补药后不宜服用。

【荐方人】张克明

服用桔梗可化痰止咳

【方法】桔梗 5~10 克，开水泡，或放置热水中稍煮都行。量可视症状大小确定。不过，如果只是干咳，没有其他疾患，最好慎用。

【备注】（1）中医认为桔梗性平，味苦、辛，有开肺气、祛痰、排脓之效，最适宜于外感风寒，咽喉肿痛，肺脓疡，咳吐脓血，痢痰腹痛等症。

（2）桔梗是桔梗科植物桔梗的根，有镇咳、镇静和解热的作用。

【荐方人】海南　魏大春

白果、北沙参等止咳化痰

【配方及用法】白果、北沙参、百合、花生米各 25 克，冰糖适量，以水煎取汁液服用，每日 1 剂。

【备注】（1）偏方中的白果有敛肺定喘、益脾气的功效，系治虚咳之药。咳嗽一直好不了大约是因为虚咳得并不严重，并未引起足够的重视。或者认为这是小病，甚至图方便、省事，差不多好了就停药，结果给疾病有"可乘之机"。

（2）北沙参对于热伤胃阴，或阴虚津亏所致的口干、咽燥症疗效显著。百合味甘、微苦，性微寒。归心、肺经。能润肺止咳、清心安神。

【荐方人】武汉　叶建功

萝卜巧治风寒咳嗽

【方法】感冒引发的咳嗽，或伴有黄痰，此时可买长条萝卜，切为半截（实心的较好），用小刀挖空其心，内放冰糖或橘饼，盛碗中入蒸笼，蒸 10 分钟后即有蜜汁流出。吃时连汁带肉，功效特佳。对老年人咳嗽痰多或小孩百日咳很有效。

【荐方人】崔勇

猪粉肠治风寒咳嗽

【方法】若只干咳、喉痒，有时咳至声音嘶哑，可买猪粉肠洗净，锅底撒一层薄而均匀的盐，将猪粉肠置其上，盖好，慢火蒸熟后服下，爽口味美颇有奇效。

若咳嗽带痰，将猪粉肠、冰糖少许、橘饼两三个共放入大碗中加水慢蒸，待猪粉肠熟透，即可食用。

【荐方人】陈芳

【引自】《中国秘方大全》

牛蒡子、桑叶等治风热咳嗽

【方法】牛蒡子、桑叶、杏仁各9克，薄荷叶、桔梗各5克，水煎服，每日2次。

【荐方人】韦自诚

热咳妙方

【方一】橘子皮9克，白萝卜12克，煎水服。

【方二】萝卜籽9克，煎水服，也可治痰多，吐脓血。

【荐方人】刘志辉

鸡冠花炖猪肺治疗干咳、咯血

【方法】鸡冠花炖猪肺，用15~20克白色干品鸡冠花，与猪肺（不可泡水）加水炖1小时，加少许冰糖，饭后两三个小时后口服，治疗干咳、咳出血。

【荐方人】王玉立

【引自】《中国中医药报》

炖梨治疗咳嗽无痰

【方法】选无渣、味鲜肉细的好梨一个，削去外皮，挖去籽，放川贝粉一钱，再嵌入冰糖，放大碗中，入锅隔水慢炖1个小时左右，至冰糖溶化取出食用。每天吃1次，月余可收效。

【荐方人】山西 陈玉荣

木瓜治疗咳嗽痰少

【方法】熟木瓜一个去皮，入锅加适量蜂蜜和水，蒸熟食用。

【功效】木瓜是一种中药，有酸味，能使肺部收敛；蜂蜜润肺，二者兼食对咳嗽的治疗很有帮助。

用冰糖、食醋可治久咳气喘

【配方及用法】冰糖 500 克，食醋 500 毫升（最好是陈醋或香醋），置砂罐或陶钵内，用文火煎熬至冰糖完全溶化，冷却后装瓶备用。每日早晚各 1 次，1 次 10 毫升，空腹服下。此偏方制作简便，口感良好，效果显著，服后无副作用。凡有气喘、咳嗽、痰多等症的朋友均不妨一试。

【荐方人】陈原

睡觉含姜片可止咳

【方法】将生姜洗干净，先切去一小块，使生姜有个平面的切口，然后再切 1~2 毫米厚的薄片，晚上睡觉时将 1~2 片姜片含在嘴里腮帮的一侧或两侧，开始嘴里会感到有些麻辣，过一会儿就适应了。第二天起床时吐出。在含的过程中，如果嗓子发痒要咳嗽，可用牙齿轻轻咬生姜，使姜汁与唾液一起慢慢咽下。姜汁通过喉部时能抑制嗓子发痒，可以减少咳嗽。如果条件许可，白天也含含姜片，治咳嗽的效果会更好。

【荐方人】王宝烈

大柿子也能治咳嗽

【荐方由来】有一年我得了感冒，别的症状全治好了，只剩下咳嗽，药也吃了不少，就是不见好转。一直咳嗽了两年多，每到冬天病情更加厉害。后来，我的一位亲戚来北京出差，知道我的病情后，便告诉我，冬至以后每天早上空腹吃一个大柿子，直到好了为止。于是，我买了 5 千克大柿子，放到后窗台上，每天晚上拿到室内一个，等到第二天早上吃。说也真灵，5 千克大柿子还没有吃完，我的病就痊愈了。几年来一直没有犯过。

【荐方人】刘炳基
【引自】《老年报》（1997 年 10 月 2 日）

山楂根煎服治急性风寒咳嗽

【配方及用法】山楂根适量。将山楂根洗净，刮去表皮，切成薄片，置锅中用红糖炙炒，成人每次 50 克，儿童酌减。加水 100 毫升、生姜 3 片煎煮 15 分钟即可服用。

【功效】急、慢性咳嗽均可应用，尤以治急性风寒性咳嗽疗效最佳。

【引自】《湖北中医杂志》（1987 年第 4 期）、《单味中药治病大全》

用生梨、川贝、冰糖可治愈肺热咳嗽

【荐方由来】据传，清代有一位上京赶考的书生，路过苏州，向名医叶天士求诊。书生诉说："我只是每天口渴，时日已久。"叶天士诊其脉，问其症，劝他不要继续上京赶考了。书生听后，心里惧怕，但应试心切，没有听从叶天士的劝告，继续北上。赶到镇江时，听说金山寺有个老僧医道高明，便去求治。老僧告诉书生，每天以梨为食，口渴吃梨，饿了也吃梨，连续一百天，病症自会消除。书生按老僧的嘱咐去做，果真治好宿疾。书生高中回家途中又去见叶天士，讲了金山寺老僧替他治病的全过程。叶天士觉得老僧的医术比自己高明，就改名换姓，到金山寺拜僧为师。

【配方及用法】生梨 1 个，川贝母 3 克，冰糖 10 克。将梨洗净后连皮切碎，加冰糖炖水服；

或用大生梨 1 个切去皮，挖去核，加入川贝母 3 克盖好，放在碗内隔水蒸 1~2 小时，吃梨喝汤，每日 1 个。

【引自】《小偏方妙用》

用白矾、陈醋、大葱敷脚心可治咳嗽

【配方及用法】白矾 50 克，陈醋 30 毫升，大葱白（用最下端带须根的，1 寸长）3 根。将白矾碾成细末；大葱白洗净埋在热灰里的烧熟，然后取出捣碎成泥，与白矾粉、陈醋一起拌匀。晚上睡觉前洗脚，擦净后将药按男左女右包在脚心上。

【荐方人】陕西　田万春

姜汁、蜂蜜可治咳嗽

【配方及用法】生姜 30~50 克，捣烂取汁为 1 份，再取蜂蜜 4 份，即为成人一日量，儿童酌减。按此比例混匀于碗中，再置锅内隔水蒸热约 10 分钟，早、晚 2 次分服。

【荐方人】广东　谢卫

【引自】《新中医》（1987 年第 2 期）

款冬花加糖可治复发性咳嗽

【方法】款冬花30克，分成3份，用一份加冰糖2块（10克左右），冲泡开水一大碗（约500毫升），在1天内服完。

【荐方人】江苏　季贤妙

【引自】《新中医》（1981年第3期）、《中医单药奇效真传》

鲜橘皮当茶饮可治慢性气管炎咳嗽

【方法】取鲜橘皮1~2个放入带盖杯中，倒入开水，待5~10分钟后饮用。饮后将杯盖盖好，以免有效成分挥发而降低疗效，以后可随时饮用。鲜橘皮每日更换一次。

【引自】《黑龙江中医药》（1990年第6期）、《中医单药奇效真传》

服花生、白果可止咳祛痰

【配方及用法】花生米15克，白果5粒。将上二味捣烂分2次服，连用1~2周即可见效。

【备注】花生有润肺和胃之功效，可治燥咳，反胃证。《纲目拾遗》载："人云服花生生痰，有一妇咳嗽痰多，医束手不治，劝服花生，每日食二三两（100~150克），咳渐觉稀少，不过半年服花生10余千克，咳嗽与痰喘皆除，想亦治之法也。"

【引自】《小偏方妙用》

甜杏仁可治老年肺肾气虚咳嗽

【配方及用法】取甜杏仁（炒）250克，放在瓦锅内，加水适量，煮沸30分钟，煎至快干锅时，加蜂蜜500克，搅匀至沸即可取出，置瓷瓶或玻璃瓶内密封贮存。每次服1~2汤匙，每日3次。

【功效】本方有补肾益肺、止咳平喘润燥之功。于夏季用其治疗老年肺肾气虚型久咳、久喘症百余例，效果显著。

【荐方人】江西　钟久春

橘红可治发烧咳嗽

【配方及用法】橘红9克，川贝母6克，黄芩12克。将上药焙干研末，每次服 6 克, 日服 3 次。

【功效】 本方所治之咳嗽是由肺经郁热、灼津液为痰所致的咳嗽气粗、痰鸣气喘。方中橘红皮具有理气祛痰功能, 川贝母具有清肺止咳功能, 黄芩可清利肺经之虚热, 三药相伍, 共奏清肺止咳、除痰之功。

【荐方人】 辽宁 吴广明

【引自】 《小偏方妙用》

枇杷叶可治咳嗽

【配方及用法】 采新鲜枇杷树叶 3~4 片, 洗净后放入小锅中煮出汁, 然后加糖、色淡红、无味。日服 4 次, 三餐后、临睡前各服 3 匙。

【荐方人】 安徽 秋枫

向日葵底盘等可治肺炎咳嗽

【配方及用法】 向日葵花花萼 (底盘), 数量不限, 核桃 (暗褐色的) 适量。将核桃砸开, 连皮带肉放在锅里加清水和花萼一起煮, 然后喝水当茶饮。

【荐方人】 辽宁 刘锦文

蜂蜜青萝卜可治冬季咳嗽

【配方及用法】 蜂蜜 250 克, 青萝卜 500 克。将青萝卜切成细丝或薄片, 用蜂蜜腌起来, 待青萝卜腌透后, 分两次将汤汁和萝卜吃下。

【荐方人】 山东 张胜敏

第三节 气管炎、支气管炎

用白凤仙花、猪心治慢性气管炎

【配方及用法】 取白凤仙花一大把, 用水洗净; 用新鲜猪心一个, 不要血; 把白凤仙花从各条心脏血管中塞进猪心, 用筷子捣实, 直至装满到血管口, 放清水和少量黄酒, 盛在砂锅内煮熟。空腹服汤吃猪心。

【备注】孕妇忌用。

【荐方人】江苏　蔡峰

【引自】广西科技情报研究所《老病号治病绝招》

腌橘皮、生姜当小菜吃治支气管炎

【配方及用法】取新鲜橘皮（干陈的亦可，但用保鲜防腐剂处理过的不宜）洗净，用清水浸泡1天左右，或用沸水泡半小时，用手捻几遍，挤干黄色的苦水，再以冷开水洗涤，把水挤干，切成细丝，在阳光下晾晒。同时取鲜生姜（与橘皮等量或2：1）洗净晾干切成丝，与橘皮丝相混合，然后加食盐和甜豆豉拌匀，装入陶瓷罐或玻璃瓶内筑紧加盖密封，腌制两三天即可食用。在室温20℃以上，可持续保存1个月左右，吃起来气味芳香，辛辣可口，具有开胃、生津、止咳、化痰的作用，既是佐餐佳品，又能发挥医疗保健功能，中老年朋友不妨一试。

【荐方人】杨文俊

用冰糖橘子蒸水喝治支气管炎

【配方及用法】将橘子放在一个瓦罐里（每次剥2个橘子），放上水和适量的冰糖，用文火隔水蒸。水烧开后，再蒸5分钟左右，连水带橘子肉喝光吃光。每天上午、下午各1次，坚持喝五六天就收效。病情严重的，可以多喝几次。

【荐方人】江西　郭学柱

用狗肺、鸡蛋可治愈气管炎

【配方及用法】鲜狗肺1具，鸡蛋10个。将狗肺装入小陶盆内，把10个鸡蛋打开倒入碗中搅成糊（搅到起沫），把蛋糊装进肺管，剩下的可倒在肺叶间。把盆放笼内，蒸熟后切成片，放在瓦上焙干，研成细末即成。一日3次，每次15克，饭后服。

【荐方人】河南　任清范

用百部、全瓜蒌等可治气管炎

【配方及用法】百部、全瓜蒌、杏仁各200克，龙眼肉100克，川贝、猴姜各150克，金毛狗脊80克，竹油70克，板蓝根250克，共研末。每日

2 次，每次 10 克，开水冲服。忌吸烟、饮酒及食用产气食物。一般 3 天见效，4 个月治愈。

【荐方人】河南 揭海鹰

柏壳、叶下珠等治气管炎

【配方及用法】柏壳 300 克，叶下珠 250 克，地虱 150 克，冬虫夏草 100 克，共研末。每日 2 次，每次 10 克，开水冲服。忌吸烟、饮酒。一般 20 天内减轻，3 个月治愈。

【荐方人】云南 王天华

姜蜜香油鸡蛋治气管炎

【配方及用法】将 2 个新鲜鸡蛋打入碗内搅碎，加入 2 汤匙蜜、1 汤匙香油和 2 个蚕豆大的鲜姜（去皮薄片），置锅内蒸熟，早饭前空腹趁热吃下，每天 1 次，连吃 5 次即可见效。

【备注】此方既有营养，又能治病，无任何副作用。

【荐方人】姜新

【引自】《中国老年报》（1996 年 2 月 28 日）

用黑豆、猪腰等能治好气管炎干咳

【配方及用法】猪腰子一对，黑豆 150 克，红枣 15 克，橘子皮一块，加水 2 千克，慢火煮 3 个小时。吃猪腰子、黑豆和枣，分 4 天吃完，每天吃 3 次。把猪腰子、黑豆和枣分成 12 等份，每次吃一份就温热一份，其余的放在阴凉地方，防止变质变味。黑豆须嚼成糊状咽下。

【荐方人】黑龙江 许福连

用砀山酥梨加冰糖可治 "老慢支"

【配方及用法】砀山酥梨 2 千克，去皮后，把梨肉削成小片，加冰糖 500 克，放在盆里，入笼蒸 100 分钟，即可服用。每日早、晚各 1 次，8 天服完，为 1 个疗程。疗程之间相隔 3 天。

【荐方人】安徽 许知谦

贝蒌止咳梨膏糖可治支气管炎

【配方及用法】瓜蒌霜 200 克，百合、杏仁、远志、苏子、芥子、川贝、桑白皮、葶苈子各 50 克，菜子、麦冬、黑虎、蛤蚧各 40 克，冬虫夏草 30 克，大红枣 20 克。上药共研极细末，先将药用黑砂糖 300 克，饴糖 200 克加入优质蜂蜜 200 克和鲜梨汁 400 克，用文火炖至糖溶化，加入全部药末，调匀，制成每块 9 克重的药膏。每次取 5 块，将其嚼碎用温开水送服，每日早、晚饭后各 1 次。连服 20~40 天可愈。

【功效】本品对急性支气管炎、支气管炎哮喘、支气管扩张并肺气肿等症具有显著疗效。

【备注】服药期间，严禁喝酒、吸烟和吃辛、辣刺激性食物。

【荐方人】江西　华伟东

气管炎丸可治慢性气管炎

【配方及用法】川贝、蒌仁（去油）、黄芪各 25 克，枇杷叶、陈皮、乌梅各 12 克，杏仁（炒）、半夏、桔梗、百部、诃子肉、桑白皮、五味子、麦冬、天门冬、地龙各 9 克，细辛、干姜、莱菔子、枳壳、葶苈子、黄芩、甘草各 6 克。以上药物混合，过 120 目筛粉碎，用干热及射线方法消毒灭菌，制成重 6 克的蜜丸。每日 2 次，每次 2 丸，饭后半小时温开水送服。

【荐方人】辽宁　刘志林

【引自】《当代中医师灵验奇方真传》

用鲤鱼炖野兔治支气管炎

【方法】选择大而鲜的鲤鱼 1 条，野兔子 1 只，把鲤鱼的鳞和五脏去掉，扒去野兔的皮并去掉五脏，而后各切成小块，混合放入锅中炖，适当放入调料，熟后可食，吃完为止。经调查，治愈率达 90%。此法不仅可食到味美的鱼肉，还可去掉病根。

（1）鲤鱼的大小可依野兔来定，基本比例为 1：1。

（2）在炖时是否放盐，这要根据个人的口味来定，放盐不可太多。

（3）对急、慢性气管炎均有治疗效果。

（4）治疗时，少量喝酒是可以的，切忌过量，不要吸烟。

（5）一般 1 次为 1 疗程。

【荐方人】河北　新磊

用木鳖子调蛋清贴双脚心可治气管炎

【配方及用法】木鳖子 3 克，炒桃仁、白胡椒各 7 粒，研成细末，用白皮鸡蛋清调匀，贴双脚涌泉穴。此期间内需静卧休息 15 小时，两脚放平。

【荐方人】山西　杨建政

第四节　哮喘、打鼾

用木鳖子、桃仁等敷足心治哮喘病

【配方及用法】木鳖子、桃仁（炒）、杏仁各 10 克，白胡椒 7 粒，均研成粉末，用鸡蛋清调匀，敷在双脚心 15 小时。人静卧，将两脚平放。

【荐方人】广西　谭春文

【引自】广西科技情报研究所《老病号治病绝招》

喝蜂蜜治哮喘病

【荐方由来】我哮喘病一犯，咳嗽不止，大口吐痰，吃饭不香，觉睡不好，尤其是一到冬天，我就更不好过了。

听别人说蜂蜜能治好哮喘病，我就抱着试试看的心理，从 1994 年冬开始，每天早、晚各喝一匙（冲饮），坚持喝了两年多，不再咳嗽。

【荐方人】辽宁　梁凤梧

灵芝酒可治慢性支气管炎哮喘

【配方及用法】灵芝 10 克，好酒 500 毫升。泡制后放阴处 1 周即可服用。每次一小盅。另外，灵芝还是恢复记忆的良药。

【荐方人】安徽　张守田

用萝卜煮鸡蛋治愈气管炎哮喘病

【配方及用法】冬至时取红萝卜 2500 克，去头尾洗净，用无油污的刀将萝卜切成半厘米厚的均匀片，再以线穿成串，晾干后存放，夏季用。每次取萝卜干 3 片，红皮鸡蛋 1 个，绿豆一小撮，均放入砂锅内，加水煮 30 分钟至绿豆熟烂。服用时将鸡蛋去皮，连同萝卜、绿豆及汤一起吃下。从初伏第一天开始服用，每日 1 剂，连续服用至末伏。冬季，也是从冬至时起，用鲜萝卜 3 片，红皮鸡蛋 1 个，绿豆一小撮，按上述方法服用，至立春时停服。

【荐方人】辽宁　马玉声

【引自】《晚晴报》（1997 年 10 月 4 日）

常食橘皮可治哮喘

【配方及用法】取新鲜橘皮（干陈的亦可）洗净，用清水浸泡 1 天左右，或用沸水浸泡半小时，随后用手挤干黄色的苦水，再以冷开水洗涤挤干，直到没有苦涩味，然后切成细丝，加入少许食盐拌匀（如适当加入鲜姜丝更好），装入罐或瓶中捺实盖紧，腌制 2 天后即可食用。

【荐方人】杨效勤

葡萄、蜂蜜防治哮喘

【配方及用法】葡萄 500 克（任何品种均可），蜂蜜 500 克，将葡萄泡在蜂蜜里，瓶装泡 2~4 天左右便可食用。每日三次，每次三四小汤匙。

【荐方人】河北　卢志远

紫蒜头防治哮喘

【方法】紫蒜头 500 克，去皮洗净后和 200 克冰糖同放入干净砂锅中，加清水，水面略高于蒜表面，煮沸后用微火炖成粥状，凉后早晚各服一汤匙，坚持服用到病愈。

【荐方人】李锡连

喝蜂蜡治哮喘病

【配方及用法】蜂蜡、红皮鸡蛋、香油。将蜂蜡 50 克放在锅内，打入鸡蛋（根据自己的饭量能吃几个打几个），蛋熟马上放一勺香油（以防大便干燥），出锅即吃。每早空腹服用。

【备注】服此药方不吃早饭。多喝开水，以免大便干燥。7 天 1 疗程，休息 3 天，再服。

【荐方人】 内蒙古　徐荣生

【引自】《老年保健报》

丝瓜藤根炖白母鸡可治支气管哮喘

【配方及用法】 成熟的丝瓜藤根 300 克，白母鸡（约 750 克）1 只，白砂糖 300 克。上药加水 700 毫升，放入砂锅里密封，文火炖 2 小时，稍冷后即可食用。每日 1 剂，汤和鸡肉分 2 次食。

【荐方人】 黑龙江　王清贵

【引自】《当代中医师灵验奇方真传》

用蝙蝠酒治支气管哮喘

【配方及用法】 用夜蝙蝠 1 个，放火边烤干，轧成细末。用黄酒 2 份、白酒 1 份混合好，再与蝙蝠细末混合服用。

【备注】 夏季服无效，须在冬季服用。酒的用量可根据年龄大小酌情增减，一次服完。

【荐方人】 河北　李淑君

【引自】 广西医学情报研究所《医学文选》

穴位敷药治哮喘

【配方及用法】 麻绒、细辛、五味子、桂枝各 3 克。上药为细粉，以姜汁调膏备用。在夏季三伏天，选取定喘、肺腧、膈腧、肾腧穴（双侧穴位，定喘为单侧）同时用药，每伏 1 次。将药膏涂于适当大小的薄膜纸上贴于各穴位，然后用胶布固定。贴药时间以病人自觉局部灼热疼痛为宜。否则局部会起疱而影响下次治疗。如本次疗效不显著，次年可继续治疗。

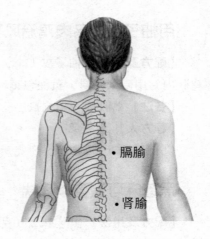

膈腧、肾腧两穴的位置

【荐方人】 四川　周清云

【引自】《当代中医师灵验奇方真传》

口服多虑平治顽固性哮喘

【配方及用法】 多虑平25毫克。每日3次，口服。

【引自】《实用西医验方》

麻黄、杏仁等可治支气管哮喘

【配方及用法】 麻黄150克，杏仁200克，净棉子仁500克。杏仁、棉子仁分别炒微黄，和麻黄共为细末，备用。成人日服3次，每次10克，开水冲服。

【备注】 对心源性哮喘无效。

【引自】《实用民间土单验秘方一千首》

用蛤蟆肚装鸡蛋法治哮喘

【配方及用法】 蛤蟆1个，鸡蛋（最好是白鸡下的）1个。将鸡蛋从蛤蟆口内装入肚中，然后把蛤蟆用纸包上，取阴阳瓦2块（即瓦房上糟瓦1块，盖瓦1块）盖好，外用泥敷半指厚，置于火炉上烘烤，蛋熟取下。将瓦揭开，剖开蛤蟆，取出鸡蛋，去壳食之，随后饮黄酒适量。

【引自】《四川中医》（1987年第2期）、《单方偏方精选》

用柚子皮、乌肉鸡治风寒哮喘

【配方及用法】 柚子皮1个，乌肉鸡1只。鸡去毛及内脏，以柚子皮纳鸡肚内，用砂纸密封，黄泥包裹，烧熟，去黄泥、砂纸，取鸡食。

【备注】 热性哮喘不宜服。

【荐方人】 龙赞深

【引自】 广西医学情报研究所《医学文选》

黑芝麻可治老年哮喘

【配方及用法】 黑芝麻250克（炒），生姜125克（取汁）。用姜汁浸拌黑芝麻，再入锅内略炒一下，放凉。另用冰糖、蜂蜜各混合拌匀，放入广口瓶内，每日早、晚各服一汤匙。

【荐方人】 广西　雷丽君

用灵芝酒或糖浆治单纯顽固性哮喘

【配方及用法】灵芝酒或糖浆。灵芝酒：取灵芝实体 50 克粉碎，浸入 500 毫升的 60 度食用白酒中。在常温下放置 1 个月后，酒呈棕红色即可服用。每日 3 次，每次饭后服 10 毫升。灵芝糖浆：取灵芝实体 50 克粉碎，加单糖浆 500 毫升，混合煮沸，冷却后备用。每日 3 次，每次饭后服 10 毫升。上述两种剂型的选择，应视患者的病情和喜好情况而定。

【引自】《辽宁中医杂志》（1989 年第 2 期）、《单味中药治病大全》

麝香皮蒜敷椎骨可治顽固性哮喘

【配方及用法】麝香 1~1.5 克，研成细末，紫皮蒜 10~15 头，捣碎成蒜泥。中午近 12 点时，让患者伏卧，以肥皂水、盐水清洁局部皮肤，12 点时先将麝香末均匀地撒敷在第七颈椎棘突到第十二胸椎棘突宽 2.6~3.3 厘米的脊背正中线长方形区域内，然后将蒜泥覆于麝香上，60~70 分钟后将麝香及蒜泥取下，清洗局部，涂以消毒硼酸软膏，再覆以塑料薄膜，并以胶布固定。

【引自】《陕西中医》（1983 年第 4 期）、《中医单药奇效真传》

利他林能治睡觉打鼾

【配方及用法】利他林 5~10 毫克，临睡前口服。因作用温和，剂量小，可无副作用发生。

【备注】利他林曾是治疗小儿遗尿、多动症的中枢兴奋剂，用来防治鼾症效果显著。但是，这是内科防治鼾症的尝试，简便、安全有效，鼾症患者必须在医生指导下尝试。

【荐方人】江苏 章汝强

服醋蛋液也能使打鼾停止

【配方及用法】将 250 毫升左右的食用醋（米醋用低度的，9 度米醋应用水稀释）倒入铝锅内，取新鲜鸡蛋 1~2 个打入醋里，加水煮熟，吃蛋饮汤，1 次服完。

【荐方人】黑龙江 陶化民

第五节　其他呼吸系统疾病

用虎荞汤治支气管扩张咯血

【配方及用法】虎杖 250 克，金荞麦 100 克，猪肺 1 具，加水炖后去药渣，服汤和肺脏。每日 2~3 次，每剂服 3 天。一般服 2~3 剂可止血。为巩固疗效，可将虎杖 200 克，金荞麦 900 克，水煎服 2~4 周；也可按配量比例压片服，1 次 2 克，每日 3 次，连服 1~2 个月。

【备注】本方对急症、慢症均宜，急性咯血时配抗生素抗感染，止血效果更好；伴有其他症候者，可按辨证配伍服他药；没有猪肺时可用五花肉代替。

【荐方人】四川　龙会全

【引自】《当代中医师灵验奇方真传》

用莲子、茅根等治气管扩张咯血

【配方及用法】莲子 20 克，茅根、鲜藕各 50 克，大枣 3 枚（去核）。水煎服，日服 1 剂。

【引自】《实用民间土单验秘方一千首》

用秘红丹治支气管扩张咯血

【配方及用法】大黄 10 克，肉桂 10 克，山药 20 克，白芨 15 克，川贝 10 克，生三七 10 克，生代赭石 50 克。诸药各研细末。前 6 味混匀，每用 4~6 克，以生赭石末煎汤送服（汤煎成倒出时无须澄清，微温，趁混浊状服。赭石末沉渣再服时另加水煎煮即可）。病情急重者每隔 2 小时服 1 次。一般服药两三次即见效。血止后酌情继续服药一两日（每隔 4 小时服 1 次），然后以养阴清热汤剂调理。

【备注】秘红丹为近代名医锡纯先生治疗吐血效方，原方由川大黄、油桂、生赭石三药组成。在原方基础上加川贝母、白芨、山药、生三七诸品治疗大咯血，扩大了原方的适应范围。全方具有清热降逆、止咳止血之功，药性平和，疗效可靠，屡用屡验。

【荐方人】 云南　曾金铭

【引自】《当代中医师灵验奇方真传》

食蜂蜜鸡可治胸膜炎

【配方及用法】 每次 1 只鸡（男雌女雄好），200 毫升蜂蜜。先把鸡杀死去杂洗净，放入锅中加水，用文火将鸡炖得烂熟后，再把蜂蜜倒入锅中，5~10 分钟后即可服用，稀稠一起吃。

【荐方人】 河南　孙家声

银柴胡、淡黄芩等治结核性胸膜炎

【配方及用法】 银柴胡 15 克，淡黄芩 15 克，牡蛎粉 15 克，瓜蒌皮 9 克。上药水煎服，每日 3 次，连服 5 剂。

【荐方人】 湖南　王宗谈

【引自】 广西科技情报研究所《老病号治病绝招》

第三章

消化系统疾病

第一节　消化不良、呃逆

苹果、猪肉可治消化不良

【配方及用法】苹果，瘦猪肉。苹果2个切块，用两碗水先煮，水沸后加入猪肉200克（切片），直煮至猪肉熟透，调味服食，久食有益。

【功效】生津止渴，润肠健胃。治疗肠胃不适及消化不良。

【备注】《滇南本草》云："苹果熬膏名'玉容丹'，通五脏六腑，走十二经络，调营卫而通神明，解温疫而止寒热。"《食疗本草》云："苹果补中焦诸不足气，和脾；卒患食后气不通。"

胡萝卜炖羊肉治消化不良

【配方及用法】胡萝卜6个，羊肉250克，盐少许。炖熟食，后加盐。

【功效】健脾，养胃，温肾。用于畏寒喜暖、消化不良、腹部隐痛、阳痿、口淡无味、小便频数之脾胃虚寒、脾肾阳虚患者，有较好的疗效。

【引自】《健康报》

茶膏糖治消化不良

【配方及用法】红茶50克，白砂糖500克。红茶加水煎煮。每20分钟取煎液1次，加水再煎，共取煎液4次。合并煎液，再以小火煎煮浓缩，至煎液较浓时，加白砂塘调匀。再煎熬至用铲挑起呈丝状，到粘手时停火，趁热倒在表面涂过食油的大搪瓷盆中，待稍冷，将糖分割成块即可。每饭后含食1~2块。

【功效】清神，化食。用治消化不良、膨闷胀饱、胃痛不适等。

橘枣饮治消化不良

【配方及用法】橘皮10克（干品3克），大枣10枚。先将红枣用锅炒焦，然后同橘皮放于杯中，以沸水冲沏约10分钟后可饮。

【功效】调中，醒胃。饭前饮可治食欲不振，饭后饮可治消化不良。

【引自】《老年报》

喝醋蛋液可治消化不良病

【方法】将 250 毫升左右的食用醋（米醋用低度的，9 度米醋应用水稀释）倒入铝锅内，取新鲜鸡蛋 1~2 个打入醋里，加水煮熟，吃蛋饮汤，1 次服完。

【荐方人】贵州 邵立学

鸡肫皮治消化不良

【配方及用法】鸡肫皮（鸡内金）若干。将鸡肫皮晒干，捣碎，研末过筛。饭前 1 小时服 3 克，每日 2 次。

【功效】消积化滞。治消化不良、积聚痞胀等。

山楂丸开胃助消化

【配方及用法】山楂（山里红）、怀山药各 250 克，白糖 100 克。山药、山楂晒干研末，与白糖混合，炼蜜为丸，每丸 15 克，每日 3 次，温开水送服。

【功效】补中，化积。用治脾胃虚弱所致的消化不良。

威灵仙、丁香等治呃逆

【配方及用法】威灵仙 15 克，丁香 6 克，柿蒂 20 个，制半夏 15 克，制川朴 15 克，生姜 15 克。病久气虚者加党参 15 克。煎 2 遍和匀，1 日 3 次分服。

【功效】威灵仙去腹内冷滞、心隔痰水，现代药理研究证实对平滑肌有松弛作用，有报道用以治疗各种原因所致的呃逆，疗效达 90%，故与柿蒂同用降逆止呃。半夏、厚朴化痰除满。丁香、生姜温中下气。

【备注】呃逆即通常所说的打嗝。胃热者忌服。

米醋止呃方

【配方及用法】米醋。呃逆发作时服米醋 10~20 毫升，一般可立即生效，止后复发再服仍效。

【功效】 米醋味酸苦性温，酸主收敛功能散瘀解毒，下气消食。故中焦虚寒胃气上逆之呃逆用之甚佳。

【备注】 如肝火犯胃，嘈杂泛酸者，忌之。

八角茴香汤止呃逆

【配方及用法】 将约二两重的生八角洗净，捶碎，放入锅中加两碗水煎煮，水煎得剩下一半时，即可服用。若胃寒较严重，可在其中掺入少量蜂蜜。

【备注】 （1）八角茴香的主要成分是茴香油，它能刺激胃肠神经血管，促进消化液的分泌，增加胃肠蠕动力，有健胃、行气的功效，有助于缓解胃痉挛、止呃逆，减轻疼痛。

（2）但是，除栽培的八角外，其他野生种类的八角果实多有剧毒，误用时可引至死亡。

【荐方人】 广东 李辉

双香、吴茱萸等治呃逆

【配方及用法】 丁香、沉香、吴茱萸各 15 克，生姜汁、葱汁各 5 毫升。先将前 3 味药共研细末，加入姜汁，葱汁调匀如软青状，装瓶备用。用时取药膏适量，敷于脐孔上，外以纱布覆盖，胶布固定。每日换药 1 次。温胃散寒，降逆止呃。屡用屡验，效佳。

【功效】 温胃散寒，降逆止呃。

【引自】 《中医外治法奇方妙药》

用瓜蒌可治重症型呃逆

【荐方由来】 某年夏初，我因开窗睡觉受凉，夜半熟睡中突患呃逆，起床饮了口白酒。当时虽止住了，但病根没除，次日又呃逆不止。于是用单方治疗，熬柿蒂茶喝。由于病情加重，以往这种行之有效的验方，这次却不见效果。"嗝"越来越厉害，一连四五天没有止住，由一般性呃逆发展为膈肌痉挛。最后，夜晚不能入睡，白天说话受阻，饭吃不好，严重影响了身体健康。后打听到一个单方：瓜蒌（一味中药）熬汤服用，效果很好。介绍人说，他家一位老人，曾患膈肌痉挛，住院治疗没有治好，最后买了 2 个瓜蒌，熬汤服用后治好了病。按照介绍人说的方法，我买了几个瓜蒌，洗净后把皮、瓤、子一起入锅熬汤，服 1 次就有好转，次日再服用 1 次。

【荐方人】河南　翟民建

口服乙酰唑胺可治呃逆

【配方及用法】乙酰唑胺 0.25～0.5 克，每日 3 次，口服。呃逆症状消失后停药。

【引自】《实用西医验方》

用高丽参、牛膝等可治呃逆

【配方及用法】高丽参、牛膝各 9 克，白术、云苓各 15 克，陈皮、丁香各 3 克，沉香 6 克。水煎服，重煎 2 次，空腹服用。

【备注】忌恼怒。

【荐方人】黑龙江　李保全

【引自】广西医学情报研究所《医学文选》

用喝水加弯腰法治打嗝

【荐方由来】平时我们打嗝，不仅痛苦，有时还很尴尬，且越着急越止不住。我以亲身体会向朋友们介绍一种治打嗝妙法：取一杯温开水，喝几口，然后弯腰 90°，作鞠躬状，连续弯几次腰，直起身来后，你就会发现，嗝已经被止住了。

【荐方人】常培信

用柿蒂、竹叶蒂煎水服可治打嗝

【荐方由来】多年前，我父亲患呃逆连续打嗝三四天，全家焦虑不安。祖母四处寻找医治打嗝的药，最后用柿蒂和竹叶蒂煎水服，父亲服后痊愈。今年 4 月底，我弟弟也患呃逆连续打嗝，他在县城求医服药七八天，用了许多药，花费 50 多元，仍不见效。我知道后，即叫我妻子搭车送去 100 张竹叶。我弟媳在县城药店买不到柿蒂，她到市上买了 100 个柿饼，从中取下柿蒂，将二者混合，分 3 剂煎水让我弟弟服。我弟弟连服两三天，打嗝的病情由缓解到痊愈。

【荐方人】吴友良

【引自】《祝您健康杂志》（1996 年第 10 期）

吞指甲烟可治呃逆

【配方及用法】 剪取人指甲（或趾甲）4~5片与烟丝装入烟斗，或将指甲插入香烟末端，点燃后吸烟吞下，连续吸完指甲烟，呃逆即止。一般1~2次，不超3次治愈。

【备注】 轻症呃逆可不治自愈，重者亦均能治愈。某些慢性疾病后期出现的呃逆症非常顽固，治疗棘手。采用民间吞指甲烟治疗呃逆，经济方便，而且疗效满意，值得推广。但须注意吞烟方法，只能把烟吞入胃中，不能把烟吸入肺内，否则效果大减或无效。这往往是吸烟者较难做到的。

【荐方人】 浙江　翁时人

黑芝麻可治呃逆

【荐方由来】 黄某，男，50岁。1982年1月2日初诊。呃逆频频，呃声洪亮，无其他不适。曾以旋覆代赭汤、丁香柿蒂汤两方加减投之，并给予阿托品、安定片等治疗，用药后呃逆依然。又用针灸治疗，仍不能控制。1月5日，患者偶服黑芝麻数匙（黑芝麻炒熟，研碎，拌入白砂糖），食后呃逆即止。次日又服黑芝麻数匙，食后呃止。第三天再发，再用，又止。以后未再发。

【引自】《上海中医药杂志》（1982年第9期）、《中医单药奇效真传》

鸡毛可治不拘寒热突发性呃逆

【方法】 对突发打嗝不止（不分寒热引起），急寻一根鸡之细毛，以此毛探患者鼻内取嚏，则呃即止。如呃不止可再探之。

【引自】《医话奇方》

按摩针刺可治顽固性呃逆

【方法】 攒竹穴（眉头、眉毛内侧尽头）。（1）按摩：面对病人，用拇指对准穴位揉捻按压，其余四指在病人太阳穴部位固定头部。一般按压2~10分钟即可见效，双侧穴位可同时按揉。（2）针刺：用1寸针，向外平针刺0.5~0.8寸，留针10~30分钟。

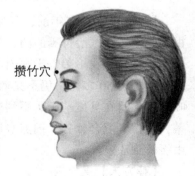

攒竹穴的位置

【备注】攒竹穴属足太阳膀胱经穴位，与肺腧、膈腧相连，按压及针刺攒竹能调节肺胃，平静膈肌，有止呃降逆作用。此方法作用快且易接受，随时随地即可治疗。

【荐方人】北京 雷规化

【引自】《当代中医师灵验奇方真传》

咽部吸入鲜姜汁可治各种呃逆

【配方及用法】新鲜生姜50克。将生姜洗净脱皮，切细捣烂，挤出姜汁；再用消毒棉花团扎于竹筷上（须固定，以防吸入气管），饱吸姜汁；然后令患者取半仰卧位，张开口腔，术者左手用压舌板压住其舌体，暴露其咽后壁，右手持竹筷与舌根成45度角，将姜汁棉团轻轻送入咽部，反复轻按咽后壁左右两侧（此时嘱患者大口呼吸，以免恶心呕吐），约半分钟至1分钟，呃逆可止；抽出竹筷，让患者静卧30分钟，不可饮水进食。如有复发，多在重复上法后立即止呃。

【引自】《浙江中医杂志》（1988年第9期）、《单方偏方精选》

生铁落可治顽固性呃逆

【配方及用法】生铁落30~60克。将无锈生铁落置瓦片上烧红，倒入瓷碗中，旋即加入食醋10~15毫升，待食醋蒸气升腾后，加入温开水200毫升，趁温一次顿服。

【功效】此方治疗顽固性呃逆有奇效。

【备注】重病呃逆多为元气衰败，忌用本方。

【引自】《四川中医》（1984年第1期）、《单方偏方精选》

猪胆、赤小豆可治顽固性呃逆

【配方及用法】猪胆1个，赤小豆20粒。把赤小豆放入猪胆内，挂房檐下阴干后共研细粉备用。每日2克，分两次用白开水冲服。

【引自】《山东医药》（1980年第9期）、广西中医学院《广西中医药》增刊（1981年）

床头燃艾条可治顽固性呃逆

【配方及用法】将艾条点燃后放在患者床头边，一般3~5分钟呃逆即止，继续燃 10 分钟，可治顽固性呃逆。

【荐方人】鲁达

【引自】《老年报》（1996 年 12 月 19 日）

口服山楂汁可治顽固性呃逆

【配方及用法】生山楂汁。口服，每次 15 毫升，每日 3 次。

【引自】《中西医结合杂志》（1984 年第 5 期）、《单味中药治病大全》

镇逆汤可治顽固性呃逆

【配方及用法】代赭石 30 克，竹茹 15 克，枇杷叶 15 克，生姜 10 克，大枣 10 枚。上药水煎，每日 1 剂，早、晚分服。

【荐方人】山东　梁兆松

第二节　上消化道出血

胃出血用红糖核桃能治好

【荐方由来】我今年 79 岁，1992 年患了胃病，1993 年大便变成黑色，经检查，结论是胃出血。《晚晴报》登载"红糖炒核桃治胃病"，我半信半疑，但又想到此方是营养物质，不治病也能进补，便按此方制作食用。吃到 10 天，大便变成灰色，接着又吃 7 天，奇迹出现了，大便变成正常的黄色，胃出血停止，胃胀痛也减轻了。

【荐方人】张进镒

【引自】《晚晴报》（1996 年 8 月 7 日）

用当归可止吐血

【方法】凡吐血多者，觅三四两（150～200 克）重的大当归一只，全用，切细，取好陈酒一斤（500 毫升），慢火煎至一满碗，以温为妙。候将要吐尚未吐，口中有血含住，取药一口连血咽下。

【荐方人】湖南　莫朝迈

止血煎可治上消化道出血

【配方及用法】马勃100克，大黄50克。用水浸泡马勃2小时，然后加水1000毫升，煎煮至300毫升时放入大黄，再煎煮至200毫升时倒出药液，用4层纱布滤过，加入甘油15毫升以延缓鞣酸分解，置冰箱内贮存。分口服和内窥镜下给药两种：口服一次50毫升，24小时后做内窥镜检查，观察止血情况；在内窥镜下，于活检钳孔插入塑料管，将止血煎注于出血病灶处，一次用量20~40毫升。

【备注】在内窥镜下喷洒时，最后需用生理盐水20毫升冲洗塑料管，可防止药液滴入活检管道，损伤内窥镜。

【引自】《中医杂志》（1989年第4期）、《实用专病专方临床大全》

黄土汤可治上消化道出血

【配方及用法】灶心土30克，熟附块6~10克，炒白术、阿胶（烊化）各10克，生地12克，黄芩10克，海螵蛸15克，白芨15克。呕血加半夏、旋覆花（包）各10克，代赭石（先下）15~30克；气虚甚加党参10克，黄芪15克；出血多加地榆15克，参三七粉（吞服）3克；有热象去熟附块。每天1剂，煎浓汁，分2~3次服下。

【引自】《四川中医》（1987年第2期）、《实用专病专方临床大全》

二乌大黄散治急性肠胃出血

【配方及用法】乌贼骨、乌梅炭、大黄各等份。上药共研细末，日服3次，每次10~20克；或大黄剂量增加1~2倍，开水浸泡后，吞服二乌粉。

【引自】《黑龙江中医药》（1993年第1期）、《实用专病专方临床大全》

益气凉血汤治疗上消化道出血

【配方及用法】党参、黄芪、当归、地榆（炒炭）、槐花（炒炭）各12克，紫贝齿30克，蒲黄、炒阿胶各20克，乌贼骨（研粉）30克，参三七（研末）6克，生军（研末）3克。以上3种药末和匀分3次温开水冲服，其余药物煎20分钟取汁200毫升，日煎服3次。

【荐方人】江苏 刘杏鑫

【引自】《当代中医师灵验奇方真传》

倍降汤治上消化道出血

【配方及用法】 五倍子、真降香、乌梅炭各 10 克，白芨、地榆炭、侧柏炭各 15 克。每日 1 剂，水煎 20~30 分钟后取汁约 200 毫升，分 2~3 次口服。重者可每日服 2~3 剂。若伴腹痛，加炒白芍 15 克，炙甘草 5 克；虚寒者加黄芪 30 克，炮姜炭 5 克；有热象者加黄芩 10 克，大黄炭 6 克。

【荐方人】 安徽　窦金发

【引自】《当代中医师灵验奇方真传》

止血合剂治疗上消化道出血

【配方及用法】 地榆炭 30 克，仙鹤草 30 克，瓦楞（煅）3 克，田三七 2 克，甘草 3 克。药物煎好，浓缩为每剂 60 毫升，加防腐剂消毒保存。每日服 2 次，每次 60 毫升，大便潜血试验连续 3 天阴性后停药。

【荐方人】 湖南　李耀钧

【引自】《当代中医师灵验奇方真传》

四黄汤偏方可治胃轻型出血

【配方及用法】 黄芪 15 份，黄连 9 份，生地黄 30 份，大黄 15 份。上述四味药研末，过 200 目筛后混合，分为 30 克一包，备用。用时取四黄粉 30 克，加水 200 毫升，煮沸 25 分钟，过滤去渣凉服，每天 2 包，分 4 次服。

【功效】 四黄汤具有清热凉血、补气活血、化瘀止血的作用。大黄清热下瘀血，黄连、生地凉血止血，黄芪补气摄血。

【备注】 此方对胃出血有疗效，而对食道静脉破裂和胃癌引起的出血无效；对吐 400 毫升以下出血有效，而对大量的出血无效。

用酸枣根治胃出血

【荐方由来】 四川 81 岁的王先生是一名老胃病患者。1995 年 3 月，他的胃又出血，而且大便颜色像墨水似的，吃了近半个月的中西药，仍不见好转。后听人介绍酸枣根（又名酸汤根）能治胃出血，照法服用果见效。

【配方及用法】 将挖来的酸枣根洗净，剖去表面的黑色粗皮，去掉木质部分，烘干切碎，取 30 克，用 400 毫升水煎至约 200 毫升，去渣取汁，降温后喝下。

【荐方人】 四川　尹有江

第三节 胃炎、食管炎

旱莲草等治疗胃炎

【配方及用法】旱莲草、救必应、虎杖、水槟榔各 10 克，蒲公英、桂枝、水灯芯各 6 克，海螵蛸 3 克，合为 1 剂。每日 1 剂药煎两次水，上下午或晚上服，日服 2 次，中午不吃药。

【荐方人】黄福祥、李宏兴、陶秀荣

鸡蛋壳治胃炎

【方法】鸡蛋壳若干，文火炒黄，研末，分两三次开水吞服。每天服一个鸡蛋壳的量，连服两三日可止胃痛。

【荐方人】何启英

生食大蒜治萎缩性胃炎

【方法】每天晚餐取两瓣生大蒜，去皮洗净捣烂后和着稀饭食下（能生嚼则更好），餐毕漱口及口嚼茶叶，以解除口中异味。

【荐方人】金玉华

【引自】《老年报》（1997 年 7 月 10 日）

服苡仁粉可治慢性萎缩性胃炎

【配方及用法】将薏苡仁洗净晒干，碾成细粉，每次取苡仁粉 50 克，同粳米 100 克煮粥，熟后加入饴糖 30 克，每天 2 次。

【备注】薏苡仁健脾、补肺、利尿、清热、排脓，饴糖益气补中、缓急止痛，两药合用，药性缓和，味甘而无毒性，又是一种清补健胃的食品。慢性萎缩性胃炎，属虚、寒、热者，均可服用。

【荐方人】广西 韦保凡

【引自】《中医药奇效 180 招》

愈胃汤可治萎缩性胃炎

【配方及用法】丹参 30 克，白芍 50 克，龙葵 50 克，菝葜 30 克，炙甘草 5 克，细辛 3 克，砂仁（后下）3 克，制乳香 3 克，失笑散（包）18 克。水煎服，每日 1 剂。胃脘痛甚者加服三七片，每天 3 次，每次 5 片；腹胀甚者加陈皮、厚朴、大腹皮等；纳食呆滞者加楂曲、蔻仁等；嗳气频作者加沉香粉、制半夏、枸杞等；嘈杂口干者加煅瓦楞、乌梅等。

【引自】《云南中医杂志》（1986 年 7 月第 1 期）、《实用专病专方临床大全》

服三七治浅表性胃炎

【方法】取 150 克三七碾成粉末，每次服半汤匙，每天 3 次，用温开水送服。

【备注】正在胃出血的人不宜服用。

【荐方人】戴一鸣

用肉苁蓉治慢性浅表性胃炎

【方法】取肉苁蓉若干，洗净、晒干为末，每次服 5 克，1 日 3 次。

【荐方人】河北　郝占魁

【引自】《中医杂志》（1989 年第 6 期）、《中医单药奇效真传》

服蜂巢治慢性胃炎

【配方及用法】每次取蜂巢 5 克，放在嘴里慢慢细嚼，然后咽下，每天 2~3 次，空腹服最好；或者将蜂巢放在热锅中与一个鸡蛋一块炒熟吃。

【备注】凡养蜂者都有蜂巢，各地都可买到。

【荐方人】河南　胡彦居

用蒲公英治疗慢性胃炎

【配方及用法】蒲公英（全草）25 克，白芨 10 克。水煎 2 次混合，分早、中、晚 3 次饭后服。

【荐方人】黑龙江　牟井有

【引自】《当代中医师灵验奇方真传》

用痢特灵甘油治食管炎

【配方及用法】痢特灵、甘油。将痢特灵片剂 0.1～0.15 克磨成粉状，加在 100 毫升甘油中调匀，于饭前将 5 毫升药油含于口中，徐徐咽下，饭后再将余下的 5 毫升按同样方法咽下。每日 4 次，分别于早、中、晚和睡前服用，直至临床症状消失。一般 15 天为 1 疗程。若为反流性食管炎应同时加用胃复安 10 毫克，每日 4 次，口服。

【引自】《实用西医验方》

第四节 胃脘痛、胃寒痛

用胃寒散治胃脘痛

【配方及用法】附子 6 克，肉桂 4 克，干姜 10 克，苍术 10 克，厚朴 6 克，白芍 15 克，红花 10 克，元胡 12 克，枳壳 10 克，米壳 4 克，吴茱萸 10 克，黄芪 12 克。上述生药研细，过 100 目罗成粉，装包，每包 4 克，每次服 1 包，每天服 2 次。

【备注】孕妇忌服。

用黄芩莱菔汤治胃脘痛

【配方及用法】黄芩、炒莱菔子（杵）、姜半夏、陈皮、土炒白术、炙甘草、柴胡各 10 克，党参、茯苓各 15 克，水煎服。酸水过多加煅瓦楞子 10 克，白芍 15 克；苦水过多加生军 6 克；清水、甜水多者加鲜生姜 10 克，大枣 7 枚；兼有轻度溃疡者加白芨 20 克，乌贼骨 10 克（杵）。临床症状缓解改服维酶素善后。

【引自】《江苏中医》（1991 年第 7 期）、《实用专病专方临床大全》

用三棱、莪术等治胃脘痛

【配方及用法】三棱 6 克，莪术 6 克，血竭 9 克，姜黄 6 克，五灵脂 9 克，蒲黄 6 克，安息香 4.5 克，檀香 4.5 克，沉香 4.5 克，广木香 6 克，鸡内金 9 克，丁香 4.5 克，吴萸 9 克，乳香 6 克，没药 6 克，川朴 9 克，元胡 9 克，砂仁 4.5 克，草果仁 4.5 克，香附 9 克，青皮 6 克，肉蔻 1.5 克，海螵蛸 12 克，神曲 9 克，小茴 6 克，甘松 6 克，共为末。每日 3 次，每次 4.5 克，每隔 4 小时服 1 次，温开水送服。

【荐方人】广西壮族自治区　李兆祥

【引自】广西医学情报研究所《医学文选》

单药郁金治胃脘痛

【配方及用法】郁金 30 克。将郁金研极细粉末，贮入瓶中，密封备用。用时取药末 6 克，以水调成糊状，涂于患者脐窝内，外以纱布覆盖，胶布固定。每天换药 1 次。

【功效】本方适于肝气犯胃型胃痛。胃脘胀闷，脘痛连胁，嗳气频繁，大便不畅症状者正好对症，用之收效甚佳。

【引自】《敷脐妙法治百病》

巧食鱼法治胃寒痛

【配方及用法】取鲜鲫鱼一条（约 250 克）去鳞、鳃及内脏，洗净，生姜 30 克洗净切片，橘皮 10 克，胡椒 3 克，共包扎在纱布内填入鲫鱼肚里，加水适量，文火煨熟，加食盐少许，空腹时吃鱼喝汤。

【荐方人】江西　钟久春

茶叶、生姜治胃寒痛

【配方及用法】茶叶 50 克，生姜 20 克，水煎服。每日 2 次，2 天为 1 疗程。

【功效】此方有温中散寒、理气止痛之功效，适用于胃脘隐隐作痛、喜按，得暖则舒，胃部有冷感，四肢不温，大便溏薄，脉细、苔白、舌淡等症状的胃寒痛患者。

【荐方人】樊常宝

野兔耳烤焦治胃寒痛

【配方及用法】两个野兔耳朵，瓦片上烤焦，200 毫升黄酒送服，一次治愈。此方专治因生气、着凉等引起的胃病，多人服用后确有奇效。

【荐方人】河北　赵淑格

第五节　胃及十二指肠溃疡

三方配合使用治胃溃疡

【方一】一只木瓜切成 8 块，上午 10 点吃 1 片即可。

【方二】荔枝汁 3 汤匙，在下午两点之前吃（可用市面有售的荔枝罐头）。

【方三】樱桃 1 粒，樱桃汁 1 汤匙，在晚间 9 点左右服，如此反复，连服 10 天，见奇效。

【备注】（1）传统医学认为：木瓜能理脾和胃，平肝舒筋。木瓜所含的木瓜酵素能清心润肺，可以帮助消化、治胃病；木瓜碱具有抗肿瘤功效，对淋巴性白血病细胞具有强烈抗癌活性。

（2）确定为胃溃疡时，以上三方，按配合方式服用，自会收到奇效。

【荐方人】深圳　毛亦奇

鸡蛋壳、乌贼粉可治胃及十二指肠溃疡

【配方及用法】鸡蛋壳 2 份，乌贼骨 1 份，微火烘干研细，过细粉筛，装瓶备用。每次服 1 匙，每天服 2 次，以温开水送服。

【荐方人】浙江　郭振东

【引自】《农家科技》（1997 年第 7 期）

黄老母鸡、大茴香等可治严重胃溃疡

【配方及用法】黄老母鸡 1 只，大茴香、小茴香、黄蜡各 100 克，青盐适量。鸡收拾好后，整鸡和其他配料一起放入砂锅煮。注意：黄蜡待鸡熟了再放入，以防煮老了失效。汤里的鸡油和黄蜡凝固在一起时，把锅中物分成 5 份，下细面条吃。最好晚饭吃，5 天吃完。冬季服用为佳（鸡肉不能扔、食之有益）。

【荐方人】河南　刘长庚

【引自】《老人春秋》（1997 年第 7 期）

鲶鱼治十二指肠溃疡

【配方及用法】0.5千克左右鲶鱼1条，白糖0.5千克。将鲶鱼切段盛入红瓦盆内，加入白糖搅拌均匀，然后连盆放入笼中蒸熟即可。此方多在天气凉时使用，一次吃不完的，可食用多次，也可在夏季存放于冰箱中多次食用。

【荐方人】河南　崇立

三七、乌贼骨等治胃及十二指肠溃疡

【配方及用法】三七、乌贼骨、墨鱼、佛手、川楝子、玄胡、黄连、白芨、甘草、川贝各30克，郁金、砂仁、广木香各15克，丁香10克，生白芍50克，鸡蛋壳40克，共研末过筛，装瓶备用。每日早、中、晚各服药3克，开水冲服。15天为1疗程，一般经2~4个疗程可愈。服药期间忌饮烈酒和食用辛辣刺激物。

【荐方人】四川　唐术耘

煎甘草加蜂蜜治胃及十二指肠溃疡

【配方及用法】甘草250克，纯蜂蜜500克。将甘草放入药壶或不带油的铝锅熬3次后，放入碗内。服前先将熬好的甘草药水3汤匙放在杯里，然后再放入20汤匙蜂蜜，搅拌均匀，每天分2次空腹服完。服药后，大便次数增加，并逐渐变稀，如便有脓血似的物质，一般服1周可愈，病久又重的胃病需要2周痊愈。

【备注】1个月内每餐必须吃软食物。

【荐方人】辽宁　关至元

第六节　胃下垂、胃结石

大蒜头治疗胃下垂

【方法】大蒜头1两连皮烧焦，加一碗水烧开，加适量白糖，空腹食

用。一日二次，连用 7 日。

【荐方人】 彭海涛

蓖麻子、五倍子等可治胃下垂

【配方及用法】 蓖麻子仁 10 克，五倍子 5 克，共捣烂如泥成膏，备用。取本膏适量敷于脐中，外加关节镇痛膏 6~8 贴固定，每日早、中、晚各热敷 1 次。一般 4 天取下，以连敷 6 次为度。

【备注】 采用此法时，以气温不超过 20℃ 疗效较好。孕妇及吐血者忌用。

【荐方人】 新疆 朱义臣

【引自】《中医杂志》(1986 年)、《中药鼻脐疗法》

枳实、葛根等可治胃下垂

【配方及用法】 炒枳实 15 克，煨葛根 12 克，炙黄芪 120 克，防风 3 克，炒白术 9 克，山茱萸 15 克。水煎服，每日 1 剂。病重加柴胡 6 克，升麻 6 克；脾胃泄泻加煨肉蔻 6 克，罂粟壳 6 克；便秘加肉苁蓉 15 克；兼脾胃不和者加木香 6 克，砂仁 9 克，鸡内金 9 克；兼脾胃虚寒者加炮姜 9 克，川附子 12 克；肝脾不和者枳实 3 倍于白术，柴胡改为 9 克，加麦芽 15 克。

【引自】《山东中医杂志》(1985 年第 3 期)、《实用专病专方临床大全》

黄芪、焦术等可治胃下垂

【配方及用法】 黄芪 31 克，焦术 9 克，川朴 6 克，枳壳 1.5 克，草果仁 6 克，大腹皮 9 克，广木香 1.5 克，党参 9 克，肉蔻 9 克，砂仁 1.5 克，干姜 1.5 克，升麻 3 克。有炎者加半夏、陈皮，恶心呕吐者加藿香，小腹寒者加艾叶、小茴香，消化不良者加鸡内金。水煎温服，轻者 3 剂，重者 5 剂收效。

【荐方人】 广东 韩剑

猪肚、白术可治胃下垂

【配方及用法】 选新鲜猪肚 1 个，洗净。另取白术片 250 克，用水浸透。将白术塞入猪肚，两端用线扎紧，放入大瓦罐内，加水令满。置火上煮 1 天，煮时注意经常搅动，以避免猪肚粘在罐底。煮好后将猪肚内白术取出晒干，焙枯，研成极细末。每次服 3 克，每日 3 次，空腹时用米汤或开水送下。5 剂为 1 疗程，重症者连用 3 个疗程。

【荐方人】湖北 李萍

苍术、川朴等可治胃结石

【配方及用法】苍术 12 克，川朴 15 克，神曲 30 克，香附 25 克，川芎 10 克，栀子 10 克，莪术 20 克，大黄（后下）15 克，枳实 15 克，鸡内金 10 克，莱菔子 20 克。上药煎 20 分钟取汁约 250 毫升，加水再煎，取汁约 200 毫升，两次汁混分 3 次服，日服 3 次。疼痛者加玄胡 15 克，川楝子 12 克；泛吐酸水者加浙贝 10 克，海螵蛸 30 克；痞闷者加槟榔 15 克；体虚者加党参 15 克。

【荐方人】山东 秦修成
【引自】《当代中医师灵验奇方真传》

棱莪化积汤治胃柿石

【配方及用法】三棱、莪术、枳实、青皮、陈皮、山楂、神曲、麦芽、砂仁、木香、槟榔、鸡内金、瓦楞子各 9 克。每天 1 剂，水煎，分 2~3 次服。

【引自】《陕西中医》（1986 年第 7 期）、《单方偏方精选》

用党参、当归等治疗胃柿石

【配方及用法】党参 15 克，当归 9 克，干姜 6 克，制附子 6 克，炙甘草 6 克，大黄 9 克，川朴 12 克，枳实 9 克，桃仁 9 克，鸡内金 9 克，建曲 9 克，丁香 2 克，煅牡蛎（先煎）30 克，芒硝（冲）10 克。用开水煎服，每日早、晚各 1 次。同时用鸡内金 15 克，焦山楂 30 克，桃仁 12 克，冲红糖不拘时服。

【荐方人】甘肃 王建德
【引自】《当代中医师灵验奇方真传》

鸡内金、白术等可治胃石症

【配方及用法】鸡内金（研细末冲服）30 克，白术 15 克，三棱 10 克，莪术 10 克，焦山楂 20 克，炒莱菔子 20 克，焦槟榔 10 克，青陈皮各 10 克，枳壳 10 克。水煎服，每日 1 剂，早晨空腹一次服下。

【荐方人】河北 傅贵余

【引自】《当代中医师灵验奇方真传》

用广木香、砂仁等治愈巨大胃结石

【配方及用法】广木香 10 克，砂仁（后下）5 克，制军（后下）10 克，枳实 10 克，川朴 10 克，芒硝（冲）10 克，炒白芍 30 克，鸡内金 10 克，炙甘草 10 克。每日 1 剂，水煎服。服完 3 剂后大便溏泄；第 4 天夜间突发剧烈腹痛，大便不通，历时数分钟后便意陡增，临厕一挣，泻下一物，顿觉满腹轻松，余证亦愈，第 7 天胃镜检查发现胃石消失。

【荐方人】田耀洲

【引自】《江苏中医》（1995 年第 4 期）

第七节 胃肠炎、腹泻、呕吐

龙眼核治急性胃肠炎

【配方及用法】龙眼核（即桂圆核）适量。将龙眼核焙干研成细粉。每次 25 克，每日 2 次，白开水送服。

【功效】补脾和胃。治急性胃肠炎。

陈皮、赤芍等可治肠炎

【配方及用法】陈皮、赤芍、红花各 15 克，米壳（罂粟壳）6 克，水煎服。服药时忌吃肉类。

【荐方人】河南王樵月

枣树皮红糖汤治胃肠炎

【配方及用法】枣树皮 20 克，红糖 15 克。水煎去渣，加红糖调服，每日 1 次。

【功效】消炎，止泻，固肠。用治肠胃炎、下痢腹痛、胃痛。

梅连平胃汤治胃肠炎

【配方及用法】 乌梅 15 克，黄连 10 克，秦皮 30 克，苍术 10 克，厚朴 10 克，陈皮 10 克，炙甘草 5 克，生姜 10 克，大枣 5 枚。泄泻次数多，日久不减者加罂粟壳 10 克同煎。每天 1 剂煎 2 遍和匀，日 3 次分服。

【功效】 乌梅收敛涩肠；黄连、秦皮清热燥湿；苍术健脾胃、厚朴导滞、消除胀满；陈皮理气和中；炙甘草、姜、枣调和脾胃。本方苦寒清热燥湿，芳香理气健脾同用，故肠炎久延，脾虚而湿热留恋者宜之。

【备注】 脾胃虚寒者不宜用此。

生米炒黄治疗腹泻

【方法】 生米一小抓约 50 克，扒锅中炒黄（不能炒焦），再放茶叶一小抓（以隔年的为佳），一起炒至金黄。加清水 2 碗，熬成 1 碗，一次服下，即见效。严重者可再服一次。

【荐方人】 吴景耀

牛额草治腹泻

【方法】 牛额草少量洗净和同等猪肉剁碎，放适量水，蒸熟吃，一两次便好。

【荐方人】 郭莹

石榴壳治腹泻

【方法】 取石榴壳（新鲜或晒干的均可）适量，加适量清水，煮沸，冷却后当茶喝。效果明显。

【荐方人】 河南　刘书文

马齿苋治急性肠炎引起的腹泻、呕吐

【配方及用法】 马齿苋、野荠菜各 2 克，白萝卜干 20 克，生姜 3 片，水煎服，每日 1~2 次，连服 3 天。

【荐方人】 刘智勇

生姜治腹泻

【方法】老姜一块，洗净，保留姜皮，拍碎。鲜鸡蛋一个，搅拌好。清水适量将姜味充分熬出。趁姜水滚烫，倒入搅拌好的鲜鸡蛋中，做成蛋花姜汤，根据腹泻的轻重程度，加入适量的盐，趁热喝下。

【荐方人】内蒙古　郭海霞

鲜乌梅治急性肠炎引起的腹泻、呕吐

【方法】鲜乌梅3个，米汤煎服，即可止泻。

【荐方人】段文琪、段文珏

番石榴嫩叶治急性肠炎引起的腹泻

【方法】嚼食少许新鲜的番石榴嫩芽叶并用温水送服，有奇效。

【备注】若一时找不到番石榴嫩叶，可用其老叶或果实煮水服，同样有好的效果。

【荐方人】黄涛

香蕉皮治腹泻

【方法】用新鲜的香蕉皮直接煮水饮用可治腹泻。

【备注】香蕉通便，但很少有人知道香蕉皮止泻，因为香蕉皮本身具有收敛作用，在治疗降血压上也很有效。

【荐方人】郑爱云

一针止吐绝招

【方法】有些病人经常恶性呕吐，汤药无法进口，这是令人很伤脑筋的问题。此时给病人耳朵上的耳中穴做常规消毒后扎上一针，能使呕吐立止，汤药可进。在没有针的场合，用大拇指与食指相对夹耳中穴，同样有止吐效果。耳中穴在耳轮向内转的终端脚上。

【荐方人】福建　纪儒

用连苏饮治疗各种原因的呕吐

【配方及用法】黄连3克，紫苏5克，煎10~20分钟，或用滚开水浸泡

（加盖）15～30分钟，取药汁50～100毫升，分少量多次频频呷服。若湿热重者倍用黄连。

【荐方人】湖南　罗飞

【引自】《当代中医师灵验奇方真传》

吴茱萸、蒜头贴穴治疗呕吐

【配方及用法】吴茱萸（研末）10克，大蒜头（鲜品）3瓣。大蒜头去衣捣烂，并配吴茱萸拌湿为度，再揉成形似5分硬币之药饼，贴在两足心（涌泉穴）处即可。

【荐方人】浙江　沈文娇

【引自】《当代中医师灵验奇方真传》

第八节　水臌腹胀（腹水症）

巴豆、小枣等可治腹水症

【配方及用法】巴豆2个，小枣2个，黑胡椒7个，绿豆7个。巴豆去皮去油，胡椒、绿豆用砂锅炒成黄色为末，小枣去核，将上药分在2个枣内，打烂为丸（为1剂）。

【备注】身体虚弱者2～3天吃1次。

【荐方人】河北　李振台

【引自】广西医学情报研究所《医学文选》

人参、大枣等可治鼓胀

【配方及用法】人参10克，大枣30枚，柴胡15克，白芍10克，枳实10克，厚朴10克，土鳖10克，水蛭10克，巴豆6克，芫花10克，甘遂10克，玄明粉10克，大黄15克，滑石15克。上药共研细末为散，每次5～8克，温开水送服。服后恶心呕吐，腹痛腹泻，腹水渐消，急症缓解后，止服。如无上述效应可再服。

【备注】体弱者慎服，且一定要中病即止，及时调理。

【荐方人】湖北　卢明

【引自】《当代中医师灵验奇方真传》

茯苓、青皮等治腹胀

【配方及用法】茯苓 31 克，青皮、陈皮、枳壳、木香、川朴、槟榔片、大腹皮各 9 克，大戟、甘遂（面裹煨好）各适量，水煎服。方内大戟、甘遂分四等剂量，按情况可分用 1.5 克、3 克、4.5 克、6 克，最好先用小剂量。

【荐方人】湖北　陈栋

【引自】广西医学情报研究所《医学文选》

用阿魏、硼砂等敷脐可治腹胀

【配方及用法】阿魏 30 克，硼砂 30 克，好白干酒 360 毫升，猪膀胱 1 个。将 2 味药共研末，纳入猪膀胱内，再加入白酒，将膀胱扎紧。将装好药之猪膀胱缚于患者脐部，令其仰卧，猪膀胱之药酒即完全被吸收，腹胀自消。

【荐方人】河北　曾广岁

【引自】广西医学情报研究所《医学文选》

蛙鸡丸可治各种鼓胀

【配方及用法】青蛙 1 只，砂仁 20 克，黑、白丑 10 克，鸡矢醴 25 克。先将青蛙刨取出肠肚，再将后三味药塞入青蛙腹腔，外用湿纸包固定，再用稀泥土薄糊一层，文火焙焦（但不可成炭灰），研面水泛为丸备用。每日 3 次，每次 2 克，白开水送服。

【功效】健脾利水，扶正祛邪。

【备注】服此药禁忌用酒及油腻等物。

【引自】《河南中医》（1982 年第 5 期）、《实用专病专方临床大全》

防己、牛膝等可治各种腹水症

【配方及用法】防己 10 克，牛膝 30 克，苍术 30 克，白术 30 克，女贞子 30 克，旱莲草 30 克，加水 600 毫升，文火煎成 300 毫升，每次温服 150 毫升，每日晨起空腹和临睡前各服一次，30 天为 1 疗程。

【引自】《河北中医》（1990 年第 2 期）、《实用专病专方临床大全》

五谷虫可治腹胀

【配方及用法】五谷虫（即咸菜缸的蛆）50 个。用纯生棉油 10 克，炸五谷虫，炸时盖上锅，使之呈黄色。

【引自】《实用民间土单验秘方一千首》

制金柑丸可治阑尾切除术后腹胀症

【配方及用法】制金柑丸 6 枚（1 日量）。阑尾切除术后出现腹胀并发症，经过 24 小时未见排出矢气者，即可服药。每间隔 4 小时服 1 次，每次剂量 2 枚。用刀将制金柑丸切成碎薄片，置杯中，冲入滚烫开水约 100 毫升，加盖浸泡 10 分钟后，用汤匙取出药渣，送入口中嚼烂，随即连同汤液一起饮服。

【备注】腹胀是阑尾切除术后常见的并发症，制金柑丸有疏肝理气功能，畅通肠道，疗效可靠，经得起重复验证，且无任何副作用，尽可放心应用。本方只适用于阑尾切除术后并发腹胀症之患者，对手术后机械性肠梗阻无效。

【荐方人】江苏　胡明灿

【引自】《当代中医师灵验奇方真传》

老虎草、大蒜可治肝腹水顽症

【配方及用法】取 9 棵鲜老虎草，5 瓣大蒜捣烂缚于左手寸脉上，腹水渐渐消退。

【荐方人】新疆　朱召法

【引自】《老年报》（1997 年 6 月 17 日）

第九节　结肠炎

用痢特灵灌肠可治结肠炎

【方法】备 100 毫升注射器 1 个，27 厘米长的大头红橡胶肛管 1 根，将

6 片呋喃唑酮研成细末，稀释于 50 毫升温水（37℃）中。灌肠前排净大便，然后将肛管涂抹甘油，采取左侧卧位插入肛门，使其到达乙状结肠，肛门外留 5 厘米。用注射器将药剂抽搅均匀后，注入乙状结肠内，迅速拔出肛管，抬高臀部片刻，在床上打几个滚，使药液均匀地与肠壁接触，随后躺 1个小时。每天用药 1 次。此法安全，无副作用。

【荐方人】黑龙江　丁富荣

三种妙法可治愈慢性结肠炎

【方法】（1）缩肛法：每日晨起及夜间入睡前，取蹲下姿势，身体略前倾，以每分钟 40~50 次的速度，使肛门进行有规律性收缩。每次时间 3~4分钟，每日坚持，经持续治疗 20 天后，腹痛逐渐减轻，便秘开始好转。

（2）冷敷法：冷水一盆，用毛巾浸湿后，在腹部反复冷敷，每次 15 分钟，每日 2~3 次。坚持治疗 30 天后，大便开始成形。

（3）腹部按摩法：每日早、晚以肚脐为中心，按顺时针方向，用右手掌按摩腹间 100~120 次。这样，可以促进肠蠕动。此法方便易行，安全可靠，且疗效显著。经持续治疗 50 天，开始排气通畅，腹胀减轻，内痔、脱肛基本治愈。

【荐方人】邓声华

以按摩法治疗慢性结肠炎

【荐方由来】1973 年，我患了慢性结肠炎，大便溏泻。20 多年来用了不少中西药，时好时犯。1994 年 1 月在吉林化学工业公司电视台播放的《脚诊与按摩》的启示下，我开始进行自我按摩，每日 2 次，早起床前、晚睡觉前各按摩 1 次，每穴按摩 100 下，穴位按摩力度达到有酸、麻、胀、"得气"的感觉，半月以后大便成形，1 个月后大便正常，至今没犯病。

现将按摩穴位及方法介绍如下：取关元、气海、天枢、下脘、中脘、足三里、三阴交、内庭等穴，用拇指按。

脚诊按摩（应用按摩棒按）：左右足底的穴位有食欲中枢、胃、十二指肠、小肠、回盲瓣、升结肠、降结肠、乙状结肠、脾、急性水泻及双足内侧的下部淋巴

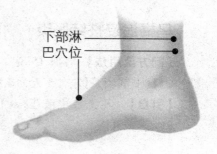

下部淋
巴穴位

穴（如图所示）。

【荐方人】刘德新

用清肠滑垢法治慢性结肠炎

【配方及用法】熟大黄 6 克，冬瓜仁 15 克，丹皮 10 克，焦山楂 30 克，川黄连 6 克，杭白芍 10 克，广木香 8 克。上药水煎服，每日 1 剂，连服 15 剂。

【备注】服上药后会泻下黏冻样的粪便，约 1 周左右症状即可消失而大便正常，此时不可停药，须再服 10 剂，以善其后。

【荐方人】四川　李俊如

【引自】《家用验方一佰二》

银榆归薏汤治溃疡性结肠炎

【配方及用法】金银花 90 克，地榆炭 30 克，玄参 30 克，生甘草 9 克，当归 60 克，麦冬 30 克，薏苡仁 45 克，黄芩 6 克。上药煎 15~20 分钟取汁约 300 毫升。日服 2 次，早、晚分服。小腹痛甚者加没药 9 克，防风 18 克。

【荐方人】山东　何本武

【引自】《当代中医师灵验奇方真传》

用固肠胶囊治疗慢性结肠炎

【配方及用法】补骨脂 30 克，鸡内金 15 克，川连 10 克，干姜 15 克，广木香 10 克。将上药烘干后，研成极细末，装入空心胶囊，日服 3 次，每次 2~3 粒，温开水送下。

【荐方人】江苏　杨陵麟

【引自】《当代中医师灵验奇方真传》

乌梅治慢性结肠炎

【配方及用法】乌梅 15 克，加水 1500 毫升，煎至 1000 毫升，加适量糖，每日 1 剂当茶饮，25 天为 1 疗程。

【引自】《黑龙江中医药》（1991 年第 4 期）、《单味中药治病大全》

筋骨草治小肠瘘

【配方及用法】鲜筋骨草30克，每日1剂，煎后分2次服。同时取鲜筋骨草若干，洗净晾干水分后捣成糊状，先将瘘口用酒精棉球常规消毒，然后敷上适量筋骨草糊，再用薄料覆盖，绷带包扎，每日换药1次。用药14天，瘘口闭合而愈。用上方又曾治回盲部结核术后肠瘘、化脓性阑尾炎术后肠瘘各1例，亦均治愈。

【备注】筋骨草味苦性寒，有较好的清热凉血、解毒消肿作用。用其治疗肠瘘，鲜草入药疗效尤佳，内服与外敷结合使用，疗程可缩短。

【引自】《新中医》(1987年第5期)、《中医单药奇效真传》

第十节　肠梗阻

生姜汁皂角末可治愈急性肠梗阻

【配方及用法】生姜汁沉淀5克，皂角末15克，蜂蜜20克。先将蜂蜜煎滴成珠，后下姜汁沉淀和皂角末捣匀制成坚硬环状如小手指大，长3~4厘米的导便条。将导便条插进肛门。

【备注】急性肠梗阻类似于祖国医学的"关格"和"肠结症"。肛门给药，不受上消化道的影响，使用方便，药物吸收快，是治疗急性肠梗阻的上策。

【荐方人】广东　陈培桂

【引自】《当代中医师灵验奇方真传》

附子、炒山楂治瘀结型肠梗阻

【配方及用法】附子、炒山楂各9克，细辛3克，大黄15克，代赭石、莱菔子（炒）各30克，枳壳、川朴各12克，水煎，待肠胃减压后服，每日2~3剂。

【引自】《陕西中医》(1988年9月4日)、《实用专病专方临床大全》

獾油治肠梗阻

【荐方由来】张某,男,61岁,农民。1984年6月劳动时突然腹痛,阵发性加重,恶心呕吐,在当地卫生所注射阿托品、庆大霉素后,腹痛减轻,次日腹痛加重,腹胀,呕吐频繁,且排气不排便。证见腹部膨隆,叩诊鼓音,无移动性浊音,压痛、反跳痛,未触及明显包块,肠鸣音亢进,呈高调气过水声。在严密观察的同时,给獾油(炼)40毫升,2小时后,腹痛不减,又给药60毫升后,自觉肛门少量排气,并解少许黏液便,阵发性腹痛间隔时间延长,继续治疗至第2天,解出稀黏便约5000毫升,又观察4天,病人进食正常,X线腹部透视,梗阻消除而痊愈。

【引自】《陕西中医》(1989年第4期)、《中医单药奇效真传》

用三油治肠梗阻

【配方及用法】香油、豆油、猪油(最好是腊月时的板油)各15克,合在一起加热熔化,以不烫口为准,趁热喝下,半小时见效。

【荐方人】吉林　夏永廉

芦荟、牙皂等治肠梗阻

【配方及用法】芦荟6克,牙皂6克,木香6克,牵牛18克,滑石9克,大戟3克(醋炒),芫花3克(醋炒),槟榔片9克,甘遂3克(面裹煨干,研末,分2次冲服),生姜15克,大枣10枚,水煎服。

【备注】以上方剂为成人剂量,用时应按患者身体强弱、年龄大小以及疾病属于寒热虚实调整剂量。

【荐方人】河北　张润波

【引自】广西医学情报研究所《医学文选》

巴豆加龙眼肉可治愈肠梗阻

【方法】用巴豆1克以龙眼肉包吞。

【引自】《湖南中医杂志》(1986年第6期)、《中医单药奇效真传》

当归、生地等可治肠梗阻

【配方及用法】当归、生地、桃仁、红花、川芎、白芍、牛膝各10克,枳壳、桔梗、柴胡各 6 克，甘草 8 克。上药水煎，每日 1 剂，早、晚各服 1 次。病情严重者每 4~6 小时服药 1 次，缓解后可将本方加黄芪制成丸服用。

【引自】《中医杂志》（1985 年第 7 期）

豆油白糖口服治蛔虫性肠梗阻

【配方及用法】豆油 75 克，白糖 50 克。将豆油放在锅里文火炸熟，与白糖拌和即成，待微温后一次口服。如 4 小时后症状不缓解，可再服 1~2 剂；有脱水酸中毒者，给予静脉补液；如排出蛔虫，症状缓解，即可口服少量流食。

【备注】蛔虫对肠壁机械性刺激或损伤可引起机械性肠梗阻、肠扭转或肠套叠。蛔虫病患儿因高热或驱虫不当，可致蛔虫躁动不安，相互缠绕，聚结成团，使病情加重。中医常用甘、苦、酸、咸等味安蛔，缓解症状，诱虫排出体外。此外，本疗法只适用于单纯性肠梗阻，无肠壁血运障碍者。在诊断和治疗过程中，要注意症状和体征的变化，如果蛔虫性肠梗阻并发肠坏死、穿孔，或发展为完全性肠梗阻以及出现腹膜炎者则应及时手术治疗，不可耽误。

【荐方人】江苏　姜松

【引自】《当代中医师灵验奇方真传》

第十一节　便血症、便秘

黑豆治疗便血症

【方法】黑豆 150 克，水煮熟余汤一碗，饭前吃豆子喝汤。

【荐方人】山西　姚书香

鲜椿根皮等治便血症

【方法】鲜椿根皮 250 克（南墙根下的椿树根，去老皮），鲜梨（去核）1 个，鲜姜 100 克，一起放砂锅中，水煎服。

【荐方人】雷芳玉

香蕉皮治疗便血症

【方法】香蕉皮可治大便出血。取香蕉皮 3 个，炖熟后加红糖服用，能治痔疮疼痛，大便出血。

【荐方人】郑爱云

服鸡蛋烧蜘蛛能治好便血症

【配方及用法】蜘蛛 7 个，鸡蛋 1 个，将蜘蛛放于蛋内，外用泥封，火煅成炭，存性轧面，白水送服。

【引自】《中医验方汇选》《中医单药奇效真传》

用仙鹤草汤治便血症

【配方及用法】仙鹤草 20 克，大小蓟 20 克，地榆炭 20 克，荆芥炭 15 克，黄芪 30 克，当归 20 克，枳壳 10 克，水煎温服。

【引自】《开卷有益》（1996 年第 3 期）

无花果可治便血症

【方法】用干无花果 7 个，清水煎服，每日 1 剂。

【引自】《山东中医验方集锦》《中医单药奇效真传》

用木瓜蜂蜜治便血症

【方法】用木瓜 6 克，蜂蜜 6 克，每日早、晚各服 1 次。

【引自】《中医验方汇选》《中医单药奇效真传》

用地榆煎服可治愈便血症

【方法】用地榆一味，每日 30 克，水煎，分 3 次服用。

【引自】《中医单药奇效真传》

芦荟、朱砂治便秘

【配方及用法】芦荟 15 克，朱砂 1 克。二味共研细末，每次开水冲服 12 克，隔 1 小时再服一次。服后大便即通，且不伤正气。

【备注】朱砂有微毒，不宜大量久服。

【荐方人】陕西　杨森林

【引自】广西医学情报研究所《医学文选》

用黑芝麻、核桃仁等可治便秘

【配方及用法】每天中午饭前，把一羹匙黑芝麻、3 个核桃仁、6 个大槐豆（最好是九蒸九晒的槐豆）在石蒜臼内捣成糊状，放在砂（铁）锅中，倒一碗水用文火熬 20 分钟，喝时再加蜂蜜一羹匙。

【荐方人】河南　冀树梅

【引自】《老人春秋》（1997 年第 8 期）

黑芝麻、粳米治便秘

【方法】黑芝麻 25 克，粳米 50 克。黑芝麻炒后研细末备用，粳米淘洗干净，与黑芝麻末放入锅内，加清水旺火烧沸，再改用小火煮至粥成。

【备注】（1）本方其实出自《本草纲目》，原方名"芝麻粥"。用于"五脏虚损，益气力，坚筋骨"，以及"大肠风闭，干咳无痰"，为滋补肝肾常用方，对眩晕、干咳、便秘、须发早白、产后乳少、虚弱羸瘦均有一定效果。

（2）本方滋补之力较强，故痰湿内盛及大便溏泻者不宜食用。

【荐方人】湖南　唐三立

草决明、白菊花治疗老年便秘

【方法】用草决明与白菊花一同泡服。此方能清肝明目、清热降火、降血脂。

【备注】（1）每次用草决明 10 克，白菊花 5 克，开水泡服，当常用茶连服一个月可见效。

（2）草决明性平，味咸，能清肝明目，消积食。有泻热通便之效，故对治便秘产生良效。

（3）草决明与白菊花不可煎服，只能泡服，否则会破坏其通便成分，减弱药效。

【荐方人】杭州　周礼先

番茄汁治便秘

【方法】番茄汁 5 克，开水泡两次当茶喝，约 4 小时可排出大便。

【荐方人】何灵

西红柿治便秘

【方法】西红柿洗干净，切小块，用冰糖适量，将两样拌匀，食用，效果佳。

【荐方人】四川　胡立成

牛奶、蜂蜜等治便秘

【方法】牛奶 250 毫升，蜂蜜 100 毫升，葱汁少许，每天早上煮热吃。本方滑肠通便，适用于习惯性便秘。

【荐方人】王淑霞

马铃薯治便秘

【方法】马铃薯不拘量，洗净，压碎，挤汁，纱布过滤，每天早晨空腹及中午饭前各服半杯。

【荐方人】刘荣生

吃猕猴桃能治愈便秘

【荐方由来】我在 10 多年前就患有习惯性便秘，近几年听说吃猕猴桃治便秘，就试着吃起来，每天吃 5~10 个，可治便秘。

【荐方人】辽宁　金惠和

嚼花生仁治便秘

【荐方由来】我今年 86 岁，每次大便苦不堪言。偶见食疗书载："生花生仁 30 克，生吃嚼碎，早、晚空腹各食用 1 次。大多在服用两三天后，大便开始软易解。以后坚持长期服用，并可根据大便的质地适当增减用量，以不稀为度。忌辛辣。"于是，照法试用，果然有效。

【荐方人】辽宁　辛益山

饮淡盐水和提肛缩肾法可治便秘

【方法】（1）饮用淡盐开水法。每晚临睡前向茶杯里投少许盐，冲2/3杯开水，盖上茶杯。第二天早上起床洗漱后，再向茶杯冲满开水，就成了一满杯温淡盐开水，接着大口大口喝完。只要坚持天天如此，从不间断，不久就形成了条件反射，喝完水就要上厕所，一二分钟顺利完成"任务"。此法可使盐开水冲洗肠胃，有消炎、杀菌、补肾、健肠胃之功效，能大开胃口，增进食欲，通畅大便，确保健康。此法还有双向效应，大便常稀不成形者，亦可治愈。

（2）提肛缩肾法。提肛，与急需大便而找不到厕所时缩紧肛门相同。缩肾，是将外阴与双肾往肚脐位置缩。往上提时鼻子吸气，小腹内收；放下时呼气，小腹鼓起。这样一呼一吸，一提一收为一次，连做20次。每日早晚都做效果更佳。此法可使腹部内脏得到很好的锻炼，加强肠胃蠕动，增进肛门的收缩功能，滋补两肾，不仅能畅通二便，还能减轻痔疮病，达到强身健体之目的。

饮水、呼吸、按摩法可治顽固性便秘

（1）饮水：晨起后，喝一杯温开水（冷开水更好）。

（2）呼吸：晨起后，仰卧，行腹式呼吸。以鼻吸气时鼓肚约20秒钟再由口呼出，反复进行50次。

（3）按摩：晨起后，仰卧，两手相迭，沿脐周顺时针方向旋转，按摩50次（多了更好）；也可右手置脐右向上按摩，左手置脐左向下按摩，一上一下轮流进行。

【荐方人】邓佑先

【方法】以上三法均能增加腹压，促进肠蠕动。等到先排气，后有便意时即行解便，不能憋。三法可单独相继进行。如在起床前按摩、呼吸交替进行，起床后饮水、呼吸交替进行，效果更佳。

【荐方人】安徽 韩文治

第十二节　肝硬化

服醋蛋液可治肝硬化腹水

【荐方由来】我在 1986 年夏季得了肝病，去县医院检查为肝硬化"＋＋"；到冬季又去医院一门诊做 B 超检查，诊断相同。西药点滴治疗，虽控制住了病情发展，但仍有腹水，下肢浮肿已半年之久。后开始服醋蛋液，服至 3 个醋蛋液以后，腹水消了，下肢浮肿减退。我一直坚持服用了 15 个醋蛋液，中间因未买到蜂蜜，停服了 20 天，以后又连续服用至年末。现在腹水消失，两腿也不浮肿了，饭量增多，体重也增加了，肝区也不疼了，至今未再犯。自服醋蛋液后，感觉头脑比以前清醒，精神也愉悦了。

【配方及用法】将 250 毫升左右的食用醋（米醋用低度的，9 度米醋应用水稀释）倒入锅内，取新鲜鸡蛋 1~2 个打入醋里，加水煮熟，吃蛋饮汤，1 次服完。

【荐方人】黑龙江　白义

巴蜡丸可治肝硬化腹水

【配方及用法】巴豆 500 克，黄蜡 500 克（必须是蜂蜡），血竭 90 克。①巴豆去皮取仁。②将黄蜡放入勺内，烧化，再放入豆仁，炸成紫黑色，把蜡控出，晾干巴豆仁。③先把血竭研碎，再另用一个勺，勺内放蜡，将蜡烧化后，放入血竭，使血竭溶化在蜡里面。血竭用量视蜡和血竭混合液的颜色而定。混合液呈红褐色或枣红色时，倒入小盆内凉凉。④混合液凉凉后，将巴豆仁用 7 号针头扎住，往混合液里蘸一下，即成巴蜡丸。每次5~10 粒，每日 2 次，早、晚各 1 次，可用白糖温开水送服。

【备注】服时均匀嚼烂；禁酒、高脂肪及对胃刺激的食物；服用此药停用其他中药；孕妇禁服。此外，由于本方中的巴豆仁有大毒，经蜂蜡炸制后也仍有毒性，在使用本方时，最好向有经验的中医师请教，以免发生中毒。必要时每日只限服 5~10 粒。服此方大泻，易使患者虚脱，造成危象，用时应切实注意。

【荐方人】 河南 李振铎

归芍六君子汤可治早期肝硬化

【配方及用法】 当归 12 克，白术 12 克，白芍 12 克，党参 12 克，茯苓 12 克，陈皮 9 克，半夏 9 克，炙甘草 4.5 克。兼食积湿滞纳差、嗳气、脘腹胀满加莱菔子、旋覆花、枳实、厚朴、神曲；呕恶加竹茹、藿香、白豆蔻；便溏、乏力加扁豆、薏仁、葛根；兼气血瘀滞肝脾肿大加瓦楞子、牡蛎、丹参；胁痛加全蝎、郁金、川楝子；肝掌、蜘蛛痣加丹参、泽兰、红花；兼湿热内蕴胸闷、困倦、目黄、舌质红、苔黄加虎杖、茵陈、黄芩、连翘；小便短少、水肿腹满加赤小豆、栀子、泽漆、葫芦等。

【引自】《辽宁中医杂志》（1992 年第 11 期）、《实用专病专方临床大全》

消肝饮可治肝硬化腹水

【配方及用法】 柴胡 12 克，白术 12 克，苍术 9 克，鸡内金 15 克，香附 12 克，郁金 12 克，制龟板 15 克，制鳖甲 15 克，枳壳 15 克，大腹皮 15 克，云茯苓 15 克，桂枝 6 克。上药加水煎煮两次，药液合在一起约 500 毫升，分 3 次服完。饭后服用，服 2 剂后小便量增加，见效后，可将上方制成散剂，每次服 10 克，直至痊愈。瘀血重加桃仁 9 克，红花 6 克，川芎 6 克；气滞胸满气喘加麻黄 6 克，杏仁 9 克，厚朴 9 克；腹水盛、小便少加泽泻 9 克，车前子 9 克（包）；气虚乏力纳呆加黄芪 15 克，党参 12 克；腹中症瘕加水蛭 6 克，地龙 9 克。

【备注】 服用本方期间，应忌食辛辣滋腻厚味及生冷之物。
【荐方人】 甘肃 沈济人
【引自】《当代中医师灵验奇方真传》

白术除胀汤治肝硬化性腹胀

【配方及用法】 白术 60 克，山萸肉 20 克，鸡内金 10 克。上药煎 30~40 分钟，取汁约 200 毫升。每日服 1~2 次。
【荐方人】 河北 樊雄飞
【引自】《当代中医师灵验奇方真传》

丹参泻水蜜治疗肝硬化腹水

【配方及用法】蟾蜍大者2只，砂仁20克，丹参60克，黑白丑10克，香油250克，蜂蜜250克。将蟾蜍剖腹去肠杂，把捣细的砂仁、丹参、黑白丑纳入缝合，放入香油、蜂蜜中用铝锅文火煎熬，煎至油成膏状，去掉蟾蜍。每次取膏10~20克，用适量开水调服，每日2~3次，3周为1疗程。

【荐方人】福建 郑培銮

【引自】《当代中医师灵验奇方真传》

川怀、牛膝等可治肝硬化腹水

【配方及用法】川怀、牛膝、苍白术各30克，汉防己10克，生黄芪60克。上药共煎20分钟左右，分2次取汁400毫升，每日服2~3次。服药困难者可少量频服，服药期间忌盐忌碱。

【荐方人】河北 华玉淑

【引自】《当代中医师灵验奇方真传》

王不留行等可治肝硬化腹水

【配方及用法】（1）王不留行30克，白通草100克，白茅根60克，丝瓜络20克，茵陈40克，车前子30克。

（2）太子参30克，生黄芪3克，生白术3克，丹参30克，郁金10克，厚朴10克，枳壳10克，熟大黄5克，草河车15克，山栀10克，胡黄连10克，连翘10克。先将（1）方加水煎30分钟取汁，用（1）方药汁再煎（2）方，50分钟后取汁频服，每日1剂，连服2周。

【功效】方中王不留行、丝瓜络、白通草通络利水；车前子、白茅根利水消肿；茵陈、郁金、山栀利胆退黄；太子参、生黄芪、生白术益气利水；厚朴、枳壳、熟大黄除胀气通大便；胡黄连、连翘、草河车恢复肝功能；丹参活血补血，消肝脾肿大。

【引自】《家用验方一佰二》

新加茵陈汤可治肝炎、肝硬化

【配方及用法】茵陈30克，大黄（后下）9克，栀子9克，丹参18克，太子参24克，郁金12克，田基黄24克，紫珠草18克，内金10克，白芍

12 克，鳖甲（先煎）15 克，白术 15 克。上药水煎 15~20 分钟取汁，约 200
毫升。早、晚各服 1 次，忌油腻及辛辣饮食。

【功效】本方具有清解湿毒、疏肝化瘀、益气健脾等功效。

【荐方人】福建　唐金模

【引自】《当代中医师灵验奇方真传》

第十三节　胆囊炎

服猪胆江米可治胆囊炎

【荐方由来】我患胆囊炎 3 年，经常服用消炎利胆片和胆石通，服药期
间有效，可就是去不了根。后来偶得一验方，我仅服用 3 剂，现已痊愈。

【配方及用法】猪苦胆 1 个，江米 150 克。将江米炒黄后与猪苦胆汁混
合在一起，备用。每日早、晚各服 10 克，用面汤或温开水冲服。

【备注】服药期间忌食辣椒。

【荐方人】河南　贾清江

用猪胆绿豆可治胆囊炎

【配方及用法】取新鲜猪苦胆（最好大而胆汁多的）1 个，不要浸水，
在猪胆上口剪一小洞，倒去部分胆汁，加入干净绿豆若干，以使猪胆能够
扎紧为度。然后用细绳将猪胆吊挂在阴凉通风处，风干 6~7 天后倒出绿豆，
晾干豆身。每次取 20 粒绿豆捣烂冲服，每日 3 次。一般 10 天即可见效，如
不愈可连服 2~3 个绿豆。

【荐方人】江苏　黄锡昌

【引自】广西科技情报研究所《老病号治病绝招》

用四味汤治慢性胆囊炎

【荐方由来】我妻患慢性胆囊炎，时轻时重，缠绵日久。1992 年偶得一
秘方，服 3 剂即疼痛消失，服 6 剂后症状全无，至今未再患。

【配方及用法】玉米须 60 克，茵陈 30 克，山栀子 15 克，广郁金 15 克，

水煎服。

【荐方人】陕西　刘泽民

【引自】广西科技情报研究所《老病号治病绝招》

用蒲公英治慢性胆囊炎

【荐方由来】4 年前，我觉得腹胀，胃右下方疼痛，到医院做 B 超，确定患有慢性胆囊炎，吃了许多药也不见效。前不久，我采用蒲公英泡茶的方法试治，想不到竟收良效：胆囊部位不疼了，腹胀消失了，到医院做 B 超检查，慢性胆囊炎居然好了。

【配方及用法】蒲公英 1000 克，每次用药 50 克（鲜蒲公英全草 100～150 克），凉水浸泡，火煎 5～7 分钟，饭后当茶饮。每日 3 次，2 天换 1 次药，连喝 1 个月。

【荐方人】吕岗清

用清胆合剂可治急慢性胆囊炎

【配方及用法】柴胡 12 克，枳壳 10 克，白芍 10 克，甘草 6 克，香橼 12 克，佛手 12 克，玫瑰花 10 克，郁金 10 克，元胡 12 克，栀子 12 克，川楝子 12 克，金钱草 30 克，茵陈 20 克。先水煎服，每日 1 剂，分早、中、晚 3 次服。服药 2～3 日病状好转时，可将上药煎剂改为散剂服（诸药研末混合），每日 2 次，每次 5 克，直至治愈为止。

【荐方人】内蒙古　王铎

【引自】《当代中医师灵验奇方真传》

单味大黄可治急性胆囊炎

【配方及用法】大黄 30～60 克，水煎，1～2 小时服一次，直到腰痛缓解。

【荐方人】广西　谭训智

【引自】《中西医结合杂志》（1982 年第 2 期）

黄连、龙胆草等可治慢性胆囊炎

【配方及用法】黄连、龙胆草、姜黄各 15 克，元胡、郁金、吴茱萸、当归、白芍各 10 克，甘草 5 克。上药煎 20 分钟，取汁 150 毫升，再煎一次，取汁 150 毫升，分早、晚 2 次服下。忌油腻及辣物。肝郁甚者加柴胡、枳壳、莱菔子；兼有虚寒证者，吴茱萸加至 15 克，酌加焦术、山药、陈皮等。

【荐方人】　黑龙江　荣跃贵

【引自】《当代中医师灵验奇方真传》

芥子泥冷敷治胆囊痛

【配方及用法】芥子 5 克泡于 30℃温水中，搅拌成泥状，涂在一块 20 厘米长，15 厘米宽的布上，贴在患部，上面再盖上条干毛巾。冷敷时应贴在胆区和肩胛骨斜内方，切不要两处同时贴，按照顺序交替贴敷，贴敷时间约 5~10 分钟。芥子泥刺激性强，贴 10 分钟疼痛即可消失。若还继续疼痛，就不必再贴敷，以防形成皮肤炎。

【荐方人】　胡海英

第十四节　胆结石

服胆通和醋蛋液可治胆结石

【荐方由来】我于 1974 年和 1984 年因胆囊结石做了两次大手术。1985 年 7 月又患了胆管结石，于同年 8 月去北京住院治疗 3 个月，不愈而归。仍常发病，疼痛难忍，不能进食，冬季尤其严重。1987 年 5 月，我开始服用治疗肝病的胆通，接着从 8 月又服醋蛋液。1987 年 11 月我到医院做了一次 B 超检查，使我非常惊喜，胆管结石消失了。

【备注】醋蛋液的制法见本书第 23 页。

【荐方人】　吉林　宋绪茂

金钱草、郁金等可治胆结石

【配方及用法】金钱草 50 克，郁金 50 克，滑石 50 克（另包），制乳香 30 克，制没药 30 克，甘草 30 克，鸡内金 60 克，山甲 60 克，大黄 30 克，猪苦胆 50 克（焙干），火硝 30 克（另包），白矾 30 克。上药混合碾成面

（有罗筛），再购买空心胶囊装好，每天 3 次，每次 4 粒。

【荐方人】河南　陈俊杰

【引自】《老人春秋》（1997 年第 4 期）

用香油核桃仁治胆结石

【配方及用法】先将 120 毫升香油放在锅里煮沸，再放入核桃仁 20 克，炸酥后捞出，加冰糖 100 克共同研细，加油调为糊状，置于容器内。每 4 小时服一汤匙，一般数天后即可排出结石。对慢性胆结石患者，可每天食生核桃仁 10 个，连食 1 个月后，如症状已消失，可减为每天 7 个；2 个月如未发病，再减为每天 4 个，连食 3 个月。

【荐方人】红伟

【引自】《陕西老年报》（1996 年 7 月 1 日）

吃核桃彻底治好胆石症

【荐方由来】我从 1986 年起经常感到腹部隐痛、胸闷，并伴有恶心、呕吐、寒战、发热等症状，经医院诊断为胆石症、胆囊息肉。经过 1 年治疗后，虽然病情暂时得到控制，但无法治愈，而且要严格忌食，弄得我精神萎靡不振。一次偶然的机会，我从一篇文章中了解到核桃有排石功效，就试着吃核桃，平均每天吃 4 颗大核桃或 10 颗小核桃（又称山核桃），天天坚持，从不间断。

吃了 3 个月后，腹痛减轻了，半年后则感觉不到隐痛了，腹胀、呕吐的症状也不再出现。后来我到医院作 B 超复查，胆囊息肉和胆结石消失了。

服食核桃无副作用，但年纪大、体质差、消化吸收功能弱的患者，一次不可多吃。4 颗核桃应分中、晚 2 次吃或 1 次 1 颗，过一段时间，适应后再增加到 2 颗。其次阴虚烦躁、身体易出血者，不宜多服、久服，可采用少量服、断续服的方法，直至胆结石消失。为巩固疗效，胆结石消除后仍应坚持服食核桃 6 个月以上。

【荐方人】浙江　吴生

用排石汤治胆石症

【配方及用法】金钱草 30 克，生大黄 5 克，木香 15 克，郁金 20 克。胁痛重者加白芍 25 克；腹胀者加枳壳 15 克，砂仁 10 克；伴有胆囊炎发烧者加黄柏 15 克，黄芩 15 克；食欲不振者加鸡内金 15 克，焦楂 15 克。每日 1 剂，水煎服。在服药期间，每天加食动物蛋白（猪蹄、牛蹄、羊蹄、肉皮或鸡蛋）50 克，以增加胆汁分泌和胆囊蠕动。最好两餐中间做做跳绳活动，以促进结石排出。

【引自】《老年报》（1996 年 4 月 2 日）

酒炒龙胆草等可治胆道结石

【配方及用法】酒炒龙胆草 10 克，金钱草 60 克，海藻 15 克，昆布 15 克，降香 15 克，夏枯草 30 克，蒲公英 30 克，紫花地丁 30 克，旋覆花 10 克（布包），天葵子 10 克，煨三棱 10 克，红柴胡 10 克，硝石（即火硝，又名硝酸钾）15 克。上药除硝石一味分 5 次另行冲服外，加水浓煎。水 2200 毫升，浓煎成 900 毫升，分 2 日 5 次服，15 剂为 1 疗程。痛止则停药，平时可 4 日服药 1 剂（服药 1 剂，休息 2 日），5 剂可服 20 天。

【引自】《安徽老年报》（1995 年 11 月 29 日）

吃南瓜可治愈胆结石

【荐方由来】山东马女士，自 1973 年患胆囊炎，1995 年冬突然感到胆区内疼痛难忍，做 B 超和 CT 检查，发现胆囊有些萎缩，内有一块 1.5 厘米×1.6 厘米的结石，医生建议手术取石。正在此时，她听说滨州有几个胆结石患者吃南瓜治好了病，遂抱着试试看的态度，从 1996 年 8 月 18 日开始吃南瓜。吃法是：蒸南瓜吃，炒南瓜吃，喝南瓜粥，一日三餐必有南瓜。同时，每天继续服用"胆乐胶囊" 3 次。连续吃 40 天，症状消失。连续 3 个月做了 3 次 B 超，检查报告一再证明胆囊正常，不见结石。

【引自】《辽宁老年报》（1997 年 11 月 26 日）

用黄芩、金钱草等可治胆结石

【配方及用法】柴胡 10 克，黄芩 10 克，金钱草 60 克，茵陈 30 克，郁金 10 克，厚朴 10 克，枳壳 10 克，大黄 6 克，金银花 15 克，功劳叶 15 克，水煎服，每日 1 剂，连服 60 剂。

【功效】方中柴胡、金钱草、茵陈、郁金化石排石利胆；厚朴、枳壳、大黄理气通便，促进排石；功劳叶、黄芩、金银花化石消炎，对胆囊及胆道感染有控制及消除作用。

【引自】《家用验方一佰二》

用九味木香散可治胆囊炎及胆石症

【配方及用法】木香、柴胡、黄芩、红花各 15 克，大黄、枳壳、郁金、芒硝各 10 克，半夏 5 克。以上诸药研为细粉，过筛混匀，每次 5 克，每日 2 次，温开水送服。

【荐方人】内蒙古　那达来

【引自】《当代中医师灵验奇方真传》

第十五节　其他消化系统疾病

白芍、甘草等可治愈胰腺炎

【配方及用法】白芍 30 克，甘草 10 克，半夏 12 克，茯苓 15 克，生姜 3 克，大枣 3 枚。上药水煎服，早、晚各服 1 次。

【荐方人】山东　张英兰

番泻叶可治急性胰腺炎

【配方及用法】番泻叶 10～15 克。上药用白开水 200 毫升冲服，每日 2～3 次。病重者除口服外，再以上药保留灌肠，每日 1～2 次。

【备注】妇女哺乳期、月经期及孕妇忌用。番泻叶属猛药，尽量少用。

【引自】《福建中医药》（1983 年第 3 期）、《单味中药治病大全》

清热解郁汤可治急性胰腺炎

【配方及用法】川楝子、胡黄连、生大黄（后下）、白芍、栀子各 10 克，柴胡 15 克，玄明粉、木香各 6 克。每天 1 剂，水煎服。

【引自】《陕西中医》（1992 年第 8 期）、《单方偏方精选》

用金银花、柴胡等治疗急性胰腺炎

【配方及用法】金银花、柴胡各 25 克，连翘、公英各 20 克，郁金、木香、川楝子、大黄、元胡各 15 克，牡蛎、莱菔子各 40 克。将上述诸药一煎加水 400 毫升，取汁 100 毫升；二煎加水 300 毫升，取汁 100 毫升，两煎混合，每日 1 剂，早、晚分服。恶心呕吐者加制半夏 15 克，生姜 3 片。

【荐方人】吉林　韩曼娜

【引自】《当代中医师灵验奇方真传》

大黄可治水肿型急性胰腺炎

【配方及用法】大黄 30～60 克。水煎，用适量水煎沸后，可 1～2 小时口服 1 次。直到腹痛减轻，尿淀粉酶、白细胞总数恢复正常后减量。呕吐或腹痛严重者用大黄水煎剂灌肠。

【引自】《中西医结合杂志》（1982 年第 2 期）、《单味中药治病大全》

化脾散可治疗肝脾肿大

【配方及用法】鳖甲、穿山甲各等份。上药研细末，每次冲服 4 克，饭后服。因 2 味药有轻度腥臭味，对消化道有刺激，所以用蜂蜜调服或装胶囊后吞服为佳，2 个月为 1 疗程。

【荐方人】陕西　殷义才

【引自】《当代中医师灵验奇方真传》

羌活、牛蒡子等治肝脾肿大

【配方及用法】羌活 250 克，牛蒡子 250 克，僵蚕 250 克，蜈蚣 20 条，威灵仙 250 克，三棱 250 克，硇砂 5 克，长春花 100 克，山慈姑 350 克，黄药子 100 克，九节茶 100 克，蛇莓 100 克，天葵 100 克，白花蛇舌草 250 克，猕猴桃 100 克，补骨脂 250 克，女贞子 250 克。上药研 120 目细粉，每日 3 次口服，每次 1～3 克。

【荐方人】吉林　侯果圣

【引自】《当代中医师灵验奇方真传》

用肝降酶汤可治肝脾肿大

【配方及用法】柴胡、当归、泽泻、白芍各 9 克，黄精 32 克，丹参 15～32 克，郁金 10 克，焦山楂 15 克，五味子 10～15 克，田基黄 32～45 克，每天 1 剂，水煎服。

【引自】《陕西中医》（1985 年第 2 期）、《单方偏方精选》

猪尿脬携药治脾脏肿大

【配方及用法】 全蝎、蜈蚣各 4.5 克，麝香 0.6 克，分别研碎后同白酒 1000 毫升放入猪尿脬（干品）内，用细绳扎牢尿脬口，用一条宽 20 厘米、长 100 厘米的白布束于腰间，使猪尿脬固定在脾脏肿大的范围。1 剂为 1 疗程，约 5~7 天，药液基本渗完，再行第 2 个疗程。

【备注】 孕妇忌用。

【荐方人】 山东　鞠丽娟

【引自】《中国民间疗法》（1997 年第 3 期）

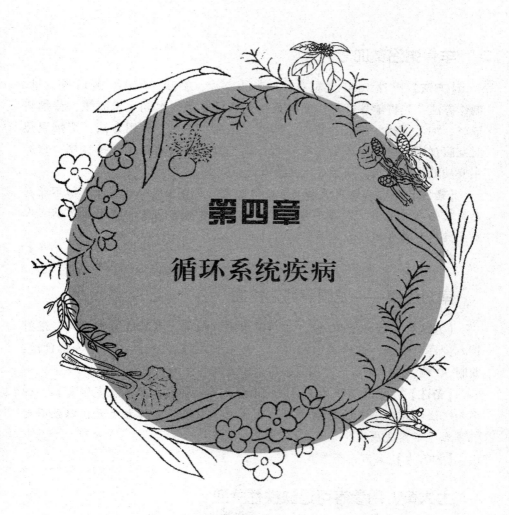

第四章

循环系统疾病

第一节 贫血、血友病

羊骨粥治贫血

【方法】羊骨 1000 克左右，粳米 100 克，细盐、生姜、葱白各适量。制作方法：先将羊骨打碎，加水煎汤，然后取汤代水同生米煮粥，待粥将成时，加入细盐、生姜、葱白，稍煮二三成沸即可。食用方法：待粥温热时空腹食用。10~15 天为一个疗程。以羊骨粥治贫血宜于秋冬食用。它的主要功效是补肾气，强筋骨，健脾胃。

【备注】羊骨粥适用于血小板减少性紫癜和再生障碍性贫血。但不能在感冒发热期间服用，因为羊骨粥甘热助火，此时食用会加重感冒症状，无益于健康。热盛阴虚者亦不宜服用此方。

【荐方人】淮安 石明亮

南方生果——龙眼等可治贫血

【方法】龙眼种子 30 粒，加两碗水倒入锅内，煮滚 5 分钟即可，最好掺入少许白砂糖，这样可以清肝火，在上午 10 点左右饮用，此为熟食法；龙眼 30 粒，在下午 4 点左右吃，果渣不下咽，此为生吃法。

【备注】龙眼在下午 4 点左右吃才能生效，许多人只知吃龙眼有益，但不知吃法：在不恰当的时候食用，往往吃下龙眼后会肝火上升，以致引起流鼻血等不良反应。

【荐方人】云南 杨秀武

土大黄、丹参等可治缺铁性贫血

【配方及用法】土大黄 30 克，丹参 15 克，鸡内金 10 克。每日 1 剂水煎服，连服 15 剂为 1 疗程。

【功效】本方对血小板减少、再生障碍性贫血恢复期均有较好的疗效。

【备注】服药期间忌食辛辣。

【荐方人】陈友宝

【引自】广西医学情报研究所《医学文选》

阿胶鸡蛋可治缺铁性贫血

【配方及用法】阿胶 10 克捣成细末，将 1 个鸡蛋打碎后，同阿胶末置小碗内，加黄酒、红糖适量，搅拌。加水少许，隔水蒸成蛋糊，每日服 1 次（经期或大便溏薄时停服）。

【荐方人】浙江 金安萍

冬虫夏草等治疗再生障碍性贫血

【配方及用法】冬虫夏草 30 克，丹参 30 克，熟地 30 克，鸡血藤 30 克，黄精 30 克，菟丝子 30 克，枸杞子 30 克，巴戟天 30 克，首乌 30 克，当归 30 克，紫河车 60 克，海马 30 克，獭肝 30 克，鹿茸 6 克，鹿角胶 30 克，阿胶 30 克，香砂仁 15 克。以上 17 味药共研面炼丸，每次服 1 丸，每日 2 次，每丸 6 克。

【备注】忌食冷、硬、腥等刺激性的食物。

【荐方人】辽宁 吴长茂

黑矾、青朱砂等治再生障碍性贫血

【配方及用法】黑矾、青朱砂、百草霜、飞罗面、东阿胶、山萸肉、红枣肉、胡桃肉各 100 克，肉桂 15 克，玫瑰花 10 克。以上诸药共捣为面，每日服 2 次，每次 5 克，温开水送服。

【备注】服药期间忌刺激性食物与猪肉。禁止房事。

【荐方人】石俊岳

【引自】《当代中医师灵验奇方真传》

光党参、黑枣等治再生不良性贫血

【配方及用法】光党参 3 克，黑枣 31 克（用红枣亦可），仙鹤草 93 克，白芍 6 克，九层塔 62 克，乌骨鸡 1 只，加适量水合炖为 6 碗，早、晚服 1 碗，1 剂 3 日服毕，但饮其汤，不食鸡肉。约半个月，检查一次，随后每周检查，即知病情有好转。服药之初，3 日 1 剂，此时可依次递减为 1 周 1 剂，最后半月 1 剂，至痊愈为止。

【引自】广西医学情报研究所《医学文选》（1988 年第 4 期）

以甲鱼血为主药治再生障碍性贫血

【配方及用法】大于 0.5 千克活甲鱼 1 只。将其尾部穿孔倒悬，用水冲洗干净，砍去其头，让血滴入盛有少许米酒的碗中，待血滴尽，稍经搅拌，即令患者服下。每日或隔 2~3 日服 1 次，连服 3~5 只。同时辨证论治予服中药。

【引自】《湖南医药杂志》（1983 年第 5 期）、《单味中药治病大全》

食鼬鼠可治再生障碍性贫血

【配方及用法】活鼬鼠 1 只，笼盛之，勿予食，待 3 日其粪排尽后杀之。剖其皮不用，将整具去皮后的鼬鼠清洗，置新瓦上，以桑木或麦秆作燃料烧火焙至焦黄，研末。每次服 3 克，每日 3 次，温开水冲服。不发热者，亦可用黄酒冲服，则疗效更佳。

【荐方人】河南 郭德玉

【引自】《当代中医师灵验奇方真传》

鲜鳖、生地等可治血友病

【配方及用法】鲜鳖 1 只（1 千克左右），生地 10 克，土茯苓 5 克，银花 3 克。清水炖服。

【荐方人】福建 杨文华

【引自】广西医学情报研究所《医学文选》

鲜藕、生荸荠等可治血友病

【配方及用法】鲜藕 1 千克，生荸荠 500 克，生甘蔗 500 克，生梨 500克，各去皮后，加鲜生地 125 克（去皮洗净切碎）共榨汁。每日服五六次，每次一小杯。

【荐方人】黄向岐

【引自】广西医学情报研究所《医学文选》

芒硝外敷可治血友病

【配方及用法】芒硝 500 克。上药捣碎，以冷水调之，敷于患处，3 小时后换药再敷，如此反复。

【荐方人】河北　程广里

【引自】《当代中医师灵验奇方真传》

第二节　高血压

洋葱皮对高血压症有效

【方法】用约 3 个洋葱的外皮的茶色部分，煎煮成汤汁饮用。每天持续喝上几次。

【备注】洋葱皮有降血压作用，而且作用缓和。

【荐方人】江宁　赵桂兰

降血压的芹菜粥

【方法】用芹菜连根 120 克，粳米 250 克，食盐、味精各少许。先将芹菜一同放入锅内加水适量，用武火煮沸，再改用文火熬至米烂成粥。加入适量调味品食用。芹菜粥现煮现吃，不可久放。每天早晚餐各食用一次，连服 7~8 天为一疗程。

【备注】芹菜又名香芹、水芹、旱芹。味辛、甘，性凉。归肝、胃、膀胱经。经现代药理研究表明，芹菜具有降血压、降血脂的作用。由于它们的根、茎、叶和籽都可以当药用，故有"厨房里的药物""药芹"之称。

【荐方人】镇江　宋师尊

荷叶茶治高血压初起

【方法】鲜荷叶洗净切碎，水煎放凉后即可代茶饮用。

【荐方人】李东

山楂茶治疗高血压

【方法】每日用山楂 15~30 克，水煮待凉后饮用。另外，用芹菜根 100 克熬水煎服，对高血压、失眠者有益。新鲜熟透的香蕉皮煎汤喝，治高血压并能防治脑溢血。

【功效】山楂有消食健胃、生津止渴等功效，可用于治疗高血压、冠心病等疾病。

【荐方人】陈仲祥

桃仁、杏仁等可治高血压

【配方及用法】桃仁、杏仁各 12 克，栀子 3 克，胡椒 7 粒，糯米 14 粒。上药共捣烂，加 1 个鸡蛋清调成糊状，分 3 次用。于每晚临睡时敷贴于足心涌泉穴，白昼除去。每天 1 次，每次敷 1 足，两足交替敷贴，6 次为 1 疗程。3 天测量 1 次血压，敷药处皮肤出现青紫色。

【荐方人】江西　刘玉琴

拌菠菜海蜇可降血压

【配方及用法】菠菜根 100 克，海蜇皮 50 克，香油、盐、味精适量。先将海蜇洗净成丝，再用开水烫过，然后将用开水焯过的菠菜根与海蜇加调料同拌，即可食用。

【功效】平肝，清热，降压。可解除高血压之面赤、头痛。

生芹菜拌大蒜可治高血压

【配方及用法】将净芹菜 31~62 克切成细丝，再将两瓣新鲜大蒜切碎，加入少量食盐及醋，以微咸微酸为度，再放入芝麻油 2 毫升、味精少许，拌匀后即可食用。

【荐方人】湖南　邓冰浦

【引自】《健康指导》（1997 年第 3 期）

花椒鹅蛋可治高血压

【配方及用法】鹅蛋 1 个，花椒 1 粒。在鹅蛋顶端打一小孔，将花椒装入，面糊封口蒸熟。每日吃 1 个蛋，连吃 7 天。

【功效】清热解毒。

鲜西红柿治高血压

【配方及用法】鲜西红柿 2 个。将西红柿洗净，蘸白糖每早空腹吃。

【功效】清热降压、止血。

喝枸杞茶治好高血压

【荐方由来】去年我的血压曾一度偏高，低压超过 12.6 千帕（95 毫米汞柱），高压 21.3 千帕（160 毫米汞柱）以上，且有发展趋势。一位老中医告诉我，不能掉以轻心，要注意预防高血压，并建议我喝枸杞茶治疗高血压。他说："枸杞是滋养肝肾、明目的良药，有降低高血压，降胆固醇，防治动脉硬化的作用。一般每日用 30 克枸杞，泡水，饭后当茶饮。"照此法，我每天早、晚饭后服用，连服 10 天，有明显疗效。据大夫介绍，西藏、新疆和宁夏产的枸杞，疗效更佳。服用一段时间后，血压正常，食欲增加，睡眠良好。

【荐方人】山东　王式祥

菊槐绿茶治高血压

【配方及用法】菊花、槐花、绿茶各 3 克，以沸水沏。待浓后频频饮用。平时可常饮。

【功效】清热、散风。治高血压引起的头晕头痛。

山楂白芍饮料可治愈高血压

【荐方由来】1982 年 3 月，我患了高血压病，虽经服药得到缓解，但未能治愈。从 1984 年 5 月开始，我饮用了一种疗效很好的保健饮料，经过 3 年的饮用，我的高血压被治愈了。

【配方及用法】山楂 7~10 克，白芍 5~10 克，冰糖 3~5 克（此为一天的干料量，若使用鲜料应适当增加用量。不喜欢吃甜味的，用山楂 10~15 克，白芍 5~10 克即可）。以上各味每日只用料 1 次，早、中、晚用大茶缸放在炉子上煮开，即可当茶饮用。煎服前，要用温水洗去山楂、白芍上的灰尘。

【荐方人】河南　王忠魁

【引自】广西科技情报研究所《老病号治病绝招》

醋浸花生米治高血压

【配方及用法】生花生米、醋各适量。生花生米（带衣者）半碗，用好醋倒至满碗，浸泡 7 天。每日早晚各吃 10 粒。血压下降后可隔数日服用 1 次。

【功效】清热、活血。对保护血管壁、阻止血栓形成有较好的作用。

用生绿豆治高血压

【配方及用法】取干燥绿色表皮的绿豆研成细末，装瓶内封存。每次 15~20 克，每日 3 次，于饭前温开水送服，随后再服白糖一汤匙，持续服 2 个月。如停药后观察一段时间血压仍高，则再按上法服 1~2 个月，血压即会正常。

【荐方人】江西 钟久春

用五生汤治高血压

【荐方由来】我参加医疗队下乡巡诊时，结识一位乡间民医，他传授一方，治疗高血压病，一般服药 3~5 剂血压即降，诸症缓解；服药 15~30 剂血压基本恢复正常。若定期服用，可控制高血压病。

【配方及用法】生牡蛎 15 克，生龙骨 18 克，生地 15 克，生山药 18 克，生赭石 12 克，柏子仁 12 克，川牛膝 10 克。每日 1 剂，分早、晚 2 次煎服。在服药期间及愈后，停服西药，忌生冷、辛辣、油腻之品。

【功效】本方具有心、肝、脾、肾同治的特点，生龙骨、牡蛎镇心安神，镇潜肝阳；生赭石重镇附逆；生地、柏子仁滋补肝肾，柔肝养血熄风；生山药滋脾益肾；川牛膝滋补肝肾，导引下行。综观全方，配伍合理，四脏同治，虚实结合，镇、润、升相伍。

【荐方人】山东 王鸣松

用蚕沙枕头治高血压

【配方及用法】取干燥蚕沙（蚕屎）2 千克左右装入长方形布袋中缝好，然后放入正常使用的枕头之中，但必须将蚕沙口袋放在枕头的内上方，便于接触患者头部。

【荐方人】江苏 张锦栋

用桑寄生、桑枝洗脚可治高血压

【配方及用法】取桑寄生、桑枝各 30 克，桑叶 20 克，加水 4000 毫升煮沸 30 分钟后，将药液滤出，趁热浸洗双脚 20~30 分钟。每 2~3 日 1 次，连洗 1~2 个月可获显效。

【荐方人】江西 钟久春

用黄芪治疗高血压

【配方及用法】黄芪 30 克，葛根 15 克，枸杞子 25 克，首乌 25 克，生地 25 克，女贞子 25 克，寄生 20 克，牛膝 10 克，泽泻 5 克，钩藤 20 克，牡蛎 3 克。上药水煎服。

【备注】由于黄芪具有双向调节血压的作用，医生常虑其升压而怯用。荐方人认为重用黄芪则降压，黄芪量小则升压。临床治疗高血压，黄芪用量必须在 30 克以上，气虚兼血瘀症者还可适当加量。

【荐方人】熊文晖

【引自】《中国医药报》（1995 年 12 月 20 日）

用小苏打洗脚可治高血压

【方法】把水烧开，放入两三小勺小苏打，等水温能放下脚时开始洗，每次洗 20~30 分钟。

【荐方人】陕西 崔惟光

用白矾枕头降血压

【配方及用法】白矾 3~3.5 千克，筛去碎屑，将大块碎成蚕豆料大小，装入用白布缝制的枕套中，缝口后当做枕头即可。

【备注】白矾是有毒矿物质，虽然毒性不大，但长期枕用也有刺激性。因此，枕用者只要血压已经降到正常值，就不宜再用了。

【荐方人】河南 陶长治

按摩手指可降低血压

【方法】左右两手互相交换来做。用拇指和食指在指甲部位的正面及反面按摩，用力要均匀，不能太大，一个一个做下去，一只手做完换另一只手。同样，脚趾亦可以做同样的按摩。

手指中，中指尖端的中冲穴尤其要重，它属于手厥阴心包经，主治心痛烦闷和中风不省人事。其次，小指的少泽穴，食指的商阳穴和无名指的关冲穴，都是要穴，经常按摩必有疗效。

按摩每一个手指大概只用 10 秒钟左右。假若有时间，做久一些也可以，不过必须天天坚持做，能形成习惯最好。降低血压或者控制血压，在治疗上有不少方法，按摩手指可以作为辅助治疗，对人体安全有益。

【引自】《国际气功报》（1996 年 12 月 25 日）

按摩耳穴防治高血压效果较好

【方法】1. 全耳按摩

双手掌心摩擦发热后，同时按摩耳郭腹背面，先将耳郭向后按摩腹面，再将耳郭向前按摩背面，来回反复按摩 10 次。然后双手轻握拳，先以劳宫穴对准耳郭腹部按摩，再以劳宫穴对准耳背按摩，正反转各 20～26 次。这一按摩过程以使整个耳郭达皮肤充血、发热为目的。

2. 耳郭穴位按摩

（1）双手拇指腹按摩耳背降压沟，从上到下缓慢进行，反复按摩 15 次。

（2）提掐耳尖穴。双手拇指掐住耳尖穴，轻轻向上、向外提拉 15 次。

（3）提拉耳垂，亦称双凤展翅法。双手拇、中、食指捏住耳垂向下、向外提拉，由轻到重，每次 3～5 分钟。

（4）点按肝穴。双手食指尖对准肝胆穴点压 1～2 分钟，压力由轻到重，以局部有胀热感为宜。

（5）点压心穴。方法同上。

（6）点小肠穴。方法同上。

（7）最后双掌同时对准耳郭轻压 1 分钟，整个按摩过程结束。每日早、晚各 1 次，长期坚持，延年益寿。

【荐方人】翟纯花

【引自】《中国保健报》（1997 年第 7 期）

第三节 低血压

黄芪、党参等治低血压

【配方及用法】生黄芪、党参各 20～30 克，白术、当归、柴胡各 10～15 克，升麻 10～12 克，枸杞子 25～35 克，附子 6～10 克，炙甘草 5～8 克。若心烦失眠、健忘多梦者，加远志、夜交藤各 10 克；若腰酸腿软者，加川续断、牛膝、杜仲各 10~15 克；若全身疼痛者，加鸡血藤、川芎、威灵仙各 10~12 克，细辛 3 克。将上药水煎，每日 1 剂，分 2~3 次口服。1 周为 1 个疗程。

【荐方人】山西　史金花

黄芪、官桂等治低血压

【配方及用法】生黄芪、党参各 15 克，黄精 20 克，官桂 8 克，大枣 10 枚，生甘草 6 克。将上药水煎 3 次后合并药液，分早、中、晚 3 次日服，每日 1 剂。20 天为 1 个疗程。可连服 2~3 个疗程，直至痊愈为止。

【荐方人】四川　崔明柱

党参、黄精等治低血压

【配方及用法】党参、黄精各 30 克，炙甘草 10 克。将上药水煎顿服，每日 1 剂。

【荐方人】何芳

人参、黄芪等治低血压

【配方及用法】人参 6 克（或党参 15 克），黄芪、熟地黄、怀山药各 25 克，山茱萸、枸杞子各 20 克，牡丹皮、泽泻、麦门冬、茯苓、五味子各 10 克，生甘草 6 克。临床应用本方时，可随证加减。若气虚明显者，黄芪可重用至 40~50 克；若血虚者，加全当归、何首乌、鸡血藤各 20~30 克；若头晕甚者，加野菊花、天麻、钩藤各 10~15 克；若腰膝酸痛者，加杜仲、狗脊、川续断各 10~15 克；若阴虚火旺者，加川黄柏、知母、生地黄各 8~12 克。将上药水煎，每日 1 剂，分 3~4 次口服，半个月为 1 个疗程。

【荐方人】河南　祈新玉

西洋参、桂枝等治低血压

【配方及用法】西洋参 5 克，桂枝 15 克，制附子 12 克，生甘草 10 克。将上药用开水泡服，频频代茶饮。每日 1 剂。服至症状消失，血压恢复正常为止。

【荐方人】湖北　李银生

用当归、五味子等可治低血压

【荐方由来】 1975 年春，我患了低血压病，头晕目眩，不能工作。求名医诊治，每天 1 剂中药，连服 100 多剂，又配合食疗，吃鸡蛋数百个、红糖数十斤，花了 700 多元钱，100 多天血压仍是上不来。

最后，我从一位近百岁的老人那里得到一祖传七代秘方，每天 1 剂，4 剂痊愈。

此消息传出，低血压病人及其家属登门求方者络绎不绝。迄今，用此方治愈了低血压病人近百例，无一人复发。

【配方及用法】 当归 25 克，五味子 25 克，甘草 25 克，茯苓 50 克，水煎服。每剂连煎 2 次，将第一次煎的药液滤出后，再添水煎第二次，把两次滤液混合后，每早空腹先服混合液的 1/2，剩下的 1/2 于晚睡前温热服下。每日 1 剂，连服 5 日。服药前，先测量一次准确的血压数，如服药后血压升得特别快，可隔日再服；若稳定上升，可连续服用，直到恢复正常，服药停止。

【荐方人】 王承斌

【引自】《老人春秋》（1997 年第 6 期）

鬼针草可调节低血压

【荐方由来】 我很长时间里自觉头晕、头重脚轻、全身乏力、睡眠欠佳，干点活上喘，尤其是夏天上述症状加重，医生诊断是原发性低血压。药用了不少，钱都白花了。自从我服用了鬼针草中药，半个月后，自觉全身有力，干活有劲头，头晕症状消失了，睡眠也好了，食欲增加了，血压恢复正常。

鬼针草不但治低血压，还能治高血压症。我老伴患高血压已 10 年多，头晕、头痛严重，活动困难，全身无力。她试着口服鬼针草，服药 1 周，血压即开始下降。半个月后非常惊奇地发现，血压由 23.9/17.3 千帕（180/130 毫米汞柱）降到 17.3/10.6 千帕（130/80 毫米汞柱），血脂化验正常。我们老两口乐得几天合不上嘴，花钱不多，治好了我们老两口的病。10 多年的心病一招去掉了，血压平稳了。鬼针草真是稳定血压的良药。

【荐方人】 河北　史恒秀

【引自】《老年报》（1997 年 9 月 25 日）

甘草、桂枝等可治低血压

【配方及用法】甘草 15 克，桂枝 30 克，肉桂 30 克。3 味药物混合，水煎当茶饮。

【引自】广西医学情报研究所《医学文选》；《实用民间土单验秘方一千首》

五味子、淫羊藿等可使低血压恢复正常

【配方及用法】五味子、淫羊藿各 30 克，黄芪、当归、川芎各 20 克，白酒 40 毫升，水煎服。每天 1 剂，分早、晚饭前服。

【引自】《浙江中医杂志》（1993 年第 6 期）、《单方偏方精选》

第四节　脑血管意外疾病

石膏、滑石等可治脑血管意外

【配方及用法】石膏 30 克，滑石 30 克，寒水石 30 克，磁石 30 克，牡蛎 30 克，石决明 30 克，羚羊角 4.5 克，钩藤 15 克，川贝 9 克，秦皮 15 克，草决明 18 克，蒺藜 18 克。上药水煎后冲竹沥 1 盅、姜汁少许，再化至宝丹 1 丸（3 克）急用。

【荐方人】何炎

【引自】《千家妙方》

黄芪、当归等可治脑血栓后遗症

【配方及用法】黄芪 120 克，当归、川芎、丹参、赤芍各 20 克，桃仁、红花各 15 克，地龙、牛膝各 15 克，水煎服，每日 1 剂，连服 1 个月。剩余药渣加水煎熬后还可以烫洗患侧肢体，每日 2 次，每次 20 分钟。方中黄芪补气，当归、川芎、丹参、赤芍活血补血行血，桃仁、红花破血散瘀，地龙、牛膝疏通经络，强筋健骨。诸药合之，组成一剂气血双补、疏通经络的良方，对脑血栓引起的偏瘫、痴呆等后遗症效果甚佳。

【荐方人】 山东　王淑云

当归、丹参等可治脑血栓偏瘫

【配方及用法】生黄芪 80 克，当归 10 克，丹参 30 克，红花 10 克，鸡血藤 30 克，地龙 10 克，草决明 15 克，龙胆草 6 克，钩藤 15 克，全蝎 5 克，乌梢蛇 6 克。上药水煎服，每日 1 剂。若出现昏迷者，加石菖蒲、郁金各 10 克，以开窍；若痰多不利者，加清半夏、胆南星、天竺黄、竹沥水各 10 克，以化痰；若肝阳上亢，出现头晕、耳鸣、肢麻者，加天麻 10 克，珍珠母 15 克，木耳 15 克，以熄风治晕；若肢体瘫软无力者，加木瓜、桑寄生各 15 克，以补肾壮筋骨；若有火者，加生石膏 30 克，以清泄火热。

【备注】恢复后要不间断服药，预防复发。方中黄芪用量为 60~120 克才有较满意的效果。若患者有热象者，加生石膏 30 克，知母 20 克，控制其热邪，有益气之功。

【引自】《家用验方一佰二》

丹参、钩藤等可治脑血栓

【配方及用法】丹参 30~60 克，钩藤 15~30 克，楤苤草 12~24 克，夏枯草 12~24 克，地龙 9 克，红花 6 克，桑枝 15 克，橘枝 15 克，松枝 15 克，桃枝 15 克，杉枝 15 克，竹枝 15 克，甘草 3 克，水煎服，每日 1 剂。痰涎壅盛加全瓜蒌 15 克，莱菔子 20 克；神昏加郁金 9 克，菖蒲 9 克；血压持续不降加代赭石 20 克，牛膝 20 克；久病营血不足、脉细弦加当归 15 克，何首乌 15 克；肾精不足，腰膝酸软，脉沉细弦加枸杞 15 克，山药 15 克。

【荐方人】 湖南　彭述宪

【引自】《千家妙方》

黄芪、血丹参等可治脑血栓

【配方及用法】黄芪 100 克，血丹参 20 克，当归 12 克，川芎 12 克，赤芍 15 克，地龙 5 克，桃仁 12 克，红花 12 克，全虫 15 克，蜈蚣 4 条，牛膝 12 克，杜仲 12 克，生地 12 克，菖蒲 12 克，木瓜 30 克，车前子 20 克。每日 1 剂，水煎服。30 天为 1 疗程，连服 3 个疗程。颅内压减轻后，将车前子减量或停服。服上方同时，另将生水蛭 20 克捣碎成粉，每日 2 次，每次 10 克冲服。服 25 天停 1 周，然后服第二个疗程。第二个疗程服完后，每日

2 次，每次 5 克，再服 1 疗程。

【荐方人】山西 窦永政

【引自】《当代中医师灵验奇方真传》

丹参、川芎等可治脑栓塞

【配方及用法】丹参、川芎、桃仁、归尾、赤芍、葛根、熟地、红花、穿心莲、山楂、鸡血藤各 30~50 克，黄芪 60~100 克，牛膝、瓜蒌、地龙、桑寄生、防风各 20~40 克，水蛭、大蒜提取液各 100~160 克，随症加减。药用酒浸，按常规制成口服液，每次服 20~30 毫升，每日 3 次，2 个月为 1 疗程。血压高者配服降压药。

【荐方人】湖南 王文安

【引自】《当代中医师灵验奇方真传》

用荆芥、防风等可治老年偏瘫

【配方及用法】荆芥 12 克（解表药），防风 12 克（祛风药），大枣 3 枚（和中药），猪蹄空壳 1 个（祛风消栓药），葱根 3~7 棵（发汗药），韭菜根 3~7 棵（升阳药）。左不遂者，葱、韭菜根各用 3 棵；右不遂者，葱、韭菜根各用 4 棵；全身不遂者，葱、韭菜根各用 7 棵。水煎服，每天 1 剂。早、晚服，服药后盖被发汗，避风。

【备注】忌食高脂肪和含胆固醇的食物。如服第 1 剂后无汗，说明此方对该患者无效，应停用此药。偏瘫的一侧平时发凉无汗，第一次服药后，可使患处发热有汗，此时血栓已打通，连续服至病愈，不可间断。服此药无任何副作用。

【荐方人】河南 曾广洪

【引自】《老人春秋》（1997 年第 4 期）

白薇、泽兰等可治脑出血半身不遂

【配方及用法】白薇 15 克，泽兰 9 克，山甲 6 克。水煎服，每日 1~2 剂。

【荐方人】广东 谢亚道

【引自】广西医学情报研究所《医学文选》

单药水蛭可治脑出血

【配方及用法】水蛭 270 克，研粉。每次口服 3 克，每日 3 次，30 天为 1 疗程。

【引自】《中医药学报》（1991 年第 4 期）、《单味中药治病大全》

仙茅、仙灵脾等可治中风后遗症

【配方及用法】仙茅 15 克，仙灵脾、巴戟天、川芎各 12 克，当归 18 克，知母 15 克，黄柏 12 克，牛膝 24 克。水煎服，每日 1 剂，日服 3 次。气虚加黄芪、党参；小便多加益智仁；肢体疼痛加鸡血藤、赤芍；肿胀加苡仁、防己；拘挛加龟板、鳖甲、白芍；语言不利加天竺黄、石菖蒲；血压增高加夏枯草、钩藤、石决明，或复方罗布麻片；舌苔变黄腻加竹茹，重用黄柏。具体剂量请遵医嘱。

【引自】《秘方求真》

第五节　各种心脏病

川芎、五味子等可治心脏病

【配方及用法】川芎 20 克，五味子 10 克，党参 30 克，麦冬 20 克，黄芪 30 克，甘草 5 克。上药水煎，煮沸 15~30 分钟，取浓汁约 500 毫升，分 3 次温服，每日 1 剂。

【功效】对各种心脏病所引起的惊悸怔忡、心痛、头昏失眠、神疲乏力等症状具有较好的疗效，长期服用无毒副作用。

【荐方人】四川　谢薇西

【引自】《当代中医师灵验奇方真传》

仙灵脾、制附片等治风湿性心脏病

【配方及用法】仙灵脾 45 克，制附片 18 克，桂枝 30 克，王不留行 30 克，当归 30 克，桃仁 30 克，丹参 30 克，郁金 30 克，红花 24 克，五灵脂

24 克，生蒲黄 24 克，三棱 24 克，莪术 24 克，香附 15 克，菖蒲 15 克，远志 10 克，葶苈子 10 克。上药水煎，取汁 500 毫升，早、晚 2 次分服，每日 1 剂。

【荐方人】 陕西　潘贞友

辽河参、夜交藤等治风湿性心脏病

【配方及用法】 辽河参 7.5 克，夜交藤 7.5 克，甘草粉 6 克，丹皮粉 7.5 克，当归 12 克，没药 6 克，琥珀 3 克，朱砂 1.5 克。前 6 味水煎后去渣，将琥珀、朱砂研为极细末，用药汁送服。隔日 1 剂，连用 4 剂大可减轻，继续服用可治愈。

【备注】 患者发高烧时忌服。在服药时忌房事，生气和食腥荤、生冷之物。

【荐方人】 林健 **【引自】** 《老年报》（1996 年 12 月 17 日）

蜂蜜首乌丹参汤治冠心病

【配方及用法】 蜂蜜 25 克，首乌、丹参各 25 克。先将两味中药水煎去渣取汁，再调入蜂蜜拌匀，每日 1 剂。

【功效】 益气补气，强心安神。治冠状动脉粥样硬化性心脏病。

薤白、瓜蒌等可治冠心病

【配方及用法】 薤白 10 克，瓜蒌 10 克，丹参 10 克，赤芍 10 克，川芎 10 克。上药为 1 剂，水煎服，每日 3 次，每次 5 小匙。多数患者服药后一两天可见效。

【荐方人】 辽宁　田孝良

当归、玄参等可治冠心病

【配方及用法】 当归、玄参、金银花、丹参、甘草各 30 克。每日 1 剂，水煎服，日服 2 次。冠心病患者应在上方基础上加毛冬青、太阳草以扩张血管；若兼气虚者，加黄芪、生脉散以补益心气；若心血瘀阻甚者，加冠心二号以活血化瘀。

【引自】 《秘方求真》

党参、川芎等治冠心病

【配方及用法】党参20克，黄芪30克，川芎、枸杞子、制何首乌、牡丹皮各15克，丹参25克，炒白术、茯苓、淫羊藿、桂枝各10克，全当归20克，炙甘草8克。将上药水煎，每日1剂，分1~2次口服，20天为1疗程。

【荐方人】吉林　孙俊久

丹参、细辛等可治心绞痛

【配方及用法】丹参30克，细辛3克，白芷10克，降香10克，檀香10克，荜拨10克，高良姜10克，元胡10克，徐长卿10克，薤白15克。每日1剂，水煎2次，早、晚各服1次；或将上药共研为细末，每次冲服3克。

【备注】本方集辛温芳香之品为1剂。辛以理气行滞，温以温通血脉，芳以化浊辟秽，香以走窜通经。因而，通行心脉之力很强，可迅速缓解心绞痛。有些对硝酸甘油副作用明显而不能耐受者，用本方尤为适宜。

【荐方人】天津　王维澎

【引自】《当代中医师灵验奇方真传》

口服黄连素治顽固性室性早搏

【配方及用法】每次口服黄连素0.4~0.5克，每日3次，5~7天为1疗程。

【功效】此方适于顽固性室性早搏。

【引自】《实用西医验方》

甘草、泽泻等可治室性早搏

【配方及用法】炙甘草、生甘草、泽泻各30克，黄芪15克。每天1剂，水煎服。自汗失眠者，先服桂枝加龙骨牡蛎汤，待症消退后再服本方。

【备注】桂枝加龙骨、牡蛎出自《金匮要略》，制法为取桂枝、芍药、生姜各9克，甘草6克，大枣12枚，龙骨、牡蛎各9克，以水700毫升，煮取300毫升，分3次温服。主治阴阳两虚，自汗盗汗。

【引自】《陕西中医》（1989年第6期）、《单方偏方精选》

红参、淡附片等可治急性心力衰竭

【配方及用法】红参 25 克（另炖服），淡附片 30 克，干姜 10 克，桂枝 3 克，煅龙骨、牡蛎各 30 克（先煎），五味子 16 克，丹参 30 克，炙甘草 6 克。煅龙骨、牡蛎煎汤代水，再纳其他药，每剂煎 3 次，将 3 次煎出药液混合取 300 毫升，日服 3 次。严重者 2 剂合 1 剂，水煎灌服，每隔 2~3 小时服 1 次。偏阴虚者加麦冬、生地、阿胶、熟枣仁；偏血瘀水阻者加川芎、桃仁、红花、茯苓、泽泻；偏阳虚水泛者加白术、猪苓。

【荐方人】浙江　颜永潮

【引自】《当代中医师灵验奇方真传》

太子参、麦门冬等可治病毒性心肌炎

【配方及用法】太子参 20 克（或党参 15 克，或人参 8 克），麦门冬 12 克，白芍 10 克，黄精 20 克，五味子 10 克，北五加皮 12 克，丹参 20 克，苦参 10 克，甘松 10 克，桑寄生 20 克，甘草 12 克。上药水煎服，每日 1 剂。失眠多梦、善惊者加生龙齿 30 克，炒枣仁 20 克，远志 10 克，大枣 5 枚；头晕倦怠、神疲乏力者加黄芪 24 克，白术 15 克，当归 12 克，何首乌 10 克；盗汗口渴、五心烦热者加生地 20 克，枸杞子 20 克，黄精 10 克，阿胶 10 克；胸闷、肢冷者加附子 10 克，桂枝 8 克，川芎 10 克；唇舌紫暗者加丹参 30 克，红花 10 克，赤芍 10 克，川芎 10 克；眩晕吐涎、胸脘痞满者加半夏 10 克，茯苓 12 克，菖蒲 10 克，苏梗 10 克。

【引自】《河北中医》（1990 年 12 月 4 日）、《实用专病专方临床大全》

含服硝苯吡啶治慢性肺心病

【配方及用法】硝苯吡啶。舌下含服硝苯吡啶 20 毫克，效果不好时，隔 5 分钟再含服 10~20 毫克，一般不超过 40 毫克。用药期间观察血压、心率变化，低血压者慎用此药。

【功效】此药对慢性肺心病急性发作期伴严重喘息者效果较好，一般用药 15~20 分钟内喘息明显减轻，呼吸平稳，能平卧或半卧，肺部喘鸣音减少。

【引自】《实用西医验方》

用蛤蟆药蛋治肺源性心脏病

【荐方由来】我妹妹 1994 年秋患慢性肺源性心脏病，气喘、咳嗽、多汗、呼吸困难、全身无力、饮食不振，入院治疗半个多月效果甚微。我自制蛤蟆药蛋给其服用，开始每天上午空腹服 1 个，服药蛋后第 3 天咳嗽、气喘、出汗有所减轻，继服到第七只时病情减半，后改为每 2 天服 1 个，服 30 个时症状全部消失。后又服药蛋 30 个，至今病未见复发。

【配方及用法】取活大蛤蟆 1 只，新鲜鸡蛋 1 个，取地下深 66 厘米的无污染的黄泥 1 千克。先把黄泥用清水浸润，用手搓至做火砖胚的泥巴。把鲜鸡蛋洗净，再把活蛤蟆用小刀从腹部剖开，剖开的口径能放进鸡蛋即可。把蛤蟆内脏全部去掉。在去掉蛤蟆内脏时，动作要轻（注意：千万不要把蛤蟆胆弄破，蛤蟆胆有大毒，吃后会中毒）。然后把鸡蛋塞进蛤蟆腹内，用棉线把腹口缝合，把蛤蟆双脚屈向腹皮，再用搓好的黄泥胚把蛤蟆全部包密，厚度 3 厘米左右，将其放在木炭火上烧烤，并不断地翻动以熟均匀，火力不要过猛。若发现有裂缝当即用泥浆补好，防止蛤蟆体液外流影响药蛋的质量。当烧烤 70~80 分钟，黄泥表皮变红色，说明药蛋已熟透，即把药蛋取出去壳温服（忌冷服）。

开始服用药蛋时，每天上午空腹服 1 只，连续吃 7 天，从第 8 天起至 30 天止，每两天吃 1 只（即隔一天吃 1 只），从第 30 天起至 70 天止，每 3 天吃 1 个（即隔 2 天吃 1 个）可获痊愈。

【备注】从服药蛋起数月内忌烟、酒，以及酸、辛辣有刺激性的食物。若汗水将衣服弄湿，要立即更换，防止感冒。

【荐方人】广西　邱锦铨

第六节　其他循环系统疾病

红花、透骨草可治静脉曲张

【配方及用法】红花、透骨草各 62~93 克，用等量的醋和温水把药拌潮湿，装入自制的布袋（布袋大小根据患部大小而定）。把药袋敷于患处，用热水袋使药袋保持一定温度。每次热敷半小时左右，每天 1 次，一般 1 个月左右痊愈。每剂药可用 10 多天，用完再换 1 剂。每次用后药会干，下次再用时，可用等量的温水和醋把药拌潮湿。

【荐方人】 辽宁 刘富久

七叶一枝花加醋汁外涂治静脉炎

【配方及用法】 七叶一枝花、醋。在平底瓦盘中放醋 20 毫升，将晒干的七叶一枝花根茎放在瓦盘中研磨成汁状（相当于粉状七叶一枝花根茎 5 克，置于 20 毫升白醋中），而后用棉签外涂患处，每天 3~4 次。

【引自】《新中医》（1987 年第 2 期）、《单味中药治病大全》

六神丸治输液后静脉炎

【配方及用法】 六神丸适量。六神丸研末，用酒调成糊状，均匀摊在消毒纱布上，敷于患部，胶布固定。24 小时换 1 次，干后滴酒以保持湿度，至局部痛消变软为止。

【引自】《四川中医》（1993 年第 4 期）、《单方偏方精选》

水蛭、全蝎等可治血栓闭塞性脉管炎

【配方及用法】 制松香 1.2 克，水蛭 1 克，全蝎 0.8 克。以上为 1 次量，共为细末，冷开水送服（或装胶囊内吞服）。每天 3 次，30 天为 1 疗程。外敷松桐膏：松香 220 克研细末，用 100 毫升生桐油调为糊状。敷前先用 10% 食盐水洗净创面，小心去除坏死组织，将松桐膏摊敷在整个创面上，用纱布包扎，每天换药 1 次。

【荐方人】 陕西 程玉安

【引自】《新中医》（1987 年第 2 期）、《实用专病专方临床大全》

宫粉、铜绿等可治栓塞性脉管炎

【配方及用法】 宫粉 49 克，铜绿 93 克，乳香 1.5 克，发灰（需无病青年男子的头发，先将头顶心发剪掉用碱水去垢，再洗去碱水，烧炭存性）68 克，香油（陈的佳）250 克，川蜡 31 克。用小铁锅一个，放火炉上，置油蜡入锅熔化，再入以上药品搅匀熬膏，倒出搅凉密封。将药膏摊于桑皮纸上，四边迭起，以免流出，敷患处，上面盖以棉花，用绸或软布包好。

【荐方人】河北　郭洪飞

【引自】广西医学情报研究所《医学文选》

仰卧举腿可治下肢静脉曲张

【荐方由来】我站讲台二十几年后，患静脉曲张，左腿内侧静脉形成大结，有痛感。医院要给切除，但我无暇住院。自己仰卧，将腿抬起，1分钟后，曲张现象即消。于是早晚2次仰卧，将两足垫得比枕头还高，以便于静脉回流，日久天长曲张现象逐渐减轻。现在我每天早、晚仍坚持仰卧举腿几分钟，曲张现象已基本消失。

【荐方人】杨果著

【引自】《辽宁老年报》（1997年4月7日）

黄芪、白术等治白细胞减少症

【配方及用法】黄芪60克，白术20克，茯苓20克，党参20克，山药20克，鸡血藤30克，当归15克，女贞子15克，旱莲草15克，大枣15克，炙甘草10克。水煎服，每日1剂，每10日为1疗程。血虚甚者加熟地、白芍各30克；兼有气虚、气滞者加枳壳、木香各15克；阳虚者加淫羊藿30克；阴虚者加天花粉、麦冬各20克；舌苔厚腻者去大枣，加砂仁、白蔻仁各6克。

【引自】《陕西中医》（1991年第12期）、《实用专病专方临床大全》

黄芪母鸡汤可治白细胞减少症

【配方及用法】生黄芪50克，鸡血藤30克（打碎），大母鸡一只（乌骨、乌肉、白毛者最佳）。宰一母鸡，取其血与黄芪、鸡血藤二药搅拌和匀，并将其塞入洗净去毛（留心肝肺及鸡内金）的鸡腹腔内，后缝合腹壁，水适量不加任何作料，文火煮之，以肉熟为度，去药渣吃肉喝汤，用量因人而异，每隔3~4天吃一只。

【荐方人】内蒙古　刘瑞祥、王俊义

鸡血藤等可治白细胞减少症

【配方及用法】鸡血藤30克，大熟地24克，杭芍18克，当归12克，枸杞子24克，山萸肉24克，炙黄芪30克，锁阳9克，巴戟天12克，补骨脂 12 克。水煎服，每日 1 剂。脾虚者加山药 30 克，生麦芽 30 克，生白术 30 克；肾虚者加女贞子 24 克，旱莲草 30 克。

【备注】服本方期间，停服其他任何药物。

【引自】《山东中医杂志》（1985 年第 4 期）、《实用专病专方临床大全》

黑芝麻鸡蛋治血小板减少性紫癜

【配方及用法】黑芝麻 30 克（捣碎），鸡蛋 2 个（去壳），加适量白糖或少许食盐，同煮熟分 2 次服。每天 1 剂，连服 10 天。

【引自】《广西中医药》（1978 年第 4 期）、广西中医学院《广西中医药》增刊（1981 年）

还阳参、大叶庸含草等可治血小板减少性紫癜

【配方及用法】还阳参 20 克，大叶庸含草 50 克，紫丹参 20 克。将上药洗净、晒干共为末。每日服 1 次，每次服 10 克。用鲜猪瘦肉（或猪肝）30 克左右，剁细后与上药拌匀，加水 100 克，蜂蜜 20 克左右，放入锅中蒸熟后即可。服 10 包为 1 疗程。

【荐方人】云南　赵宏逵

【引自】《当代中医师灵验奇方真传》

肿节风片可治疗血小板减少性紫癜

【配方及用法】肿节风（金栗兰科草珊瑚，属植物草珊瑚）片（每片含生药 2 克）。成人每次 6 片，每天 3 次，小儿酌减。急性出血明显者，每天 4 次。

【引自】《中医杂志》（1980 年第 12 期）、广西中医学院《广西中医药》增刊（1981 年）

茜草根、生地等可治过敏性紫癜

【配方及用法】茜草根 30 克，生地 15 克，元参 12 克，丹皮、防风、阿胶、白芍、黄芩各 10 克，甘草 6 克，小儿酌减。水煎服，每天 1 剂，连服 3 剂即见紫癜消退，腹痛和便血均减轻，再服 3 剂痊愈。

【荐方人】山东　梁兆松

服醋蛋液可治动脉硬化症

【配方及用法】陈醋 100 毫升，放入带盖茶杯中，杯内再放一个新鲜鸡蛋，盖上盖密封 4 天后，将鸡蛋壳取出，把鸡蛋和醋搅匀，再盖上盖密封 3 天即可服用。每剂可用 7 天，第一剂药服到第三天可制下一剂。每次口服 5 毫升，每日 3 次。

【荐方人】何银芳

黄连、黄芩等可治脑血管硬化

【配方及用法】黄连微炒，黄芩微炒，各 50 克研末，白芷 25 克，制蜜丸，每丸 6 克。

每天服 1 次，饭前服。一般 3 天后有效。

【荐方人】河南 刘学堂

首乌、女贞子等可治脑动脉硬化

【配方及用法】首乌、女贞子、仙灵脾、丹参、当归各 20~25 克，川芎、山楂、玉竹各 15 克，枸杞子、红花、牛膝各 10 克，水煎服。每日 1 剂，上下午各服 1 次，20~30 天为 1 疗程。如有改善（症状和脑血流图好转，血黏稠度、血脂降低），则再用 1~2 个疗程巩固。如见气虚加黄芪 15~30 克，党参 10 克；痰浊加胆南星 5 克，制半夏 9 克；四肢麻木不灵活者加地龙 15 克，僵蚕 10 克；肝阳上亢血压高加天麻 6 克（另炖服），钩藤 12~15 克，决明子 15 克。

【荐方人】广西壮族自治区 王书鸿

第五章

泌尿系统疾病

第一节　各类肾炎

白花蛇舌草、白茅根等治肾炎

【配方及用法】白花蛇舌草、白茅根、旱莲草、车前草各 9~15 克。将上药水煎，分 2 次口服，每天 1 剂。1 周为 1 个疗程。

【荐方人】重庆　邓明材

野鸭肉炒食治肾盂肾炎

【配方及用法】野鸭肉适量。炒食野鸭肉，量不限，3 天 1 次，6 天为 1 疗程。

【引自】《浙江中医杂志》（1987 年第 12 期）、《单方偏方精选》

刺梨、丝瓜根等治急性肾小球肾炎

【配方及用法】刺梨根鲜品 200 克（干品 100 克），丝瓜根（干鲜均可，如无根，用丝瓜叶和丝瓜络代替）4 根，红糖 30 克，鲜瘦猪肉 100 克。先将丝瓜根、刺梨根放入砂锅内煎 30 分钟，再将红糖、瘦猪肉放入煎 30 分钟后取出，喝汤吃肉，每天 1 剂，连服 3 剂为 1 疗程。

【荐方人】四川　杨从军

【引自】《当代中医师灵验奇方真传》

金樱子、菟丝子等治慢性肾小球肾炎

【配方及用法】金樱子、菟丝子、女贞子、枸杞子、车前子、丹参各 20 克，党参、公英、赤小豆各 30 克，萆薢 15 克。上药水煎 2 遍，取汁 500~600 毫升，日服 2 次，每天 1 剂，20 天为 1 疗程，连服 4~6 个疗程。气虚加黄芪 30~60 克；血虚加首乌 30 克，当归 10 克；浮肿加泽泻 20~30 克，大腹皮 15 克；阳虚加附子 6~12 克。

【荐方人】山东　王宙田

【引自】《当代中医师灵验奇方真传》

大戟煎汁顿服治肾小球肾炎

【配方及用法】取手指大小的大戟 2~3 枚（约 10~30 克），上药刮去外皮，以瓦罐煎汁，顿服，服后多出现呕吐及腹泻水液。间隔数天再服，剂量及间隔时间视患者体质及症状灵活掌握。个别气血虚衰患者，于水肿消退大半后，用大戟复方（大戟、锦鸡儿、丹参各 15~30 克）轻剂缓服，需 40~50 剂。

【引自】《浙江中医药》（1997 年第 5 期）、《单方偏方精选》

泽漆、泽泻等可治急性肾炎

【配方及用法】泽漆、泽泻各 30 克，半夏、紫菀、白前各 12 克，黄芩、茯苓、白术各 15 克，桂枝、甘草各 6 克，生姜 5 片。加减：浮肿明显者加大腹皮 15 克，茯苓皮 20 克；血尿严重者加白茅根、仙鹤草各 30 克；尿蛋白"+++"以上者加芡实、金樱子各 30 克；血压偏高者加石决明 30 克，钩藤 15 克；恢复期去黄芩加生黄芪、菟丝子各 30 克，枸杞、党参各 15 克。每天 1 剂，水煎服，2 周为 1 疗程。

【引自】《四川中医》（1991 年第 11 期）、《实用专病专方临床大全》

芪玉汤治肾炎蛋白尿

【配方及用法】黄芪、玉米须、糯稻根各 30 克，炒糯米一撮。上方煲水代茶饮，分数次服，每天 1 剂，切勿间断，连服 3 个月。蛋白消失后，第 4 个月开始可隔 1~2 天服 1 剂，忌食盐、油炸物。

【荐方人】广东　梁泉健

【引自】广西医学情报研究所《医学文选》

用蜈蚣粉、鸡蛋治肾炎蛋白尿

【配方及用法】将新鲜鸡蛋打一小口，把蛋清和蛋黄搅匀，将 1 条蜈蚣捣末后放入有口的鸡蛋内再搅匀，蒸 15 分钟即可，取出食用。一天服 1 个蜈蚣鸡蛋。

【荐方人】陆博学

牛蹄角质片熬水喝治慢性肾炎

【配方及用法】牛蹄（即牛蹄的角质部分）1 只，除去泥土，用利刀切成薄片。用 1/4 的牛蹄，加水三碗，水煎，煎至一碗水时，去渣温服。两天 1 次，晚饭后服。

【荐方人】河南 张尚兴

老生姜、大枣等可治急慢性肾炎

【配方及用法】老生姜 500 克，大枣 500 克，红糖 120 克，黑白二丑 20 克。将生姜去皮捣烂，取汁；红枣煮熟去皮、核；二丑研碎成面。4 味同放入碗内拌匀，在锅内蒸 1 小时后取出，分为 9 份，每次 1 份，每天 3 次。连服 2 剂即可见效。服药期间，严禁吃盐。

【备注】服时均匀嚼烂；禁酒和高脂肪及对胃有刺激性的食物；服用此药停用其他中药；孕妇禁服。

【荐方人】河南 杨传启

玉米须煎汤治慢性肾炎

【配方及用法】玉米须 60 克，煎汤代茶，连服 6 个月。

【荐方人】魏东海

青蛙、巴豆可治急慢性肾炎

【配方及用法】青蛙 1 只，巴豆（去皮）3 粒。将巴豆塞入青蛙肛门内，倒挂屋内通风处，待阴干后（一般需 7 天左右）以瓦焙青蛙至酥脆，研成面即可。每只青蛙经炮制后，成人可服 20 次。小儿用量酌减，每天 2 次，白开水送服。

【引自】《辽宁医药》（1977 年第 6 期）、广西中医学院《广西中医药》增刊（1981 年）

用西瓜可治急、慢性肾炎浮肿

【配方及用法】西瓜汁 200 克，西瓜皮 200 克。将上二味加水适量，煎 15 分钟左右，去渣温服，每天 2 次。

【备注】西瓜有清热解暑，除烦止渴，利小便的作用。现代药理研究证实：瓜肉中的瓜氨酸及精氨酸部分能利尿。《现代实用中药》载："西瓜为利尿剂。治肾脏炎浮肿、糖尿病、黄疸。"

【引自】《小偏方妙用》

杨树毛子可治肾炎浮肿

【配方及用法】春末夏初杨树毛子（杨树种子）纷纷落地，拣些阴干备用。每次将六七条阴干的杨树毛子用温水洗去尘土，放茶杯中用开水冲泡代茶饮，直到无色无味扔掉，可连日用。有利尿作用，可用于肾炎浮肿。

【荐方人】辽宁　果洪波

第二节　尿血、尿路感染

生地龙汁治尿血有特效

【配方及用法】活地龙（即从地里刚刨出来的活蚯蚓）40 条，生大蓟 150 克，白糖 150 克。把活蚯蚓洗去泥土，置清水内加入 3~5 滴食用油，让蚯蚓吐出腹中泥土，如此反复两次，至腹中黑线消失呈透明状为止，然后将蚯蚓放置干净钵子内，撒上白糖，不久蚯蚓即化成糖汁。另取生大蓟 150克，加水煮沸约 10~15 分钟，趁滚沸时倒入活蚯蚓化成的糖汁即成。让病人空腹服，趁热尽量多饮。

【荐方人】何耀荣

生地、茯苓等可治尿血

【荐方由来】本方是家父梁燕楼（名老中医）传授的验方，用于治疗尿血症患者 24 人，均获显著疗效，随访 2 年无复发。

【配方及用法】生地 50 克，茯苓 30 克，丹皮 12 克，泽泻 15 克，白芍 20 克，旱莲草 25 克，黄柏 10 克，阿胶 15 克（煎药去渣取汁，文火煎阿胶），滑石 20 克，白茅根 20 克，甘草 6 克。水煎服，日服 1 剂，连服 4 剂。

【荐方人】海南　梁天生

【引自】《当代中医师灵验奇方真传》

金银花、蒲公英等治血尿

【配方及用法】金银花、蒲公英各 30 克，马勃、漏芦、大蓟、小蓟各

15 克，白术、茯苓、泽泻各 10 克，红花、丹参、赤芍各 12 克，生甘草 8 克。将上药水煎 3 次后合并药液，分早、中、晚 3 次口服，每天 1 剂，5 剂为 1 个疗程。

【荐方人】四川　周为

马齿苋可治尿路感染

【配方及用法】马齿苋干品 120~150 克（鲜品 300 克），红糖 90 克。马齿苋如系鲜品，洗净切碎和红糖一起放入砂锅内加水煎，水量以高出药面为度，煎沸半小时则去渣取汁约 400 毫升，趁热服下，服完药盖被出汗。如属干品则需加水浸泡 2 小时后再煎，每天服 3 次，每次煎 1 剂。

【引自】《新中医》（1979 年第 4 期）、《单味中药治病大全》

龙葵蔗糖水治急慢性尿路感染

【配方及用法】龙葵 500 克，蔗糖 90 克。将龙葵晒干切碎，加水 4000 毫升，煮沸 90 分钟后过滤取汁，滤渣再煎沸 1 小时后取汁去渣，然后把 2 次药液合并过滤，浓缩至 1000 毫升，趁热加入蔗糖溶解并搅匀，每次服 100 毫升，每天 3 次，5 天为 1 疗程。

【引自】《四川中医》（1987 年第 5 期）、《单味中药治病大全》

用竹叶红糖水治尿路感染

【配方及用法】竹叶 1 克，红糖适量，熬成一大碗喝下，立见功效，3~5 碗病痊愈。

【引自】《晚晴报》（1997 年 3 月 1 日）

第三节　尿失禁、尿频

异搏定治急迫性尿失禁

【配方及用法】异搏定 40 毫克，口服，每日 3 次，7 天为 1 疗程。

【引自】《实用西医验方》

猪膀胱治小便失禁

【配方及用法】将新鲜猪膀胱洗净，不加盐煮熟，每天吃3次，每次吃15~30克。连续食用十天至半个月，此症便可明显好转或痊愈。如若患病较重，可再多吃三五日，其疗效十分显著。

【荐方人】高云阁

【引自】《老年报》（1996年7月20日）

党参、黄芪等治尿频

【配方及用法】党参、黄芪各20克，生大黄（后下）、车前草、茯苓、山药、泽泻、川黄连、白术各10克，生甘草8克。将上药水煎，分2~3次口服，每天1剂。5剂为1个疗程。

【荐方人】江西　万春来

火麻仁、覆盆子等治尿频

【配方及用法】火麻仁、覆盆子各15克，杏仁、生白芍各9克，生大黄6克，枳壳、厚朴各5克，桑螵蛸12克。将上药水煎，分2次服，每天1剂。

【荐方人】新疆　朱奉慧

蒲公英、半枝莲等治尿频

【配方及用法】蒲公英、半枝莲各20克，茯苓、怀山药、木通、泽泻、五味子各12克，甘草10克。将上药水煎3次后合并药液，分早、晚两次口服。5剂为1个疗程。若气血两虚者，加生黄芪、全当归、何首乌各20~30克；若腰膝酸软无力者，加川续断、杜仲、狗脊、怀牛膝各10~15克。

【荐方人】浙江　胡英霞

按摩脚心治尿频

【荐方由来】我患尿频好几年，一夜至少小便四五次，天凉或晚上喝点水次数就更多。刚睡安稳，就被尿憋醒了，为此非常苦恼，用了不少中药和偏方都未根治。后来摸索出一个效果很好的治法，这就是按摩脚心。

【方法】先用热水泡一会儿脚，擦干，然后反复按摩双脚心至少30分钟。

【荐方人】黄国强

第四节　尿闭（癃闭）

用鲜葱白加白矾治尿闭

【荐方由来】我老伴今年66岁，年老多病身体很不好，主要患有心脏病。在前年住院时，医生又说她患有严重的糖尿病。

去年3月份的一天晚上，病又犯了，把她折腾得在床上乱滚，坐着不行，躺着也不行，肚子越憋越大，上厕所蹲着不但不排尿，反而还往上抽，把我急得团团转。我想这一定是不能排尿所致。于是，我把在旧书摊上买来的一本《中草药土单方汇编》找了出来，翻到小便不通一章节，一验方写着：鲜葱白、白矾各15克，用法是共捣烂，敷在肚脐上。

我立即将这两样药找齐，放在捣蒜缸中，捣成糊状，摊在纱布上，下部托上薄塑料布，敷在老伴的肚脐上。真灵，不大一会儿（约有半个小时），她去厕所，这回小便顺利地排下了，病好之后至今未犯。

【荐方人】辽宁　高金生

用生大蒜与生猪油治老年尿闭

【配方及用法】取生大蒜1瓣（剥去衣皮）和生猪油少许捣烂，用纱布（或消毒布片）包扎，敷在肚脐上，当天敷贴，小便即通畅。如果小便通后，尿流频频，即取金樱子（根）25克，用水煎服，小便就会正常。

【荐方人】浙江　金昌礼

用蟋蟀治小便不通

【荐方由来】我是某敬老院的老人，今年85岁，曾于1992年秋得了小便不通的病，两次治疗均未见效，后来敬老院服务员说，《辽宁老年报》三版有一偏方治小便不通。没等我回敬老院，几位服务员就到山上找了3个蟋蟑，焙干研末，让我用白开水冲服。20 分钟后，明显见效。

【荐方人】四川　赵江海

用葱白、胡椒敷脐治小便不通

【配方及用法】葱白 1 根（约 10 厘米长），白胡椒 7 粒，共捣烂如泥，填敷肚脐上，盖以塑料薄膜，胶布固定。

【引自】《老人报》（1996 年第 7 期）

用矾盐散外治老年尿潴留

【配方及用法】白矾 60 克，研末与食盐 30 克搅匀调成药散后，湿敷神阙穴（位于脐窝正中）。

【荐方人】李子云

【引自】《老年报》（1996 年 5 月 7 日）

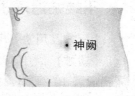

· 神阙

神阙穴的位置

单用田螺治癃闭

【荐方由来】1994 年 3 月，我患了癃闭，出现尿频、尿急和滴沥不畅的毛病，经 B 超检查，前列腺已达 5.8 厘米×4.5 厘米，成为Ⅱ度肥大，质硬。虽经中西医多方治疗，但总是预后不良，反跳不休，有时甚至发生尿路阻塞，只得靠插管导尿，弄得心神不宁，狼狈不堪。到了 5 月，我的一位老友（退休中医师）推荐一个小方让我试用，我按方治疗不到半月，病竟然奇迹般痊愈了。

【配方及用法】取大田螺 1 个，剥壳后，连屎带肉加食盐少许共捣如泥敷脐上，外贴麝香止痛膏 1 张，每次敷 60 分钟，隔天换药 1 剂。

【荐方人】四川　唐琪

黄芩、桑白皮等可治癃闭

【配方及用法】黄芩 24 克，桑白皮 15 克，麦冬、山栀、木通各 10 克，黄连 6 克，车前子（布包）18 克，竹叶 3 克，王不留行 15 克。上药共煎 30 分钟，约 300 毫升，隔 4~8 小时服 1 剂，同时用生半夏少许研面，水泛为丸，绿豆大小入鼻取嚏。

【荐方人】山西　冯曙光

【引自】《当代中医师灵验奇方真传》

宣化汤治癃闭有神奇疗效

【配方及用法】炙枇杷叶（布包）、豆豉、郁金各 12 克，车前子（布包）、紫菀各 15 克，川通草、上官桂各 5 克。上药水煎每天 1 剂，早、晚各 1 次。

【荐方人】江苏　薛其祚

【引自】《当代中医师灵验奇方真传》

干蝼蛄治疗尿潴留疗效甚佳

【配方及用法】干蝼蛄 5 克，研末温开水送服。

【功效】治疗 36 例均有效。服药 1 次见效者 32 例，其中，1 小时内排尿畅通者 10 例，1~2 小时排尿畅通者 16 例，2 小时后排尿畅通者 6 例；重复 3 次服药后排尿畅通者 4 例。用本法治疗均未发现毒副作用。

【荐方人】江苏　翟锦芳

【引自】《江苏中医》（1997 年第 7 期）

大蒜、蝼蛄可治癃闭

【配方及用法】大蒜 2 瓣，蝼蛄 7 个。将上 2 味捣烂如泥，贴脐中，约半小时，小便即通。

【引自】《小偏方妙用》

用葱白治产后尿潴留

【配方及用法】葱白 250 克。将葱白切碎炒热，用纱布包好，在脐部及其周围热熨至患者自觉有热气入腹内。

【引自】《广西玉林医药》（1978 年第 1 期）、广西中医学院《广西中医药》增刊（1981 年）

满天星、车前草治小便不通

【配方及用法】满天星、生车前草各 1 盅，冲烂，用净布包好放淘米水内，榨去绿水对白糖饮之。一般服药后 3 小时小便可通。

【荐方人】广西　诸葛达

【引自】广西医学情报研究所《医学文选》

单用野燕麦水煎服治尿闭病

【方法】野燕麦 60 克，水煎服。

【引自】《浙江中医学院学报》（1984 年第 1 期）、《中医单药奇效真传》

第五节　乳糜尿（白浊尿）

山楂碾末为丸可治乳糜尿

【荐方由来】一位姓何的老妇，65 岁。1983 年 8 月 4 日初诊，患血丝虫乳糜尿史 19 年。经中西药物多方面治疗，但乳糜尿迁延不愈。近月来病情加剧：每溲均作乳糜状，混浊如浆，晨起为甚，无涩痛感。多食油腻则脘腹胀闷，便溏不实，尿浊加深。伴见面目虚浮，四肢酸软，舌淡，苔白腻，脉细缓。尿化验：乳白色浑浊，蛋白"+++"，乳糜定性"+++"。辨证为脾胃气滞，脾不化精，脂膏下流。治以健脾行滞，消导分清，处方单用山楂碾末为蜜丸。每日 90 克，分 3 次服，服至半月，小便日渐清澈，乳糜尿完全消失，腹胀改善，饮食较佳。晨尿连检多次均为正常。停药随访 2 年未见复发。

【引自】《上海中医杂志》（1987 年第 8 期）、《中医单药奇效真传》

用银杏、桂圆等可治乳糜尿

【荐方由来】1993 年我妻子患了乳糜尿，小便呈豆浆状，用多种方法治疗不见效，发展为糜血尿，尿中红细胞"++++"，医生建议用手术方法疏通肾周围被阻塞的淋巴管。虽然我听说手术效果不确定，但仍准备作最后一拼：一方面四处筹款，另一方面想点子给她补身子。我每天早晨剥五六个银杏果、五六个桂圆，再加约 15 克枸杞子，约 15 克冰糖共煮后给她空腹吃下。约 20 多天，妻子突然发现她的小便变清。我很惊喜，又给她连着吃了 20 天左右。至今已过了一年半，妻子的乳糜尿未复发过。

我怀着好奇心查找有关资料，得知银杏可补心养气，益肾润肺；桂圆可补心养气，开胃健脾；枸杞子能滋肾润肺，治肝肾气上述诸味并用，相得益彰。

【荐方人】益民

【引自】《老年报》（1996 年 11 月 5 日）

豆、鸡蛋清可治尿白浊病

【荐方由来】1947 年，辽宁达力白同伙伴 3 人去热河办事，其中 1 伙伴途患白浊，3 日不得动弹。后一位大娘告诉：用大豆 7 粒，同鸡蛋清一起煮熟吃了便好。照此服用，病真的好了。

【引自】《蒙医妙诊》

射干煎服可治乳糜尿

【配方及用法】射干适量。病程长及体质壮实者，用射干 20~25 克；病程短及体弱者，用射干 12~15 克，煎水适量，每日分 3 次服。病程长者，酌加川芎 9 克，赤芍 12 克；乳糜血尿者，酌加生地 15 克，仙鹤草 15 克。

【备注】用射干治疗乳糜尿古今本草书籍虽未载，但民间有此单方。用法是射干约 10 克，切细，与鸡蛋一个搅匀，再加糯米酒一杯（约 50 毫升），久蒸。日服 3 次，连服 7 天。疗效亦肯定。射干苦寒，脾虚便溏者不宜使用，孕妇忌用或慎用。

【引自】《中医杂志》（1986 年第 11 期）、《单味中药治病大全》

当归、川牛膝等可治乳糜尿

【配方及用法】当归、川牛膝各 15 克，黑、白丑各 3 克，冰片（冲）3克。将上药先用清水浸泡 30 分钟，再煎煮 20 分钟，每剂煎 2 次，将 2 次煎出的药液混合共约 300 毫升，分早、晚 2 次温服。腰酸乏力者，加首乌、枸杞、黄芪各 15 克。

【荐方人】甘肃　周斌

【引自】《当代中医师灵验奇方真传》

第六节　泌尿系统结石

金钱草、鸡内金等可治肾结石

【配方及用法】金钱草、鸡内金各 30 克，海金沙 25 克，石苇、冬葵子、当归、川芎、三棱、莪术、黄柏、泽泻各 20 克，枳壳、甘草各 15 克。上药冷水浸泡 30 分钟后，文火水煎 20 分钟取汁 300 毫升，分 3 次服。腰酸痛者加山萸肉、杜仲各 20 克，有积水者加猪苓、茯苓皮各 30 克。

【荐方人】黑龙江　赵淑兰

【引自】《当代中医师灵验奇方真传》

鸡内金粉治肾结石

【方法】将鸡内金烤干，研成粉末，取 15 克倒入杯内，冲 300 毫升开水，15 分钟后即可服用。早晨空腹服，一次服完，然后慢跑步，以助结石排出。

【引自】《湖南中医杂志》（1986 年第 3 期）、《中医单药奇效真传》

金钱草、白茅根等可治肾结石

【配方及用法】金钱草 15 克（鲜药 31 克），白茅根 62 克，地骨皮 46 克，兑水 2~2.5 千克，水煮沸后文火煎 10~15 分钟，滤出汁液，放温后代茶饮。一次饮不完，装进保温瓶里，每天饮数次。每剂药煎 2 次，煎第二次时适当少添些水。每天 1 剂。菠菜子 1.5 千克，放锅内文火焙黄，研面过罗干吃或温开水冲服。每天 3~4 次，服 62~93 克，7 天为 1 疗程。轻者 1 个疗程，重者 2 个疗程。若无特殊情况，一般不超过 3 个疗程，即可治愈。

【备注】患者服药期间忌房事，忌食生冷和荤腥食物，宜多休息，多吃素食和新鲜蔬菜。

【引自】《中医药信息报》

滑石、木通等可治肾结石

【配方及用法】滑石 20 克，木通 6 克，金银花 10 克，车前草 12 克，金钱草 15 克，海金沙 15 克，瞿麦 10 克，泽泻 10 克，萹蓄 10 克，甘草 10 克，生地 10 克。

上药水煎服，每天 1 剂，分 3 次服，连服 5 剂为 1 疗程。一般经 2~3 个疗程，肾结石病可愈。

【备注】在进行中药治疗的同时，每天大量饮水，并在楼梯上或平地上多跳动，促使结石化小和排出。

【荐方人】湖南 谢长文

【引自】《农家科技》（1997 年第 10 期）

核桃仁等可治胆肾结石

【配方及用法】核桃仁 50 克（生、熟各一半碾成粉），冰糖粉 50 克，熟香油 50 克（菜油、花生油均可）。服时将三样混合成糯糊即可，每天早、晚各服一半。服完后，仍按上述配方继续配食。

【荐方人】云南 何思问

鸡内金治尿路结石

【配方及用法】鸡内金 1 个。将鸡内金晒干，捣碎，研末，白水送服。每日 1 次，可连续服用。

【功效】化石通淋。

鹿角霜等治尿路结石

【配方及用法】鹿角霜 30 克，菟丝子、鸡内金、石苇、海金沙、白芍各 12 克，生甘草梢、王不留行各 9 克，琥珀 1 克（吞），金钱草 15 克，乌药、桃仁各 6 克。水煎服，每天 1 剂。

【功效】温肾壮阳，排石活血，化瘀通络。

鲜杉树脑头可治尿道结石

【荐方由来】我今年 60 岁，1980 年患尿道结石症，每次小便疼痛难忍。

后来经一位老太太传方，用 36 个新鲜杉树脑头，加红糖、白糖各 100 克，用水 2 碗煎服，连服三四天，半粒绿豆大的尿道结石就从小便中排出来了。

【荐方人】浙江　王星田

【引自】广西科技情报研究所《老病号治病绝招》

杉树枝脑头可治尿道结石

【配方及用法】用杉树枝尖脑头鲜枝叶 36 个（约 120 克左右），加入红糖、白糖各 60 克，用水 3 碗煎熬成 1 碗温服。每天 2 次，连服 3~5 日。

【备注】结石从尿道中排出，排石时阴茎头有触电似疼痛。结石排出后，一切正常，永不复发。

鹅不食草治膀胱结石

【方法】取鹅不食草 200 克（鲜品）洗净，捣烂取汁，加白糖、白酒少许，一次服完。每天 1 剂，服 3 剂。

【引自】《广西中药》（1984 年第 4 期）、《中医单药奇效真传》

鲜鱼腥草、地龙等可治尿路结石

【配方及用法】鲜鱼腥草 160 克，红地龙 10 条，白糖 50 克。地龙用水漂净，将其置白糖内液化。鱼腥草取汁，两者混合后顿服。

【荐方人】赖新发

【引自】《家庭医生报》（1995 年 5 月 27 日）

第七节　其他泌尿系统疾病

生山楂煎服治尿痛

【方法】生山楂 90 克，水煎服。

【引自】《浙江中医杂志》（1992 年第 5 期）、《中医单药奇效真传》

鲜金钱草取汁服治尿道刺痛

【配方及用法】 鲜金钱草 150 克。将鲜金钱草洗净，绞取汁服用，每天2次。

【备注】 金钱草以其颜色金黄，形似铜钱而得名，有清热利尿，消肿解毒之效用。据元朝《巴东志》记载，王村一老妇患了热淋证，小腹拘急疼痛，小便次数增多，尿道刺痛。有一民间草医，用新鲜金钱草一把绞汁，让老妇服下，每天2次，3天而愈，人们皆谓其神药。后人也经常应用，确有效验。

【引自】 《小偏方妙用》

用干姜甘草汤治遗尿

【配方及用法】 干姜、甘草、夜关门各30克，台乌、益智仁、白术各10克。上药用冷水浸泡20分钟后，文火煎30分钟，取汁约300毫升，1天3次，2天1剂。

【荐方人】 四川　吴甫兴

【引自】 《当代中医师灵验奇方真传》

五味子、胡椒等可治愈遗尿

【配方及用法】 五味子、胡椒、故纸各6克。上三味共为细末，糊在肚脐上，胶布封闭，每天换1次，4天为1疗程，若见效，连续服二三次即愈。

【荐方人】 河南　燕国龙

覆盆子、金樱子等治遗尿

【配方及用法】 覆盆子、金樱子、菟丝子、五味子、仙茅、山萸肉、补骨脂、桑螵蛸各60克，丁香、肉桂各30克。上药共研细末装瓶，防止挥发漏气失效。取药粉约1克，倒满病人肚脐眼，滴1~2滴酒精或高粱酒后，再贴上暖脐膏药（药店有售；烘时不可太热，防止烫伤皮肤）；也可用薄层棉花或纱布一层覆盖，外加塑料薄膜贴上胶布条。每3天换1次。也可同时口服药粉，每天早、晚各1次。3~10岁每次约3~5克，10岁以上每次5~6克。剂量亦可按病人体质或病情，酌情增减。口服药粉时，可加些白糖调拌后服下。

【引自】《中医杂志》（1994 年第 4 期）、《实用专病专方临床大全》

生龙骨、鸡蛋可治遗尿

【配方及用法】取生龙骨 30 克水煎，用此药汁煮鸡蛋 2 个；第二次亦用龙骨 30 克，同前一次煮后之龙骨同煎，仍用此药汁煮 2 个鸡蛋；以后各次均按上法煎。约 200 克龙骨煮 12 个鸡蛋为 1 疗程剂量。3~8 岁每天吃 1 个龙骨煮鸡蛋，8 岁以上每天可吃 2 个龙骨煮鸡蛋。

【荐方人】赵燕

芡实、桑螵蛸等治遗尿

【配方及用法】取芡实 30 克，桑螵蛸 15 克，硫黄 90 克，葱 10 棵，共捣为泥，存放在洁净的玻璃瓶里备用，一般存放 7 天为限。不论成人与小儿，每晚睡前用 75% 的酒精棉球将肚脐及其四周腹壁消毒，然后将药摊在肚脐周围，再用绷带绕腰缠紧固定，次日早晨取下，第二天晚上，仍按前法使用。

【荐方人】林健

【引自】《老年报》（1997 年 8 月 28 日）

兰花草可治尿毒症

【配方及用法】兰花草（草本植物，生长在浙江、安徽一带，秋天常开蓝色小花朵）、老葫芦根（小孩手掌大的一块，越成越好）。老葫芦根放在瓦罐里加水煎煮，汁越浓越好；将大拇指大的兰花根切成小片（像西药片一样），放在葫芦汁内一起煎煮至一小碗后喝汤。每日 3 次，每次一小碗。患者服药后，泻得快，消毒快，消肿消炎快，治愈率高。

【备注】①由于服药后泻得快，一定要让患者多饮水，以防失水。②由于药物对每个患者发挥的作用不一样，临床差异也很大。个别患者服用此方后，将出现恶心、呕吐、流涎、肌肉颤动、昏迷、神志不清、呼吸困难等现象，中毒深者将会有生命危险。一旦有这类情况应立即停止用药。③由于此药毒性大，危险性也大，患者必须在医院服用。④此方适用于慢性肾炎引起的尿毒症，但有心脏病等并发症的患者禁用此方。

【荐方人】江苏　陈屏

蛇舌草、六月雪等可治尿毒症

【配方及用法】蛇舌草 30 克，六月雪 30 克，生大黄 7~10 克。煎成 200 毫升，保留灌肠。同时推注"醒脑静"，每次 2 克，加 50% 葡萄糖 40 毫升缓注，每 6 小时 1 次，一般次日神志即清，呕吐亦止，则改为每天 2 次，继用 3 日，并予温肾解毒，活血利水之品。处方：熟附子 10 克，生白术 20 克，姜半夏 10 克，紫丹参 30 克，六月雪 30 克，插插活 30 克，党参 15 克，绿豆 30 克，半枝莲 30 克，黄连 2 克，另用益母草 120 克煎汤代水煎药，每天 1 剂。加减法：肌酐，尿素氮不下降者，加白金丸（包煎）6 克；皮肤瘙痒者加白藓皮、地肤子各 30 克；病情稍见稳定后，即重用黄芪 90 克，以益气利水。若尿量少者，另用大黄 8 克，合成牛黄 1 克，研细末，装胶囊，每次服 4 粒，每天 2 次。

【备注】方中"插插活"为忍冬科接骨木属植物，甘苦平，有祛风湿、通筋络、活血止痛、利尿消肿功用。

【荐方人】苏州　凌长发

【引自】《当代中医师灵验奇方真传》

黄柏、大黄等可治尿毒症

【配方及用法】黄柏、大黄、黑丑、杏仁、干姜、桂枝、蒲公英、丁香、甘草、五味各 10 克，生地 35 克，知母 20 克，枸杞 50 克，黄芪、党参、白芍各 15 克，柴胡 5 克。上药水煎服。如 1 剂小便通者减大黄，加黄芩 10 克，半夏 10 克，瞿麦 15 克。服 8~10 剂可愈。本方的剂量不可随意加减。

【荐方人】河北　郭振英

【引自】《当代中医师灵验奇方真传》

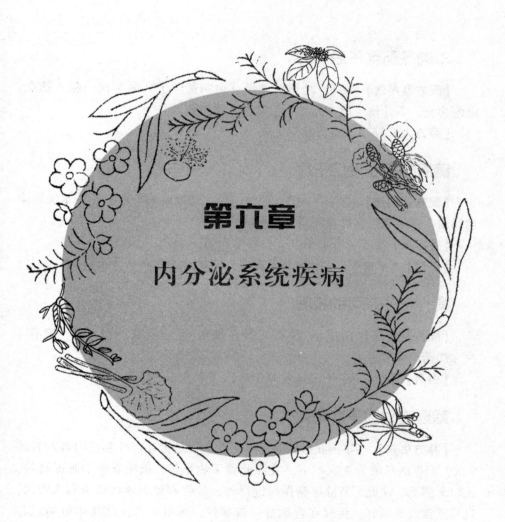

第六章

内分泌系统疾病

第一节　浮肿、口干症、肥胖

羊肉煮菟丝子治浮肿

【配方及用法】用黄豆地里黄丝子（也叫菟丝子）和羊肉一起煮熟吃，吃饱为止，不计量，第一天吃了，第二天就消肿。

【荐方人】辽宁　张海莲

嚼服枸杞子治口干症

【配方及用法】枸杞子一把（约30克）。每晚临睡前取上药，水洗后徐徐嚼服。凡老年经常性夜间口干均可应用。

【荐方人】辽宁　罗振亚

【引自】《新中医》（1989年第6期）、《单味中药治病大全》

喝枸杞子茶可助减肥

【配方及用法】枸杞子30克（每日量）。上药当茶冲服，早、晚各1次，用药期无禁忌。

【引自】《新中医》（1988年第7期）、《单味中药治病大全》

咽唾液对口干症有效

【荐方由来】三年前我做保健操时，有一节是舌在齿外和齿内各左右转9次，产生的唾液分3次咽下。我照此做了约半年，就感觉晚上睡眠特好，无口干感觉。从此，我除坚持做保健操外，经常有意识地将唾液咽入腹内，自我感觉效果极好。我现在食欲好，精神好，睡眠正常，前几年得的冠心病也好了（已有三年不吃药）。

【功效】唾液中含有多种促进健康的有效成分，具有抗菌，助消化，滋润口腔、咽喉及胃肠道的作用。

【荐方人】张淑林

【引自】《晚晴报》（1997年3月12日）

山楂泡茶饮可助减肥

【荐方由来】我老伴今年 72 岁，胖得连走路都不方便，减食也不生效。今春听一个亲戚说用山楂泡茶喝可减肥，于是抱着试试看的想法，买了 1.5 千克山楂开始泡茶喝。喝了 1 个多月觉得有效，现在已喝了 4 个月，感觉行动各方面利索多了。

【方法】山楂片每次泡 20 多片。冷天泡 1 次喝 2 天，热天泡 1 次用 1 天，最后把山楂吃了。不能间断，每天不定量，想喝就喝，最好有意识多喝点。

【荐方人】河南 曲海岳

吃生萝卜可助减肥

【荐方由来】我偶从医书中看到，某某因吃生萝卜，不但达到减肥的目的，而且吃萝卜使他戒了烟酒，治好了心绞痛病。我见后仿做，坚持每天生吃半个心里美萝卜，直到现在，已有半年时间，啤酒肚基本没有了，体重减轻了 6.5 千克，自我感觉轻松多了。而且这种方法不必减食挨饿，每餐只要少吃一点即可。

【荐方人】杨永泉

【引自】《老年报》（1997 年 11 月 13 日）

第二节 糖尿病

糖尿病，又称"消渴病"。本病是常见的内分泌代谢病之一。典型者出现多尿、多饮、多食、疲乏、消瘦等综合征，严重时可并发酮症酸中毒。发病机制及致病原因尚未明了。化验检查，血、尿糖阳性为诊断重要依据。

山药粥治糖尿病

【配方及用法】山药 40 克，粳米 60 克。将山药切成小块，加粳米和适量的水熬成粥。顿服，1 日 2 次。

【功效】山药味甘、性平，入肺、脾、肾经。它含有黏液蛋白，有降低血糖的作用，是糖尿病人的食疗佳品。

【备注】 山药有收涩的作用，故大便燥结者不宜食用，另外有实邪者忌食山药。

【荐方人】 广州　邱新诚

黄连等治糖尿病

【配方及用法】 黄连 8 克，黄芪 20 克，黄檗 15 克，生地 15 克，煎水服用。

【备注】 此为糖尿病的急性期药方。

【荐方人】 王润华

葛根降糖

【方一】 葛根 30 克，大米 60 克，加水适量，煮粥，早晚各服一次。

【方二】 葛根 30 克，白茅根 60 克，加水适量，煮汤，饮服。

【荐方人】 孟平

玉米须降糖

【方一】 玉米须 30 克，白茅根 40 克，每天 1 剂，水煎服，早晚各一次。

【方二】 玉米须 60 克，泡开水当茶饮。

桑叶降糖

【方法】 用桑叶 15 克，泡开水当茶饮，每日 1 壶，30 天后有明显效果。

【荐方人】 河南　张洛

苦瓜可疗糖尿病

【配方及用法】 取苦瓜 250 克，洗净切碎，水煎半小时，频服，每次一茶杯；或把苦瓜烘干，碾成粉，压成片剂，每片重 1.5 克，每天服 3 次，每次 15~25 片，饭前一小时服。无副作用。

【荐方人】 黑龙江　谭林

【引自】《老年报》（1998 年 6 月 4 日）

萝卜汁治轻、中型糖尿病

【配方及用法】选红皮白肉萝卜，捣碎取汁 100~500 毫升为 1 次量，早晚各服 1 次，7 天为 1 疗程，可连服 3~4 个疗程。

【功效】清热降火，生津补液，健胃消食，止咳化痰，顺气解毒。

黑木耳、扁豆治糖尿病

【配方及用法】黑木耳、扁豆等份。晒干，共研成面。每次 9 克，白水送服。

【功效】益气，清热，祛湿。用治糖尿病。

用苞米缨子煎水治糖尿病

【配方及用法】取苞米棒子尖部突出的红缨子 100~200 克，用煎药锅加水煎煮，日服 3 次，每次两小茶杯，不用忌口。连服效果显著。

【荐方人】辽宁　梁殿喜

元参、麦冬等可让血糖指数恢复正常

【配方及用法】元参、麦冬、熟地、黄芪各 90 克，云苓、栀子、花粉各 15 克，山萸肉 30 克，豆豉 45 克，知母 30 克，水煎服。每剂煎 3 次，将 3 次药汁混合搅匀，早、中、晚饭后各服 1 次。

【荐方人】河南　黄福林

黄芪、太子参等可降血糖

【配方及用法】黄芪 40 克，太子参 15 克，白术 10 克，山萸肉 10 克，白芍 15 克，生地 15 克，川牛膝 20 克，黄精 30 克，茯苓 15 克，黄芩 10 克，黄连 6 克，元参 20 克，五味子 10 克，三七 5 克（冲服），泽泻 10 克，车前子 15 克，柴胡 10 克，乌梅 10 克，生姜 3 克，甘草 10 克。上药水煎服，每天 1 剂，每剂 3 煎，每煎 30 分钟（以开锅计时），分早、中、晚温服。

【荐方人】宁夏回族自治区　曹生无

【引自】《当代中医师灵验奇方真传》

泽泻、玉竹等可治糖尿病

【配方及用法】泽泻、玉竹、沙苑、蒺藜各 13 克，山药、桑白皮、枸杞子各 15 克，玉米须 9 克。上药水煎服，小儿酌减。服药 7 剂为 1 疗程，忌食生冷、辛辣及萝卜、羊肉。

【引自】《浙江中医杂志》（1988 年第 23 期）、《实用专病专方临床大全》

第七章

神经系统疾病

第一节　眩晕症

白果可治眩晕症

【配方及用法】优质白果仁 30 克（有恶心、呕吐症状者，加入干姜 6 克）。上药研为细末，等分为 4 份，每次 1 份，温开水送下，早、晚饭后各服 1 次。一般服用 4~8 次可痊愈。

【荐方人】云南　普华

【引自】《中医杂志》（1986 年第 11 期）、《单味中药治病大全》

乌梅、菊花等可治眩晕

【配方及用法】乌梅、菊花、山楂各 15 克，白糖 50 克。上药煎约 30 分钟左右，取汁 200 毫升，然后将白糖放入煎好的药液中，每天服 2 次。

【荐方人】河南　詹瑞林

【引自】《当代中医师灵验奇方真传》

仙鹤草可治眩晕症

【配方及用法】仙鹤草 100 克，水煎，每天 1 剂，分 2 次服。

【荐方人】江西　叶礼忠

【引自】《中西医结合杂志》（1986 年 6 月第 8 期）、《单味中药治病大全》

柳枝粉可治眩晕症

【配方及用法】取柳树枝晒干研末备用（最好在清明前后数日采取，阴干，存过冬）。用时，根据辨证选一二味中药煎汁冲服 10 克柳树枝粉；若辨为火证，取夏枯草 15 克；风证，取钩藤 30 克；痰证，取制半夏 12 克；瘀证，取丹参 15 克；气虚取太子参 30 克；血虚取当归 12 克；阴虚取女贞子、旱莲草各 15 克；阳虚取仙灵脾、仙茅各 15 克，每天 1 次。

【荐方人】广西　韦保凡

人参、干姜等可治眩晕症

【配方及用法】人参、干姜、蜀椒、饴糖。治眩晕症加法半夏6克、白术9克，水煎服，每天1剂。

【备注】此方出自《金匮要略·腹满寒疝宿食病》篇，是建中补虚名方。笔者运用此方注重"胸中大寒痛"等立方主证，为本方辨证要点，治疗嗜睡、眩晕各1例，均收满意疗效。

荆芥、半夏等可治眩晕症

【配方及用法】荆芥10克，半夏15克，大黄10克，钩藤20克。前2味用清水约400毫升，文火先煎15分钟后入大黄、钩藤，再煎10多分钟去滓温服。

【荐方人】广东　梁如庆
【引自】《当代中医师灵验奇方真传》

党参、法半夏等可治眩晕症

【配方及用法】党参、法半夏各9克，当归、熟地、白芍、白术各30克，川芎、山萸肉各15克，陈皮3克，天麻9克。水煎服，每天1剂。

【荐方人】广西　张泰贵

天麻、熟地等可治眩晕

【配方及用法】天麻、熟地、党参、黄芪各25克，1只童子母鸡（已成熟，未下过蛋的），一起煮熟（注意不放任何调料），分早、晚2次空腹服完，最好是发病时用。

【荐方人】范欣
【引自】《健康指南》（1996年5月第3期）

黄芪、党参等可治眩晕症

【配方及用法】黄芪30克，党参30克，白术10克，陈皮6克，归身10克，柴胡3克，升麻3克，炙甘草6克。每天1剂，水煎服，分2次温服。呕吐频繁者分多次服。若呕吐重者加半夏10克，生姜10克，赭石25

克；若眩晕严重者党参改用红参 10 克或高丽参 6 克，加用天麻 10 克；若心悸、恐惧者加枣 12 克，柏子仁 10 克；头痛加川芎、蔓荆子各 10 克。

【引自】《云南中医杂志》（1986 年第 9 期）、《实用专病专方临床大全》

五味子、酸枣仁等治眩晕症

【配方及用法】五味子 10 克，酸枣仁 10 克，淮山药 10 克，当归 6 克，龙眼肉 15 克，水煎服。每天 1 剂，早、晚 2 次服用。

【引自】《实用民间土单验秘方一千首》

制半夏、防风等可治眩晕症

【配方及用法】制半夏、防风、丁香、肉桂各等份，共研细末备用。上药取 2 克放在 4 厘米×4 厘米的胶布上贴脐部（神阙穴），再将 1 克分成 2 份分别放在 2 厘米×2 厘米的 2 块胶布上贴双侧耳尖上方约 1.5 厘米处（晕听区）。每天 1 次，每次 6~8 小时，每周为 1 疗程。

【荐方人】江苏　马仪战

【引自】《当代中医师灵验奇方真传》

法半夏、茯苓等可治眩晕症

【配方及用法】法半夏 10 克，茯苓 10 克，鲜生姜 10 克，泽泻 2 克，白术 10 克，生牡蛎 12 克，钩藤 15 克（后下），每天 1 剂，水煎服。年高气虚者加党参，手足麻木者加桂枝。

【引自】《黑龙江中医药》（1984 年第 3 期）、《临床验方集锦（续二）》

第二节　头风、头痛

松针叶等可治头风

【配方及用法】松针叶（马尾松）、枫树叶、桃树叶等量，捣烂后加适量葱头、食醋敷于额部。一般敷 2~3 次均可治好头风病。冬天没有枫树叶和桃树叶，其树皮也可以。

【荐方人】 福建　陈年恭

刺蚁、僵蚕等治神经性头痛

【配方及用法】 取黑多刺蚁、僵蚕、紫河车适量。拟黑多刺蚁 82%，僵蚕 10%，紫河车 8% 比例配制。上药共为末装胶囊，每粒重 0.3 克，每天服 3 次，每次 4 粒，饭后开水送服，20 天为 1 疗程。

【荐方人】 福建　林映青

【引自】《当代中医师灵验奇方真传》

柴胡、僵蚕等可治头风

【配方及用法】 柴胡、僵蚕各 10 克，天麻、川芎、黄芩、钩藤各 15 克，珍珠母、生石膏（先下）各 20 克。上药煎 20~30 分钟，取汁约 150 毫升，两煎分 2 次服，每天 1 剂。火盛者加龙胆草 15 克；偏头痛者加蔓荆子 15 克；目痛者加菊花 15 克；牙痛者加细辛 3 克；巅顶痛者加藁本 15 克。

【荐方人】 吉林　孔令举

全虫末外敷治偏头痛

【配方及用法】 全虫、胶布。全虫研细末，每次取少许置于太阳穴，以胶布封固，每天换药 1 次。

【荐方人】 重庆　邓明材

盘龙草、蝉蜕等可治疗头痛

【配方及用法】 盘龙草 30 克，蝉蜕 7 个，大枣 5 个，蜂蜜 1 匙，菊花 1 株。将上药用水适量煎煮 10~15 分钟，分 2 次温服。

【引自】《小偏方妙用》

附子、干姜等可治偏头痛

【配方及用法】 附子、干姜、桂枝、细辛、石膏、龙胆草、黄芩、大黄、党参、黄芪、白术、淮山药、当归、熟地、羌活、防风、柴胡、山萸肉、五味子、天南星、半夏、川芎、白芷、牡蛎、磁石、全蝎、威灵仙、蜈蚣、地龙、桃仁、茯苓、枣仁各适量。药味、剂量均随症加减，烘干，研末备用。每天 20 克，分 2~3 次，温开水送，连服 10 天为 1 疗程。服后有效，可连服 2~3 个疗程。

【功效】本方祛风攻下，益气活血，寒温相合，干燥柔润互济，总的药性偏寒凉，阳虚者不宜用。本方所治排除高血压、鼻窦炎、肿瘤所致头痛，多为血管神经性头痛呈中、重度者，病史均在一年以上。

天麻、党参等可治头痛

【荐方由来】我乡一位复员军人，过去一头痛就昏迷，在部队医院治疗数年仍未见效。后来按下述方法治疗，至今 20 多年未复发。我用此方法治疗 50 多位头痛患者，全部取得满意疗效。

【配方及用法】天麻 250 克，党参 250 克，当归 200 克，人参 10 克，大枣 250 克，核桃仁 250 克，蜂蜜 1000 克，猪油（不放盐）1000 克。将上药共泡在一个罐头瓶里，盖严，7 天后将天麻取出切细，再放入瓶内泡 1 个月，即成药液。每天早上将泡的药液舀一匙和甜酒在饭甑上蒸热，分早、中、晚 3 次服，坚持服用一段时间即可。

【荐方人】四川　冯吉山
【引自】广西科技情报研究所《老病号治病绝招》

白附子、全蝎等可治头痛

【配方及用法】白附子、全蝎各 6 克，当归、柴胡各 12 克，僵蚕、川芎、白芷各 10 克，蜈蚣 1 条。水煎服，每天 1 剂。

【功效】搜逐血络，祛风止痉，通络止痛。

第三节　三叉神经痛

用川芎止痛汤治疗三叉神经痛

【配方及用法】川芎 20~30 克，荆芥、防风、全蝎、荜茇各 10~12 克，蜈蚣 2 条，天麻 10 克，细辛 3 克。寒重加制附子 20~30 克（先煎）；热重加生石膏 20~30 克，黄芩 12 克，黄连 9 克；便干加大黄 15 克；瘀重加赤芍 12~15 克，丹参 30 克，五灵脂 12 克；阴虚加生地、女贞子、龟板各 15 克，黄柏、知母各 12 克。水煎服，每天 1 剂，重者 2 剂。

【功效】祛风通络，散寒止痛，活血化瘀。

【备注】按临床观察表明，方中川芎剂量小于 12 克，效果较差，用至 20 克则获高效、速效，并未见任何副作用。细辛用至 6 克也未见不良反应。

川芎、白芷等治疗三叉神经痛

【配方及用法】川芎 30 克，白芷 8 克，白芥子、白芍、香附、郁李仁、柴胡各 10 克，甘草 5 克。水煎 2 次，两汁混匀，分 2 次服。6 天为 1 疗程，一般 2~3 疗程可愈。

【荐方人】山西　张起生

白芷、白蒺藜等可治疗三叉神经痛

【配方及用法】白芷、白蒺藜、白附子、白僵蚕、煨川楝子各 9 克，地龙 15 克，全蝎、蜈蚣各 5 克，白芍、川芎各 30 克，肉桂 1.5 克。因寒而触发者，白芷可加至 15 克，加制川乌、制草乌各 6 克；因热而发者，加菊花 9 克，决明子 15 克；大便干结或闭塞者加生大黄 6~9 克。

【荐方人】上海　魏东华

向日葵盘治三叉神经痛

【配方及用法】向日葵盘 100~200 克（去子），白糖适量。将向日葵盘掰碎，分 2 次煎成 500~600 克的汤，加白糖。每天早晚饭后 1 小时服下。若病情较重，可日服 3 次，服量也可加大一些。可根据病情灵活掌握疗程。为防止复发，病愈后可多服几日，以巩固疗效。

【功效】清热解毒，逐邪外出。用治三叉神经痛。

服醋蛋液可治三叉神经痛

【荐方由来】我从 1967 年患三叉神经痛，闪电式的剧烈疼痛使我食不能进，话不能说，真是痛苦。患病期间，多方治疗未见效果，我抱着试一试的想法，于 1987 年 12 月中旬开始服用醋蛋液，服了 2 个醋蛋液后感觉疼痛减轻，阵发性头痛时间缩短了，次数也减少了，继续服用效果显著。

【配方及用法】将250毫升左右的食用醋（米醋用低度的，9度米醋应用水稀释）倒入铝锅内，取新鲜鸡蛋1~2个打入醋里，加水煮熟，吃蛋饮汤，1次服完。

【荐方人】山东　杨希宗

第四节　坐骨神经痛

祁蛇、蜈蚣可治坐骨神经痛

【配方及用法】祁蛇（或乌梢蛇）、蜈蚣各10克。焙干研成粉，等份分成8包。首日上下午各服1包，继之每天上午服1包，7天为1疗程。每疗程间隔3~5天，一般1~2个疗程可显效至痊愈。

【备注】患者一般在药后可有全身及患肢出汗或灼热感，有的可出现短暂性疼痛及麻木，不久即消失。

桃仁、红花等可治坐骨神经痛

【配方及用法】桃仁、红花、当归、地龙各15克，川芎、甘草、没药、五灵脂、牛膝各10克，秦艽、羌活、香附各5克。水煎服，每天1剂，分早晚2次，空腹温服。

【荐方人】吉林　刘丽花

杜仲等治坐骨神经痛

【配方及用法】杜仲、川续断、淮牛膝、桑寄生各30克，没药、乳香、红花、桃仁、生甘草各10克，全蝎、蜈蚣各2克（共研末冲服），木瓜、威灵仙、独活、白芍各20克。将上药水煎，分早晚2次服，每天1剂。1周为1个疗程。

【荐方人】山西　杨建政

黄芪、白芍等治坐骨神经痛

【配方及用法】生黄芪50克，白芍、元胡、木瓜、全当归、桂枝各20

克，赤芍、牛膝、鸡血藤、威灵仙、路路通各 15 克，地鳖虫、全蝎各 10 克，生甘草 5 克。将上药水煎，每天 1 剂，分早、中、晚口服。10 天为 1 个疗程。

【荐方人】四川　何焕章

生姜蘸火酒可治疗坐骨神经痛

【荐方由来】我左腿膝盖时感疼痛，走路、上下楼梯很困难，上厕所时蹲下去就很难站起来，经医院诊断为坐骨神经痛。去年 9 月的一天，大女儿告诉我用生姜蘸火酒可治愈坐骨神经痛，我就每天 2 次用生姜蘸火酒按擦我的左腿膝盖疼痛处。没想到，只用了 5 天时间，疼痛就开始逐渐减轻，连续按擦 10 多天病痛就完全消失了。

【荐方人】云南　尹建强

川牛膝、五加皮等治坐骨神经痛

【配方及用法】川牛膝、五加皮、当归各 25 克，食盐 250 克，用火炒热，装入准备好的布袋内，外敷患处，每天 3~5 次，不必换药，冷却再炒。

【荐方人】河南　吴宗祯

制附子、麻黄等可治坐骨神经痛

【荐方由来】我是多年的坐骨神经痛患者，患病期间四处求医问药，仍是没有一点好转，精神与肉体深受病痛的折磨长达 7 年之久。1986 年一次偶然机会得一良方，试服 3 剂即有好转，再服 5 剂即愈，又服 3 剂加固，至今一直没有复发。十几位亲友同事患有此病，均用本方治愈。有一同事陈某患病卧床近月，打针、针灸、吃西药未见一点好转。后来转用此方治疗，服药 3 剂就可以下地活动，又服 5 剂即可干活，现已 1 年多未见复发。

【配方及用法】制附子 10 克（另包），麻黄 10 克，桂枝 9 克，白芥子 15 克，威灵仙 20 克，桑寄生 40 克，木瓜 15 克，独活 15 克，鹿角霜 50 克，桃仁 15 克，川芎 20 克，香附 15 克，牛膝 15 克，防风 10 克，地龙 20 克，甘草 10 克。每日煎煮 1 剂，早、晚分服，连服 8 剂。

【备注】服药后口渴便秘者去附子加泽泻 10 克；肢体麻痹者加蛤蚧 10 克，蜈蚣 2 条；高血压、心脏病、多汗失眠者去麻黄或减至 2~3 克，桂枝减至 5 克；用鸡汤、猪蹄汤当药引效果更佳；服药期间忌食酸、冷、鱼虾荤腥食物，停药 3 天后可正常饮食。

【荐方人】 福建　郑其发

【引自】 广西科技情报研究所《老病号治病绝招》

黑白丑等可治坐骨神经痛

【配方及用法】 黑白丑 120 克，穿山甲 30 克，西红花 30 克，补骨脂 30 克，大云 30 克，川乌 12 克，草乌 12 克。以上药研成细面和蜜为丸如楝子大。早、晚各服 4~6 粒。

【备注】 男性患者服药期间节制性生活；如买不到西红花，用土红花，改为 50 克；穿山甲用砂子炒后研面。

【荐方人】 河南　曾广志

苍术、黄柏等可治疗原发性坐骨神经痛

【配方及用法】 苍术 10 克，黄柏 10 克，川牛膝 15 克，薏米 20 克，当归 15 克，川芎 5 克，赤芍 10 克，生地 15 克，红花 5 克，地龙 10 克。上药每天 1 剂，水煎服，或加少许水酒兑服。如发热者，重用生地、黄柏 20 克；如大便秘结者，加大黄 10~15 克。

【荐方人】 湖南　廖秋元

【引自】《当代中医师灵验奇方真传》

当归、川芎等可治坐骨神经痛

【配方及用法】 当归 6 克，川芎 6 克，地龙 6 克，木瓜 5 克，千年健 6 克，追地风 6 克，肉桂 3 克，海桐皮 3 克，生地 9 克，桂枝 3 克，羌活 3 克，麻黄 3 克，红花 2 克，红糖 60 克。上药共为细末，大曲酒 1 瓶，倒出 100 毫升，将药末和糖一并装入瓶内，浸埋地下 7 天，取出服时摇匀，每次服 50 毫升，每天 2 次。

【荐方人】 河南　吴星云

第五节　失眠、嗜睡症

人参、党参等治神经衰弱引起的失眠

【配方及用法】人参 5 克，党参 20 克，五味子 10 克，煎水 2 遍，早晚当茶饮，7~10 天痊愈。

【荐方人】张德国

百合、苏叶等治神经衰弱引起的失眠

【配方及用法】百合 50 克，苏叶、茯神、枣仁各 10 克，龙骨 8 克，牡蛎 5 克。水煎，日服两次。

【荐方人】张文娟

大枣葱白汤治失眠

【配方及用法】大枣 15 个，葱白 8 根，白糖 5 克。用水两碗熬煮成 1 碗。临睡前顿服。

【功效】补气安神。用治神经衰弱之失眠。

【备注】临睡前用热水烫脚，多泡些时间，水凉再加热水，随烫随饮大枣葱白汤，疗效更好。用法改用冲鸡蛋汤热饮，亦有功效。

蝗虫粉补虚治失眠

【配方及用法】蝗虫。蝗虫去足、翅，焙燥研粉。每天服 10 克，分 2 或 3 次饭后服。

【功效】用治神经衰弱、肺结核、咳喘等。

食醋镇静安神治失眠

【配方及用法】醋（陈醋或香醋）。用 10 毫升食醋，调在一杯温开水中喝下。每天睡前 1 小时饮用。

【功效】食醋能诱发机体产生一种叫5-羟色胺的物质，有良好的镇静催眠作用。

酸枣仁粥治疗心悸失眠

【配方及用法】酸枣仁5克，粳米100克。酸枣仁炒黄研末，备用。将粳米洗净，加水煮成粥，临熟，下酸枣仁末，再煮。空腹食之。

【功效】宁心安神。用治心悸、失眠、多梦。

酸枣根皮治失眠

【配方及用法】酸枣根皮焙干研细末18克，丹参焙干研细末3克。二药调均匀，分成等份10小包。每晚睡前15分钟，用温开水送服一小包。10天为1疗程，1~3个疗程皆有特效。若配合热水浸足20分钟或按揉点压神门、足三里、三阴交等穴位，效果更佳。

【荐方人】河南　王在英

杓兰根治失眠

【配方及用法】通氏杓兰根不拘数量，采挖之后晒干研粉，越细越好，临睡前用糖水冲服1~2茶匙。

【备注】此方最大特点是不存在抗药性，不同于西药安眠片、速眠灵等药，是非常理想的天然催眠剂，几乎不用花钱，既经济又无副作用。

【荐方人】辽宁　王安才

当归、丹参等可治神经衰弱性失眠

【配方及用法】当归、丹参、川芎各200克，用75%酒精适量浸泡月余后，去渣取汁再浸泡王不留行，以药汁浸透为度，加少许麝香效果更好。

【荐方人】安徽　尚良翠

【引自】《河南中医》（1997年第6期）

生地、熟地等可治失眠

【配方及用法】生地、熟地、泽泻、当归、合欢皮、龙眼肉、炒柏子仁各9克，杭白芍、西洋参、炙远志各6克，枸杞10克，百合、菊花各12

克，炒枣仁、黄精各 15 克，琥珀粉 1 克。上药共研末，选优质蜂蜜 120 毫升制成膏剂，装瓶冷藏备用。每次服 30 毫升，每天早、晚各服 1 次。

【引自】《山东中医杂志》（1990 年第 6 期）、《单方偏方精选》

丹参、夜交藤可治顽固性失眠

【配方及用法】 丹参 60~90 克，夜交藤 50~60 克，生地、百合各 30 克，五味子 15 克。将两次煎液掺和后分成 2 份，午睡前服 1 份，晚睡前 1 小时再 1 份。

头晕加珍珠母 50 克，钩藤 20 克；心悸加磁石 50 克，钩藤 20~30 克；食欲不振加陈皮、香谷芽各 15 克；精神萎靡加太子参 15 克，党参 20 克。

【荐方人】 黑龙江 洪松

【引自】《当代中医师灵验奇方真传》

朱砂敷涌泉穴治顽固性失眠

【配方及用法】 朱砂 3~5 克，研细粉，用干净白布一块，涂糨糊少许，将朱砂均匀粘在上面，然后外敷双侧涌泉穴，以胶布固定。用前先用热水把脚洗净，睡时贴敷，每日 1 次。一般贴敷 1 次即可见效。

【功效】 此验方简便易行，具有安神定惊之功效。对老年人及顽固性失眠患者均有良好的治疗效果。

【荐方人】 辽宁 张化南

用橘皮枕芯治失眠

【荐方由来】 老伴从报上读了《用干橘皮做枕芯可健脑清心》的文章后，自去年冬天起，就将每天吃橘子扒下的皮在暖气片上烘干，攒起来，最后砸碎成荞麦粒大小的颗粒，装在我枕的枕头里。每当夜幕降临，头落枕上，就闻阵阵橘香从枕内徐徐散出，沁人心脾，催人入睡。

【荐方人】 张健人

【引自】《老年报》（1997 年 4 月 10 日）

白术、茯苓可治疗嗜睡症

【配方及用法】 白术 12 克，茯苓 12 克，陈皮 6 克，半夏 9 克，石菖蒲 9 克，甘草 6 克。每天 1 剂，水煎服。

【荐方人】辽宁　夏冒辉

甘蓝子粉可治顽固性嗜睡

【配方及用法】甘蓝子 30~50 克。上药放砂锅中炒香，然后研为细末，装瓶备用。早上和中午吃饭时随饭菜各服 1 汤匙（2~3 克），午后及夜间忌服。本方治疗嗜睡症，一般连用 7~10 天即可见效。见效后须继续服用 2 周左右，以巩固疗效。

【引自】《浙江中医杂志》（1986 年第 10 期）、《单方偏方精选》

陈皮、半夏等可治脑炎后嗜睡症

【配方及用法】陈皮、半夏、茯苓、郁金、石菖蒲各 15 克，甘草 10 克。每天 1 剂，水煎至 200 毫升，早、晚分服。

【引自】《辽宁中医杂志》（1990 年第 11 期）、《单方偏方精选》

第六节　自汗、盗汗

桃奴、红枣治自汗、盗汗

【方法】桃奴（晒干的桃子）15 个，红枣 10 个煎水，每晚一次服下，同时食用桃奴和红枣，3~6 剂见效。

【荐方人】张德国

五倍子、牡蛎等治自汗、盗汗

【配方及用法】五倍子 15 克，牡蛎 9 克，辰砂 1.5 克。共研细末，贮瓶备用。用时取本散适量，于临睡前用食醋调和敷脐中，外以消毒纱布覆盖，胶布固定，第二天早晨起床时除去，每晚 1 次。

【引自】《中药鼻脐疗法》

人参、黄芪等可治自汗

【配方及用法】人参、黄芪、白术、茯苓、当归、炒枣仁、白芍、熟地、生牡蛎、乌梅各 10 克，浮小麦 12 克，大枣 3 枚，水煎服。

【荐方人】陕西 吴志杰

【引自】广西医学情报研究所《医学文选》

养心汤可治手汗淋漓

【配方及用法】柏子仁 30 克，炒枣仁 30 克，荔枝仁 15 克，首乌 30 克，黄芪 60 克，茯苓 30 克，龙牡 30 克。每天 1 剂，水煎 2 次分服。

【荐方人】徐荣生

用糯稻根治盗汗、自汗

【配方及用法】在农田中拾糯稻根去土晒干备用。使用时，取干糯稻根 50 克左右洗净加冷水（用什么锅都可以，水的多少以盖住根就可以）同煮（也可加几枚红枣），待水煮成还有一碗时，去掉稻根，把水倒在碗中，加些红糖温热时喝下，上床休息一会（最好睡觉前喝）。每日 1 次，一般用 3 次。

【荐方人】玉锦

【引自】《老年报》（1997 年 8 月 12 日）

服醋蛋液可治周身性盗汗症

【荐方由来】我是一名 50 多岁的女同志，在近两年时间里，不分冬夏、昼夜，每隔两三个小时就发生一次周身性盗汗，就是三九天也照发这种怪病。尤其是在夜间发生盗汗时更使我心烦意乱，真是痛苦极了。我到医院请教医生，医生说是老年人更年期的反应，没什么特殊的治疗药物，只有等它自然消失。自从我服了 4 个醋蛋液后，盗汗症状基本消失，每夜都能睡个安稳觉了。我心里高兴极了。

【配方及用法】将 250 毫升左右的食用醋（米醋用低度的，9 度米醋应用水稀释）倒入铝锅内，取新鲜鸡蛋 1~2 个打入醋里，加水煮熟，吃蛋饮汤，1 次服完。

【荐方人】黑龙江 杜桂芬

豆浆锅巴治盗汗

【配方及用法】取出豆浆锅巴晒干备用。食用时，取豆浆锅巴（干品）

30 克，水煎 10 分钟左右，加入适量白糖，连汤及豆浆锅巴一起食用，每天食用 1~2 次。盗汗消失后，再连续食用 2~3 天，以巩固疗效。

【荐方人】马宝山

【引自】《家庭保健报》（1996 年 8 月 9 日）

第七节　癫痫（羊角风）

黄芪、防风等可治癫痫

【配方及用法】黄芪 10 克，防风 10 克，赤芍 10 克，水煎服，每天 1 剂，日服 3 次。

【荐方人】河南　史涵璋

当归、川芎等可治癫痫

【配方及用法】当归 10 克，川芎 10 克，白芍 10 克，淮牛膝 10 克，白术 10 克，砂仁 6 克，肉豆蔻 5 克，黑姜 10 克，黄芪 10 克，肉桂 6 克，吴萸 10 克，桂圆肉 10 克，大枣 10 克，桔梗 10 克，党参 30 克，故芷 9 克，生姜 3 片。与"小黑狗"共煎服。

【备注】故芷的别名为补骨脂、破故芷、黑故子。"小黑狗"系地方性土药名。

【荐方人】福建　苏菊花

【引自】广西科技情报研究所《老病号治病绝招》

服大枣黄米面能治癫痫病

【荐方由来】1965 年，我患了癫痫病，多方治疗却毫无效果。一次偶然的机会，一位老同志给我介绍了大枣治癫痫病的药方，按此方服用了 3 个疗程竟获痊愈，至今 20 多年病未复发。

【配方及用法】大枣 7 枚，黄米面少许，白酒 250 克。首先把枣核从一端取出，然后用白水把黄米面和好，将和好的面塞满枣内，放在碗里，并加入白酒将其点燃，直至酒烧完为止。每天早晨取其 1 枚服用，7 天 1 个疗程。

【荐方人】侯伯安

【引自】《辽宁老年报》（1997 年 4 月 14 日）

全蝎鸡蛋可治癫痫

【配方及用法】全蝎 3 个，鲜鸡蛋 3 个。先将活全蝎在盐水中浸 6~8 小时，再用盐水煮死阴干即可。取鲜鸡蛋破一缺口，放入全蝎，用厚湿草纸包裹 4~5 层，埋入木炭火中烧熟，去蛋壳连同全蝎食用，每天早、中、晚饭前各服药鸡蛋 1 个，连服 30 天为 1 个疗程，2 个疗程间停服 3~5 天。

【引自】《山东中医杂志》（1989 年第 1 期）、《单方偏方精选》

用酒烧鸡蛋治癫痫

【配方及用法】鲜鸡蛋 3 个，60 度以上白酒 90 毫升。把酒和鸡蛋放在铁勺内，点燃酒，边烧边用筷子翻动鸡蛋，至七八成熟时，用筷子敲开蛋壳，继续烧至火灭蛋熟即可。趁热于每天早晨空腹一次吃完，连续吃 100 天不间断。如不好，可间隔 15~30 天，按此法开始第二疗程。

【荐方人】河南 陈淑英

贝母、胆南星等可治痫证

【配方及用法】贝母、胆南星、竹沥、菖蒲、陈皮、半夏、云苓、天麻、僵蚕、麦冬各 10 克，朱砂 3 克（冲服），磁石（布包先煎）、地龙、乌蛇各 30 克，甘草 6 克，生姜 3 片（后下），小儿药量减半。上药水煎 30~50 分钟取汁，约 200 毫升，冲服朱砂，日服 2 次。痰盛壅塞先用柿蒂 1 个，白矾 3 克取吐，以劫痰涎；气郁痰多加郁金 10 克，白矾 3 克，开郁化痰；痰火壅盛加大黄 10~30 克，以通腑泄热。

【荐方人】江苏 谭文廷

【引自】《当代中医师灵验奇方真传》

草乌、木香等可治癫痫

【配方及用法】草乌（制）5 克，诃子 50 克，石菖蒲 50 克，木香 50 克，珊瑚 25 克，公丁香 25 克，肉豆蔻（煨）25 克，沉香 25 克，禹粮土 25 克，珍珠母（煅）25 克，磁石（醋煅）25 克，白附子 25 克，金礞石 25

克，甘草 25 克，朱砂 15 克，麝香 3 克。以上 16 味，除麝香、朱砂另研外，其余共为细面，而后再合麝香和朱砂面，混合拌匀，用炼蜜做成丸，每丸重 3 克，日服 1~2 次，白开水送服。

【备注】服药期间忌荞麦面、山羊肉、烟酒。小儿酌减，孕妇忌服。

【荐方人】内蒙古　白涛、白金明

【引自】《当代中医师灵验奇方真传》

戴胜鸟、枯矾等治癫痫

【配方及用法】戴胜鸟（又名屏姑姑）1 只，枯矾 10 克，生姜 30 克。将戴胜鸟文火烤脆研细，加入枯矾粉拌匀，每次服 1 匙（约 2 克），每日 3 次，用生姜汁服，服 1 只为 1 个疗程。停 1 周再服。

【荐方人】云南　杨乔榕

【引自】《当代中医师灵验奇方真传》

脐带血治癫痫病

【配方及用法】将胎儿（男孩）脐带剪断后，使血流在馒头上，吞食之，隔 3 日 1 次。

【荐方人】河北　李翠芹

【引自】广西医学情报研究所《医学文选》

螳螂子等治癫痫

【配方及用法】花椒树上的螳螂子 30 个，鲜桃树根白皮 10 克，槟榔、枳实各 50 克。螳螂子用剪子剪的时候，两头带花椒枝各 2 厘米长，再将桃根白皮、螳螂子共放锅内，沙土炒黄，再加槟榔、枳实，共为细末。上药末共分 100 包，每次服 1 包，日服 1 次，连服 3~4 个月。

【备注】忌食羊肉 3 年。须长期服用，方可巩固。

【引自】《实用民间土单验秘方一千首》

牵牛子散治癫痫

【配方及用法】牵牛子 250 克，石菖蒲 250 克，枯矾 120 克，龙骨、地龙适量。以上药物加工成粉末备用，或把药装入空心胶丸备用。每日 3 次，1 次 3 克，开水吞服。

【荐方人】湖南　张继德

【引自】《当代中医师灵验奇方真传》

郁金、白矾等可治各型癫痫

【配方及用法】郁金、白矾、炒枣仁各 15 克，炒远志、朱砂、胆南星各 10 克，龙涎香、酒曲、全虫、活血龙各 30 克，蜈蚣 10 条。上药共研为细末调匀，炼蜜为丸，每丸重 6 克，饭前服 1 丸，1 日 2 次。温开水送下。服至百丸可痊愈，永不复发。

【荐方人】河南　吴振兴

【引自】《农村百事通》（1997 年第 9 期）

第八节　其他神经系统疾病

桑叶可治手足麻木症

【配方及用法】采秋后霜打过的桑叶，晾晒干后，用砂锅煮沸，然后捞出叶子，待水温不烫时，用此水浸洗手脚。每天 2 次，数日内可见奇效。

【荐方人】河北　梁纯英

【引自】《辽宁老年报》（1997 年 10 月 15 日）

木耳蜂蜜糖可治手足麻木症

【配方及用法】黑木耳 50 克，蜂蜜 50 克，红糖 25 克。上药均分为 3 份，每天用 1 份。用时将木耳洗净放在碗内，把蜂蜜、红糖拌于木耳内，放入锅内蒸熟食用。以上剂量，3 天食完。

【荐方人】福建　方文魁

【引自】《实用民间土单验秘方一千首》

当归、桂枝等治双手麻木症

【配方及用法】当归 12 克，桂枝 6 克，白芍 12 克，细辛 3 克，甘草 5 克，红枣 5 枚，木通 10 克，黄芪 30 克，鸡血藤 30 克，老鹳草 30 克。每天

1 剂，水煎服。

【荐方人】湖南　曾社祥

【引自】《湖南中医杂志》（1981 年第 6 期）、《中医治愈奇病集成》

姜、葱、醋可治手脚麻木症

【荐方由来】我患有手脚麻木症，特别是两臂两手，只要一着凉就麻胀得难受。到医院治过多次，均无法根治。后来试着用下面的偏方治疗，没想到治好了。

【配方及用法】取生姜、葱白根、陈醋各 15 克，倒入锅中，加约一中型铝锅的水，煮沸 10 分钟，捞出葱姜，倒入盆中趁热先薰后洗麻木部位，连续洗几次即可见效。

【荐方人】苑玉明

黄芪、白术等可治震颤症

【配方及用法】黄芪 30 克，白术 12 克，茯苓 10 克，炮附子 12 克，桂枝 10 克，白芍 10 克，秦艽 10 克，当归 12 克，穿山甲珠 9 克，川断 12 克，川芎 9 克，炙甘草 6 克，生姜 4 克，大枣 3 枚。水煎分 2 次服，每天 1 剂。

【荐方人】河北　许秀华

黄芪、当归等可治老年性震颤麻痹

【配方及用法】黄芪 30 克，当归 12 克，鸡血藤 30 克，赤芍 12 克，丹参 15 克，川芎 12 克，地龙 15 克，僵蚕 15 克，白花蛇 15 克，钩藤（后下）12 克，全蝎 10 克，蜈蚣 2 条。上药水煎服，每天 1 剂，分 3 次服。

【荐方人】四川　曹勇

【引自】《当代中医师灵验奇方真传》

紫河车、龟板等可治疗肌肉萎缩

【配方及用法】紫河车 1 具，龟板 500 克，山药 1000 克。将紫河车、龟板焙黄，配合山药共研细末，每次服 15 克，每天 3 次。

【引自】《医话奇方》

木通治肌肉萎缩

【配方及用法】木通 75 克，水煎 50~100 毫升，每次服用 25~30 毫升，日服 2~3 次。

【引自】《辽宁中医杂志》（1977 年第 1 期）、《中医单药奇效真传》

蛋黄淫羊藿汤可治健忘症

【配方及用法】淫羊藿 40 克，加水 300 毫升，煮到 100 毫升后，与煮好的蛋黄调和，即成蛋黄淫羊藿汤。每次服 100 毫升，每天服 3 次，连服半个月。

【备注】淫羊藿有滋补肝肾，益气强志，壮精力益智力之功效。对于老人昏睡，中年人健忘，元阳衰败而不能上升者，皆可使用。

黑附片、桂枝等治老年性痴呆

【配方及用法】黑附片（开水先煎 2 小时）12 克，桂枝 12 克，干姜 5 克，炙黄芪 30 克，潞党参 20 克，白术 15 克，川芎 12 克，白芍 12 克，熟地 20 克，淫羊藿 10 克，菟丝子、炒杜仲、石菖蒲各 15 克，甘草 6 克。开水煎服，每天 1 剂，煎 3 次。其中黑附片剂量应从小量（5~10 克）开始，用量宜小才能适应于久用，逐渐增加，最大量可用到 30~60 克。黄芪生用走表，炙用走里，量小则升压，量大（15 克以上）则降压。口角流涎、小便清长者加益智仁、桑螵蛸，肠燥便秘者加生首乌、肉苁蓉，阴虚火旺者加知母、黄柏、地骨皮。具体剂量请遵医嘱。

【荐方人】云南　善才人

白芍、川芎等可治疗老年痴呆

【配方及用法】炒白芍 40 克，川芎 34 克，泽泻 34 克，茯苓 22 克，白术 22 克，当归 20 克。将上药烘干磨成粉，混匀，每天早、晚各服 1 次，每次 10 克，温开水送下。

【功效】此方对单纯型痴呆疗效最佳，这类病人表现为头昏、嗜睡、口齿不清、发音含糊、语言杂乱、记忆减退、行为幼稚等。

【引自】《健康时报》（1996 年 6 月 26 日）

用大黄治疗精神分裂症

【配方及用法】生大黄 30 克。将生大黄研为细末后，用开水冲之，待冷频服。本方为 1 剂，每天 1 剂，连服 10 剂为 1 个疗程。用此方症状稳定后，可用制半夏、石菖蒲、橘红、枳实各 10 克，茯苓 15 克，胆南星、炙甘草各 6 克，水煎服，每天 1 剂。

【引自】《中医验方大全》

用青礞石、珍珠母等治精神分裂症

【配方及用法】青礞石、珍珠母各 30 克，郁金、三棱、莪术、二丑、桃仁、枳壳、大黄各 15 克，木香、干姜各 5 克，芒硝（冲服）30 克。上药煎 30 分钟取汁，约 250 毫升，芒硝日冲服 2 次。临床分为两型，兼心火亢盛者，配服牛黄清心丸；兼肝胆火旺上炎者，配服龙胆泻肝丸。

【荐方人】河南　王桂英

【引自】《当代中医师灵验奇方真传》

以甘麦大枣汤治癔病

【配方及用法】浮小麦 20 克，炙甘草 15 克，大枣 10 克。上药水煎 2 次药液混合约 500 毫升，日服 2 次，早、晚温服。每天 1 剂，6 剂为 1 疗程，每疗程间隔 1 天。心脾气虚型加熟地、茯苓、白术、党参，肝脾郁积型加朱砂、琥珀、柴胡、白芍、丹参。具体剂量请遵医嘱。治疗期间只用本方，停用他药。

【荐方人】山东　吴兆玉

【引自】《当代中医师灵验奇方真传》

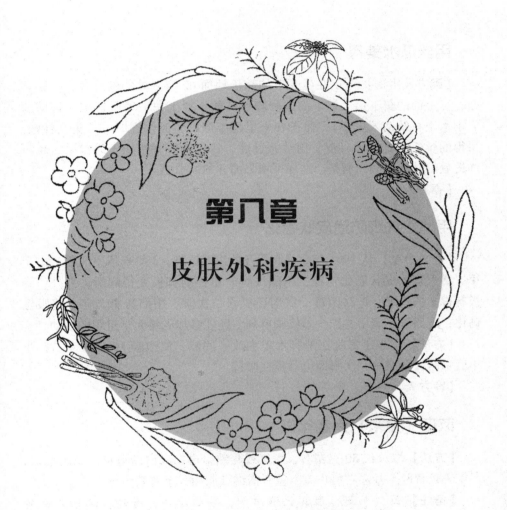

第八章

皮肤外科疾病

第一节　皮肤老化、老年斑

用丝瓜水美容

【配方及用法】把正在生长着的高出地面 60 厘米处的丝瓜藤，拦腰切断，弃上面的藤不用，把下面这段藤切口朝下置于一玻璃瓶口中（谨防渗入雨水土石及钻入虫子），瓶子在土里埋半截以免倾倒，即可采集其汁液。采得的丝瓜水要放置一夜，用纱布过滤，然后就可直接擦于皱纹处，也可加适量的甘油硼酸和酒精，这样可增强面部的润滑感。

【荐方人】王跃

用醋水洗脚防治皮肤老化

【荐方由来】从 1991 年 8 月起我开始用醋洗脚，3 年来从不间断。由于年岁增大脚板皮肤老化粗糙，用醋洗脚后粗糙的脚板变得润滑。另外，脚板有很多的鸡眼，走路困难，每周还要修一次脚。用醋洗脚几年，鸡眼已钙化，走路脚不痛了，减少了修脚麻烦，还能参加老年大学组织的活动。

【方法】前半年每晚在洗脚水里加放一些醋，浸泡脚 10 分钟左右；半年后每两天加醋洗一次脚即可。贵在坚持。

【荐方人】贵州　陈明祯

苡仁（薏米）治老年斑

【方法】取苡仁 50 克左右，煮熟或蒸熟，再加入白糖适量，一次吃完。老年斑轻者两个月左右可痊愈，重者需继续服用，至有效为止。

【备注】苡仁虽好，因其化湿滑利，孕妇忌用，遗精、遗尿者亦要慎用。

【荐方人】黄世荣

用康齿灵牙膏去老年斑

【荐方由来】我今年 72 岁，由于年老体弱，脸和手背、手腕都先后呈现黄、黑斑点，我用康齿灵牙膏，晚上涂抹患处。经过几天细心观察，果真下去了不少。

【荐方人】王德文

【引自】《辽宁老年报》（1997 年 2 月 3 日）

按摩可除老年斑

【方法】以拇指和食指捏紧患部（用力以不捏破表皮为适）往相反的方向拉放。经过一拉一放使黑斑周围有充血状况或紫红色为止。之后则每天用手指轻轻按摩多次（次数不限），使皮下毛细血管经过按摩得到复活疏通，黑斑得以逐渐减轻或消除。

【引自】《老年报》（1994 年 10 月 19 日）

第二节　皮肤瘙痒

用牛唾液治皮肤瘙痒

【荐方由来】有一次我脸上发痒，越抓越痒，无奈中，我家的黄牛在那里倒沫，我就用牛的唾液抹皮肤瘙痒处，立刻止痒。

【荐方人】河南　贾西森

【引自】《老人春秋》（1997 年第 4 期）

喝醋蛋液可治皮肤瘙痒

【荐方由来】我自 1983 年身患瘙痒症以来，不论春夏秋冬奇痒难忍，特别到晚上痒得整夜不能安眠，中西医治疗均无效果。前年，我看到醋蛋液能治疗多种疾病，就如法炮制服用，喝了 3 个多月未明显见效。但我还是继续喝，没想到去年冬季奇痒好了。这是我近 7 年来舒舒服服地度过的第一个冬天。

今春初，我开始担心：老病该不会复发了吧！真不巧，3 月份，腰部又出现了一点痒症。我一边喝醋蛋液，一边用醋蛋液涂痒处，没几天就不痒了。这令我特别高兴。

【荐方人】甘肃　巍志远

用硫黄香皂能治皮肤瘙痒

【荐方由来】我每到棉衣换单衣的季节身上开始痒，特别是腿上和腰部最痒。患此病已有 6 年，用药、打针效果均不佳。后来逛市场，见到上海硫黄香皂能治身上瘙痒病，我就买了洗浴用，没想到效果还真不错。

【方法】先把身上洗一下，然后涂上硫黄香皂，涂抹上先不要冲掉，停一会再洗去。

【荐方人】河南　李龙廷

吃天麻丸可治皮肤瘙痒

【荐方由来】5 年前，我患皮肤瘙痒症，用中西药多次治疗，始终未能见效。后来我在天麻丸的说明书上看到，天麻丸不仅有祛风除湿、舒筋活络等作用，而且对于精神系统和血液系统疑难杂症有特殊疗效，因为瘙痒长期不能入睡，求医甚急，从此我开始服天麻丸治疗。谁知第一天服后，瘙痒就大大减轻，第二天服后即不再瘙痒。就这样我坚持早、晚各服 1 次，每服 4 丸，连服 1 个月后改为每晚服 1 次，每服 2 丸。现在除气候有大的变化需服 2 丸预防外，一般不服药也不瘙痒了。

【荐方人】山西　任登荣

用黄蒿治疗皮肤瘙痒

【荐方由来】我老伴患皮肤瘙痒症数年，有时胸前或背后痒，有时胳膊或腿痒。痒得严重时，不思饭食，夜难睡眠。去年冬天，一位老太太介绍一方，用黄蒿擦可根治皮肤痒。在荒草地里剪了一些黄蒿，一擦效果很好，十多次痊愈了。黄蒿各地均有，主要生长在荒草地里。青黄蒿剪回后就能擦，若是霜打干了的黄蒿，在热水里浸泡一二分钟再擦同样有效。

【荐方人】河南　周彦亭

【引自】《老人春秋》（1997 年第 7 期）

用鲜橘皮治皮肤瘙痒

【荐方由来】我今年 70 岁，多年来两小腿前面的皮肤奇痒难忍，经内服、外搽一些药物也无明显效果。一天晚上又奇痒，我顺手拿一块鲜橘子皮揉擦痒处，奇痒立即消失。

【荐方人】黄布真

【引自】《老年康乐报》（1996 年 12 月 6 日）

用甘油治皮肤瘙痒

【荐方由来】秋冬皮肤瘙痒常使人不得安宁，本人过去深为所苦。3 年前，我开始使用 50% 甘油涂搽，疗效甚佳。我 80 多岁的母亲使用后亦见奇效。

【配方及用法】甘油（药房有售）适量，置小瓶内，加入等量洁净凉开水，摇匀即可使用。洗浴后，滴数滴甘油于掌心，均匀涂搽于瘙痒处（手臂、大小腿、臀、背等），一般每天 1 次，瘙痒严重的可日涂搽两三次。嘴唇、手足皲裂照此涂搽也很有效。最好在瘙痒和皲裂发生前，皮肤稍感干燥时即开始使用，更感舒适。

【备注】此药优点是价廉，无毒副作用，不污衣物，不刺激皮肤，且使皮肤润泽。但切记甘油要用凉开水稀释，千万不可把纯甘油涂皮肤上，纯甘油不但不能润泽皮肤，反而使皮肤的水分失去，使皮肤更显干燥。

【荐方人】筱灵

【引自】《老人报》（1996 年 11 月 26 日）

用密陀僧可治顽固性皮肤瘙痒

【配方及用法】用密陀僧（又名丹底）放炉火中烧红后，立即投入醋中，待冷后，将药捞起，再行烧红，如法淬制，这样反复 7 次，然后把它研成细末备用。取末适量略加白茶油调匀，涂患处。

【荐方人】福建 王春惠

【引自】广西医学情报研究所《医学文选》

用鲜艾汤治掌痒

【配方及用法】鲜艾全草约 200 克切段，煎 20 分钟取汁 200 毫升，将手放入热汤（以能忍受且不烫伤皮肤为度）中浸泡至冷，每天 2 次。原汤可再利用，次日另做。采用本法一般 4 次可愈。方法简便，无副作用，不花钱，疗程短，见效快。

【荐方人】广东 陈超群

【引自】《当代中医师灵验奇方真传》

用花椒、蒜秆、艾蒿水治皮肤瘙痒

【荐方由来】去年夏天，我患了皮肤病，大腿内侧至小腹，几乎都布满了红疙瘩，如同豆粒大，痒得很厉害，一些经常外用的药膏我差不多全用了，但仍解决不了问题。

后来，经别人推荐，我用花椒、蒜秆、艾蒿水试着洗了2天，身上的红疙瘩很快就消失了。

【配方及用法】花椒一小把，大蒜秆（大蒜瓣）一根剪成3~4截，与端午节时的艾蒿3~4棵同放在锅里熬水。用熬好的水擦洗患处，早、中、晚各洗1次。熬一次水可用1天。

【荐方人】山东　李平树

用米醋泡大蒜擦治皮肤瘙痒

【荐方由来】我患皮肤瘙痒症长达30多年，开始是脚腕部位，以后逐年向上发展。进入老年以后，发展到全身，多是对称发作，越抓越痒，苦不堪言，抓后皮肤上起大量的似风疹样的小红疙瘩。每年秋季开始，到来年春季又渐渐好了。最近好友告知一偏方，按方用米醋泡大蒜涂抹患处，1周以后见效果，持续使用后痊愈，而且没再复发。

【配方及用法】米醋500克，大蒜4~5头。将大蒜捣烂，泡在醋中，装入玻璃瓶内，24小时后即可用。每日涂抹患处3~4次。

【荐方人】赵同林

【引自】《老年报》（1997年1月14日）

野胡萝卜稞洗患处可治皮肤痒

【配方及用法】野胡萝卜稞一把（数量不限），洗净、熬水洗患处，每晚1次，1次就见效，2~3次痊愈。

【荐方人】河南　刘宗周

用姜汁涂搽治瘢痕奇痒

【方法】取鲜姜250克捣碎，用布包拧取全汁盛杯内，再用10%盐水1000毫升洗净患处，擦干，然后用棉棒蘸姜汁反复涂搽，到姜汁用完为止，每周 1 次。

【引自】《四川中医》（1987 年第 5 期）、《中医单药奇效真传》

黄瓜芒硝水搽患处治术后瘢痕奇痒

【配方及用法】用鲜黄瓜 250 克，芒硝 200 克，水 200 克，煎 10 分钟取出过滤，用滤汁外擦，每日 3 次。每次配方可用半个月，备用的贮于冰箱内。坚持擦半年，瘢痕会缩小，痒症则自愈。

【荐方人】德江

【引自】《老年报》（1996 年 10 月 22 日）

第三节　风疹、湿疹

用艾蒿熬水治风疹

【配方及用法】取艾蒿两三棵，切成 10 厘米左右长，放入锅或盆里加适量的水熬，熬到一定程度，将艾蒿和水一起倒入脸盆里，凉到不烫手的程度捞起一把艾蒿蘸熬的艾蒿水反复搽洗风疹处，小孩子脱掉衣服站在盆里搽洗更好。这样既减轻刺痒又能消除风疹。如此这般，经过两三次搽洗，一两天内即可解除风疹病痛。

【引自】《生活保健》（1996 年 7 月 13 日）

用酒精泡桃叶涂治风疹

【配方及用法】鲜桃叶 150~200 克，泡入适量的 75% 的酒精内，约 3 天后用酒精水抹患外，每日 3~4 次。一般 7 天可治愈。

【荐方人】河南　葛尚武

用黑豆可治腿部湿疹

【配方及用法】黑豆 500~1500 克（视容器大小而定），装入一瓷罐里（必须是小口），用软木塞封严罐口，然后取一笔管粗的竹管从软木中插入罐里，将罐倒置，在罐周围用火烧烤，待烧到一定程度，油即从竹管流出。

这时将油接入瓶里备用。用时，先将患部用温开水洗净，将油涂上，再用桑木烧烤，烧时止痛止痒，非常舒适。如此，每天 1 次，5 次即可痊愈。

【引自】《老人天地》（1996 年第 5 期）

核桃液涂抹阴部除湿疹

【配方及用法】取尚未成熟的青核桃数个，洗净，然后用干净的小刀将核桃的青皮削下一块，此时刀口处会流出许多汁液，即用棉球蘸取核桃液往患处涂擦。边涂抹边摩擦，每天涂 2~3 次，2 天后患处周围皮肤出现结痂，可以将其揭掉，继续涂擦患处。如此反复治疗 3~5 天可痊愈。

【引自】《老年报》（1996 年 6 月 24 日）

青黛、枯矾等可治急慢性湿疹

【配方及用法】青黛、枯矾、花椒各 30 克，雄黄 6 克，轻粉 10 克，硫黄 20 克，黄连 10 克，黄柏 18 克。先用 1% 新洁尔灭或淡盐水清洗患处局部，用 75% 酒精消毒周围，再用青黛枯椒散与植物油调匀外涂患处，用消毒纱布块包扎，用胶布固定。若渗出较多者，可先用花椒 30 克，黄连 10 克，黄柏 18 克，煎水 500 毫升，湿敷患处，每日 2~3 次；待渗出减少后，再采用青黛枯椒散外涂患处，每天 1 次，至痊愈为止。

【引自】《云南中医杂志》（1992 年第 2 期）、《实用专病专方临床大全》

黄连、黄柏等可治顽固性湿疹

【配方及用法】黄连、黄柏、青黛、血竭、儿茶各 10 克，蛇床子 20 克，冰片 20 克，麝香 1.5 克。先将黄连、黄柏、蛇床子、儿茶、血竭共研极细末，再放入青黛同研，最后放入冰片、麝香再研匀，储瓶密封备用。用时视湿毒疮疡面积大小，取适量，以鸡蛋油调糊状，先以生理盐水清洗患处，将能去之痂尽量去掉，再以脱脂棉擦干，将药涂上，不必包扎，干燥后可再涂，每日 3~4 次。

【荐方人】河北　宋魁三

【引自】《亲献中药外治偏方秘方》

第四节　荨麻疹

用苍术、黄柏等治疗荨麻疹

【配方及用法】苍术、黄柏、荆芥穗、蛇床子、白鲜皮、粉丹皮各 12 克，防风、全蝎、蝉蜕、连翘、茯苓各 10 克，地肤子、乌梢蛇各 15 克，甘草 7 克。水煎服。

【备注】有的患者服头一二剂时，病情可能加重，这是除风药驱邪出表之故，也是向愈的象征，继续服药很快即可痊愈。

黄芪、地肤子等可治荨麻疹

【配方及用法】黄芪、地肤子各 30 克，肉桂、制附子各 6 克，党参、白术、茯苓、赤芍、白芍、当归各 12 克，熟地黄 15 克，川芎、乌梢蛇、炙甘草各 9 克。上方水煎，每天 1 剂，分早晚 2 次服。服药 5 剂后症状减轻者，为药症相符，可继续服；反之，则为本方力所不及。

【荐方人】山东　陆国华

艾叶酒治疗荨麻疹

【配方及用法】白酒 100 克，生艾叶 10 克。上药共煎至 50 克左右，顿服。每天 1 次，连服 3 天。

【荐方人】湖北　薛振华

香菜根治荨麻疹

【方法】取十几棵香菜的根须洗净切段，煮 5 分钟，调上蜂蜜后，连吃带饮，对荨麻疹的红、肿、痒等症状有较好的治疗效果。

【备注】《本草纲目》：胡荽（香菜），辛温香窜，内通心脾，外达四肢，能辟一切不正之气，故痘疮出不爽快者，能发之。诸疮皆属心火，营血内摄于脾，心脾之气得芳香则运行，得臭恶则壅滞。

【荐方人】庞静

用地肤子煎服治荨麻疹

【配方及用法】地肤子 30 克，加水 500 毫升，煎至 250 毫升，加红糖 50 克热服，盖被发汗，每天早、晚各 1 次。

【荐方人】吉林　孙俊久

【引自】《常见病特效疗法荟萃》

马齿苋草煎服加洗治荨麻疹

【荐方由来】马齿苋鲜草 200~300 克，加水约 1500 毫升，煎沸浓缩至 1000 毫升左右，即内服 100 毫升，余下药液加水适量煎沸后，捞弃药草，待汤液稍温，即可用之频频擦洗患处，每天 2 次。

【引自】《福建中医药》（1989 年第 4 期）、《中医单药奇效真传》

芝麻根治荨麻疹

【配方及用法】芝麻根 1 把。洗净后加水煎。趁热烫洗。

【功效】清热，散风，止痒。用治荨麻疹。

蝉衣、防风等可治荨麻疹

【配方及用法】蝉衣 10 克、防风 9 克、僵蚕 10 克、炒黄芩 15 克、丹皮 10 克、生地 15 克。大便秘结加生大黄 5~9 克。每天 1 剂，煎 2 遍和匀，每天 2~3 次分服。

【功效】蝉衣、防风、僵蚕祛风止痒；黄芩清肺热；丹皮、生地凉血。

【备注】忌辛辣刺激及海味动风之食物，禁烟酒。

吃蝎蛋可治荨麻疹

【荐方由来】任某，四肢、躯干部泛发荨麻疹，骤起骤消，瘙痒剧烈，夜间尤甚，病起 7 年。用全蝎 1 只洗净，取鸡蛋 1 个，在顶部开一小孔，将全蝎塞入，破口向上，放容器内蒸熟，弃蝎食蛋。每天 2 次，5 天为 1 个疗程。服用后果见奇效。

【荐方人】新疆　朱义臣

【引自】《浙江中医杂志》（1987 年第 8 期）、《中医单药奇效真传》

用活蝎泡酒喝治荨麻疹

【方法】取七八只肥大的活蝎子，用清水洗净后，投入高粱酒中。蝎子在酒中翻动，尾巴会拉出一条条乳白色的细带，这细带逐渐扩散与酒相融，不一会儿蝎子即醉死瓶底。1周后，将这瓶酒加酒兑成2瓶，每天喝1小盅。

【荐方人】山东　王同武

【引自】广西科技情报研究所《老病号治病绝招》

用韭菜根捣烂搽患处治荨麻疹

【荐方由来】我舅父系浙西山区名医，现已过世。其子继承祖传，仍在故乡行医，也小有名气。我近年患荨麻疹，与表兄谈及此事，他赐民间验方一例，既简单，又方便，用后果然有效。现介绍给大家。

荨麻疹俗名鬼风疙瘩，初起时皮肤瘙痒难忍，可将韭菜根100克洗净捣碎，用白纱布包裹，搽患处，疙瘩会自行消退。城市找韭菜根不便，可用韭菜梗代替。

【荐方人】刘显昌

用葱白汤治荨麻疹

【配方及用法】葱白35根，取15根水煎热服，取20根水煎局部温洗。

【引自】《浙江中医杂志》（1987年第1期）、《单方偏方精选》

第五节　带状疱疹

冰硼散、凡士林可治带状疱疹

【配方及用法】冰硼散、凡士林。用冰硼散、凡士林各适量，调成糊状，敷于患处。每天1次。

【荐方人】河南　廖永吉

用活地龙可治带状疱疹

【配方及用法】活地龙（蚯蚓）2 克，鲜韭菜根 30 克。将上两味洗净，捣烂，加少量香油调拌均匀，置瓶内放阴凉处备用。使用时取其液涂患处，每天 2 次，外用纱布固定。

【功效】清热凉血、解毒止痛。主治带状疱疹。

【引自】《河南中医》

用杉木炭治带状疱疹

【配方及用法】杉木炭（或松毛灰）若干，冰片少许，麻油适量。将杉木炭研细，加冰片，用麻油调成糊状。以棉签或毛笔蘸敷患处。每隔 2~3 小时局部干燥即搽敷 1 次。

【功效】除痒止痛。

用蜂胶制剂治带状疱疹

【配方及用法】蜂胶 15 克，95% 酒精 100 毫升。将蜂胶加入 95% 酒精内，浸泡 7 天，不时振摇，用定性滤纸过滤后即得蜂胶酊。使用时用棉签蘸蜂胶酊涂患处，每天 1 次。涂药期间注意保持局部皮肤干燥。

【功效】解毒，燥湿，止痛。主治带状疱疹。

用侧柏糊治带状疱疹

【配方及用法】取侧柏叶适量，捣成黏状，加鸡蛋清调成糊状，敷于患处，外用敷料固定。每日更换 1 次。一般只需 2 次，即能结痂痊愈。此方经济简便，疗程短，大大减少了患者的病痛，优于其他方法。我用此方治愈多人，效果都不错。

【荐方人】山东 姜占先

外用蜈蚣粉治带状疱疹

【配方及用法】蜈蚣适量。将蜈蚣置于瓦片上，以文火焙干，研为细粉，加少许香油调成糊状，备用。用时涂搽患处，一般每日 3~5 次。

【功效】解毒，镇痛。

用蚯蚓粪调油涂带状疱疹

【荐方由来】"缠腰龙"医学上称带状疱疹。5年前，我母亲得了此病，病痛使她彻夜难眠。我为此忧心似焚，四处求医，终于得到一位老者赐方：取蚯蚓粪若干，砂锅焙干，与香油调和，涂患处。此方既简单又省钱，我母亲用了，很快就止住了痒痛，不久便痊愈。

【荐方人】王坤英

【引自】《家庭医生报》（1996年1月15日）

用王不留行治带状疱疹

【荐方由来】我从医多年，应用中药王不留行治疗带状疱疹52例，全部治愈。其中重度患者治疗1周疼痛消失，皮疹结痂；中轻度病人5天内即愈。

【配方及用法】取王不留行适量（各药店有售），放在铁锅内炒爆，炒至爆出白花，研成细粉，用鸡蛋清调成糊状，外敷患处，厚约0.5厘米，盖上纱布并固定，每日换药2次。

【荐方人】山东　梁兆松

用三黄二香散外敷治带状疱疹

【配方及用法】生大黄、黄柏、黄连各30克，制乳香、没药各15克。上药共研细末，加浓茶叶汁调成糊状，外敷患处，干则易之。一般1~2日后结痂、疼痛消失，4~6日痊愈。

【荐方人】江苏　殷大彰

【引自】《新中医》（1987年第2期）

用仙人掌、粳米粉等治带状疱疹

【配方及用法】新鲜仙人掌、粳米粉、米泔水各适量。仙人掌去针及绒毛，切片，捣烂，再加入粳米粉和米泔水适量。捣和均匀使成粘胶状以备用。用时将已制好的胶状物敷于患处，外盖油纸，绷带包扎固定。每隔3~4小时换药1次。

【功效】除痒止痛。

【引自】《浙江中医》

用仙人掌、冰片治带状疱疹

【配方及用法】取新鲜仙人掌（视皮损面积大小而定量），去刺刮去硬皮，捣成糊状加冰片1~2克敷患处。1日1次，连续外敷3~7天而愈。

【功效】临床实践证明，此法对急性腮腺炎、急性乳腺炎、淋巴结肿大、黄水疮及疮、疖、痈肿等亦有特效。

【荐方人】河南　魏瑞英、魏翠英

二面硫黄茶调涂治带状疱疹

【荐方由来】曾某，男，65岁，农民，1984年7月12日以左胁起红斑水疱、热痛为主证来诊，诊断为带状疱疹。以荞麦面、小麦面、硫黄各等份，共为细面，浓茶叶水调和抹患处，即感热痛减轻，连抹4天效果显著。

【引自】《河南中医》（1991年第4期）、《中医单药奇效真传》

用鲜无花果叶捣烂敷患处治带状疱疹

【配方及用法】新鲜无花果叶数片，洗净擦干，切碎捣烂，置瓷碗中，加适量食醋调匀成稀泥状，敷于患处，待药干后更换。

【引自】《江苏中医杂志》（1982年第3期）、《单味中药治病大全》

雄黄、黑木耳炭等可治带状疱疹

【配方及用法】雄黄15克，黑木耳炭15克，冰片2~3克，上药研细后混匀装瓶备用。治疗时，将上药外敷患处，湿者干面敷，干者香油调敷。按疮面大小均匀外敷一薄层即可。治疗期间忌食辛辣等刺激食物。

【荐方人】黑龙江　韩先锋

【引自】《中国民间疗法》（1997年第3期）

第六节　白癜风

用三黄散治白癜风

【配方及用法】雄黄8克，硫黄8克，石硫黄3克，密陀僧6克，补骨脂 10 克，麝香 1 克，轻粉 2 克，蛇床子 10 克，上药用纯枣花蜂蜜调匀外搽，每天早、中、晚各 1 次。对汞过敏者禁用，此药慎勿入口。

【荐方人】河南　卢明

如意黑白散治白癜风

【荐方由来】去年五月，我姐夫因白癜风发作面部白色日渐扩大，他买了不少药吃了仍不见好转。后来我从一部医书中偶得"如意黑白散"，于是便试着小剂量给我姐夫服用。用后果真有了奇效，便加大剂量服用，2 个月后，白色部分已缩成黄豆粒般大小。

【配方及用法】旱莲草 90 克，白芷 60 克，何首乌 60 克，沙蒺藜 60 克，刺蒺藜 60 克，紫草 45 克，七叶一枝花 30 克，紫丹参 30 克，苦参 30 克，苍术 24 克。上述诸药共研细末，密封收藏。每日服 3 次，每次 6 克，开水送服。也可似泡茶样服用。

【荐方人】江苏　陈广兵

用三季红酊可治白癜风

【配方及用法】三季红叶 20 克，酒精 100 毫升。将三季红叶研末，泡于酒精中，1 周后可用。

（1）每日在日光浴前后涂三季红酊 1 次，也可平常涂用（女性外阴部忌用）。

（2）日光浴的方法是：将患部暴露在日光中，要因时、因人、因地制宜，循序渐进，每天 1~2 次（最好时间在上午 8：00~10：00），每次自 5 分钟开始，逐次增至每日 4 小时为止。

（3）医者可根据病人的具体情况，适当配合应用一些中草药、谷维素、硫酸亚铁等。治疗时间一般为 1~6 个月。

【备注】涂药后皮肤过敏或日光浴后局部出现水疱者，应及时治疗和处理。

【荐方人】江苏　李志如
【引自】《新中医》（1977 年第 6 期）

用熟地、女贞子等可治白癜风

【配方及用法】熟地 30 克，女贞子 30 克，墨旱莲 40 克，菟丝子 30 克，制首乌 50 克，补骨脂 60 克，蛇床子 20 克，雄黄 20 克，硫黄 20 克，白鲜皮 100 克，白附子 25 克，密陀僧 20 克。将上药共研粗末，用白酒 500 毫升，米醋 250 毫升浸泡 1 个月后外擦患部，每天 1~3 次。

【备注】本药有毒，切忌入口，擦后也要洗手，以免中毒。同时，注意皮肤的变化，发现疾病已消失，应再坚持擦几天，以巩固疗效，防止复发。

【荐方人】吴风平

【引自】《健康导报》（1996 年 12 月 4 日）

用白芷、白附子等治白癜风

【配方及用法】白芷、白附子各 16 克，密陀僧 10 克，雄黄 3.5 克。上药研细后筛去粗末，用切为平面的黄瓜尾（趁液汁未干）蘸药末用力擦患处，每天擦 2 次。

【引自】《山东中医杂志》（1985 年第 3 期）、《单方偏方精选》

第七节　牛皮癣

党参、苦参等可治牛皮癣

【配方及用法】党参、苦参、沙参、玄参、丹参、当归、川芎、荆芥、防风、白芷、桂枝、白鲜皮、犀角各 3 克，乌蛇 9 克。痒甚者加蝉蜕、川椒各 9 克；不痒者加三七 3 克，生地 9 克。犀角单独为末，余药共为细末，混匀分为 3 包。每天晚饭后用黄酒冲服 1 包，服药前先吃 3 个红皮鸡蛋。首次服药后要盖被发汗。服药期间应避风。治疗期及治疗后 1 年内要少吃辛辣等刺激性食物。

【备注】第一次服药后的发汗，对于疗效好坏有重要作用。凡出汗透者，疗效一般较好；出汗不透或未发汗者，疗效较差。但需注意严密观察，以防过汗发生虚脱。

【引自】《赤脚医生》（1976 年第 5 期）、《广西中医药》增刊（1981 年）

将青山核桃捣碎治牛皮癣

【配方及用法】采集新鲜青山核桃，将其捣碎，用核桃汁和残渣，根据牛皮癣面积大小敷于患处，然后用纱布缠包好。待 1 小时左右，患处会起疱、出水，此时勿担心，大约 10 天左右脱皮，可治愈。

【荐方人】黑龙江　王振德

用柳条水烫洗治牛皮癣

【荐方由来】一年前，我曾经患严重牛皮癣，奇痒无比，多次求医均不见效。后来获得一民间单方，按方将柳条切成 12 厘米左右长，放入锅内用水煮，待水呈黑色时，烫洗患处，五六次后，牛皮癣便消失了。据说，此法可治多种皮肤病，有效率达 90%以上。

【荐方人】安徽　徐国长

【引自】广西科技情报研究所《老病号治病绝招》

用断肠草治牛皮癣

【荐方由来】我身患牛皮癣已经 20 多年。患处终日渗水、结痂、掉屑，经多年医治效果不佳，时愈时犯。偶得"断肠草治牛皮癣"一方，现已用 50 多天，患处基本痊愈。

【配方及用法】将断肠草根（鲜品）购买或采挖回来后，用清水洗净，去掉老皮，晾干，切片（带浆汁）放在玻璃瓶内，用 50 度白酒浸泡（酒浸过药即可）1 周后，可直接用浸泡的药片往患处涂抹（涂药前将患处洗净晾干），每日涂抹 2~3 次。如发现患处红肿，可停用一段时间后再用，直至痊愈。应继续涂药巩固一段时间，以防复发。

【荐方人】辽宁　霍汉章

用醋可治牛皮癣

【荐方由来】我有位朋友患牛皮癣多年未愈，有一次，我从单位开发办书库有关醋疗的资料上看到 2 条用醋治疗牛皮癣的方子，介绍给朋友试用后，当天解决了患处痒的问题，患处的银屑一搓就掉；3 天后，患处斑痕面积减少，皮肤颜色接近正常；5 天后皮肤颜色正常，解决了患者的落屑、痒疼之苦。

【方法】用棉球蘸 5 度食用醋，每天搽患处 3~4 次，5~7 天即可；或者用 5 度食用醋 250 毫升，加水 250 毫升，调成 2.5 度淡醋液，每天早晚冲洗患处 5~10 分钟后，用清水洗干净即可，一般需坚持 5~7 天。两种方法任选一种使用皆可见效。

【荐方人】 新疆　白京松

用杉木汁治牛皮癣

【荐方由来】近几年，我利用业余时间采新鲜杉木汁治好牛皮癣患者 76 人。方法如下：早晨（雨天除外）6：00~7：00，持干净刀在尾径 10 厘米以上的杉木根部皮下轻砍 1~2 刀，用酒杯或小瓶接汁，回家后用药棉蘸汁涂搽患处（要先用盐水洗净患处），每天 3~4 次，连用 3~5 天可有奇效。搽药期间忌食酒、辣椒。

【荐方人】 广西　韦永洁
【引自】《农村百事通》（1997 年第 10 期）

用硫花蛋治牛皮癣

【荐方由来】我的一位同学患牛皮癣多年，服药，涂达克宁霜等药膏虽有效，但停药后就复发，时轻时重。在一位老中医处得到此方，抱着试试看的态度，如法炮制。用 3 个硫花蛋之后，顽疾祛除，2 年未发。

【配方及用法】硫黄 10 克，花椒 10 克，鸡蛋 1 个。将鸡蛋外壳一端打开，去蛋清留蛋黄。把 2 味药装入鸡蛋内，用小棍搅拌混匀，温火焙干，再连同蛋壳一起研成细末。用植物油调和细末，敷在患处，1 日数次。

【荐方人】 湖南　李胜涛

用楮树浆治牛皮癣

【荐方由来】有一年，我颈部患牛皮癣，虽经医院治疗，均未见效。后遇老农民传授"楮树"浆擦抹法，依法早晚 2 次擦抹，初抹时有烧灼感，能止痒，四五天以后，皮肤逐渐恢复原状，至今未复发，患处同好皮肤一样。

取楮树浆方法：用刀在树枝上划一小口，楮树即冒出白浆。

【备注】楮树的浆水切勿滴入眼内。

【荐方人】 牛正之

【引自】《安徽老年报》（1996 年 11 月 27 日）

用鲜核桃皮汁治牛皮癣

【荐方由来】鲜核桃一个（七八成熟），将核桃皮削破漏出汁水，将癣皮用手抓破让其出血，用核皮汁水往患处反复擦。

【荐方人】王承礼

【引自】《晚晴报》（1997 年 9 月 13 日）

活血祛斑汤治牛皮癣

【荐方由来】我经过 6 年的探索研究配制成一种治疗牛皮癣的秘方——活血祛斑汤，通过对 35 位患者的临床治疗，治愈率达 85%，愈后不留任何痕迹，不复发，没有副作用。

【配方及用法】菊花、蝉蜕、苦参、桑叶各 10 克，赤芍、丹皮各 15 克，茯苓 30 克，防风 19 克，白鲜皮 20 克，牛子 11 克，加水 750 毫升，然后慢火煮至 250 毫升，分早晚 2 次服下。

【荐方人】山东　沙建普

用蒜糖泥敷治牛皮癣

【荐方由来】四川孙光华患牛皮癣，经多处治疗不愈。1992 年初用老蒜（去皮）一头，白糖适量，共捣烂包敷患处，每天换 1 次，果有奇效，至今 3 年没复发。

【荐方人】陕西　田万春

【引自】《科技兴农报》（1995 年 11 月 23 日）

用大枫子涂擦治牛皮癣

【配方及用法】大枫子适量，去壳备用。将患处用温开水清洗干净，再用去壳的大枫子反复涂擦，每天 1~3 次，愈后不复发。

【荐方人】安徽　郑蔚

用蒜泥敷灸法治牛皮癣

【方法】艾条隔蒜泥温和灸，即取大蒜适量去皮，捣如泥膏状，敷于患处，厚约 0.2~0.3 厘米，上置艾条按温和灸法操作。每次施灸 15~30 分钟，或灸至局部灼痛热痒为度。每日或隔日灸治 1 次，7~10 天为 1 疗程。

【荐方人】 *广西　丘家旭*

第八节　各部位癣症

用黄瓜硼砂可治花斑癣

【荐方由来】我是一位有 20 余年病史的花斑癣患者。我在继承前人用黄瓜治疗本病的基础上加以改进治疗花斑癣，达到满意的效果。

【配方及用法】新鲜黄瓜 200 克，硼砂 100 克。先将黄瓜洗净切成片装入容器，再将硼砂放入容器内，稍搅拌后，放置 3~4 小时，过滤出黄液装入瓶内，放到冰箱里或阴凉处备用。清洗皮肤后，用消毒纱布块浸黄瓜液涂擦患处，每日 3~4 次。

【荐方人】王全义

密陀僧、乌贼骨等可治花斑癣

【配方及用法】密陀僧 32 克，乌贼骨 32 克，硫黄 16 克，川椒 16 克。上药共研成极细末，过 120 目筛，装入瓶内备用。用时取生姜一块，斜行切断，以断面沾药粉少许擦患处（无痛，对正常皮肤无损害），擦至汗斑变成淡红色即可。每天早晚各擦 1 次，擦后勿用水洗（晚上洗澡后才擦）。一般用药 1~2 周，自觉症状、皮肤损害即消失。

【引自】《老人报》（1995 年 2 月 28 日）

陀硫粉敷患处治花斑癣

【配方及用法】密陀僧 50 克，硫黄 40 克，轻粉 10 克。上药共研细末，过 120 目筛，装瓶备用。先用食醋擦洗患处，再取鲜生姜 1 块，切成斜面，以切斜面沾药末，用劲在患处擦至有灼热感为度，每天 2 次。

擦药后患处渐转变为褐色，继而脱屑痊愈，不损害皮肤，亦无不良反应。复发时再按此方治疗亦有效。

【引自】《湖北中医杂志》（1989 年第 1 期）、《单方偏方精选》

用紫皮独头蒜汁治头皮白癣

【配方及用法】紫皮独头大蒜若干。洗净大蒜并去皮，捣烂成浆，压榨取汁。患者剃去头发后，用温水肥皂洗头，揩干，从癣区的四周向内涂搽大蒜汁，每天早晚各 1 次，15 天为 1 疗程。

【引自】《浙江中医杂志》（1986 年第 2 期）、《单方偏方精选》

用巴豆油涂治头皮黄癣

【配方及用法】巴豆 1 枚。将巴豆去壳，倒菜油适量于碗底，用手紧捏巴豆在碗底碾磨尽备用。用前将头发全部剃光，用棉签涂上药油涂于患处，再用油纸覆盖并固定，7 天后揭去油纸，待痂壳自行脱落。涂药后的 3 天内，患处可出现轻度肿痛，数天后可自行消失，无须处理。本药不宜重复使用及涂抹太多。

【功效】此方治疗头皮黄癣效果颇佳，一般涂 1 次即可痊愈。

【引自】《四川中医》（1983 年第 4 期）、《单方偏方精选》

榆树汁浆治面癣

【配方及用法】剥去榆树皮或截断树枝，用冒出的树浆擦患处。

【功效】本品含 p-谷甾醇、植物甾醇、豆甾醇等多种甾醇类及鞣质、树胶、脂肪油，能治丹毒、疥癣。

【荐方人】河南 李越圣

用楮树汁治体癣

【配方及用法】用刀子划破楮树皮，用瓶子接流淌的楮树汁，每天 3~6 遍抹患处，一次不必抹得太多。涂后有点痒痛。

【荐方人】河南 侯云星

用硫黄矾油膏治骑马癣

【配方及用法】硫黄、白矾各半，与生猪板油（猪墙油）混合，在青石板上用石头（切勿用铁器）砸成糊状。每天搽四五次，搽时用力搓。

【荐方人】河南　李洪殿

用山西陈醋浸泡可治甲癣

【荐方由来】1986 年我左手拇指感染了甲癣，经常向外流水，有微痛，用了不少灰黄霉素，效果一直不好。1987 年下乡工作，一老中医给我说了个用食醋治疗甲癣的单方，我使用后效果非常好，至今没有发作。

【方法】取一个大拇指能放进去的小瓶，装入醋液，然后把患甲癣部位放入瓶内浸泡，每次半小时以上，一天浸泡 3 次。治甲癣以山西陈醋为好。

【荐方人】河南　郭景文

用川楝子膏包敷可治甲癣

【荐方由来】唐某，双手患甲癣已 10 年，指甲变形增厚，高低不平，无光泽。将川楝子 10 枚去皮，加水浸泡至软，用手捏成糯糊状，浸泡局部 1 小时以上，每天 1 次。亦可用川楝子加水捣膏，加适量凡士林调匀，厚涂患指（趾），外用纱布、胶布固定，2 天后更换，直至痊愈。

【引自】《浙江中医杂志》（1987 年第 8 期）、《中医单药奇效真传》

清甲汤治甲癣

【配方及用法】鲜猪胆 1 个，滑石、30%冰醋酸各适量。患指（趾）洗净后，将猪胆戴在患指（趾）上，1 周取下，隔 2 天后，用滑石（研面）、30%冰醋酸（适量）调拌成糊状，稠稀适当，然后将糊直接涂于患指（趾）上，外用塑料薄膜覆盖，再后用绷带包扎固定，24 小时后有疼痛感。

【荐方人】内蒙古　王利君

【引自】《当代中医师灵验奇方真传》

用鲜松针熏法可治手癣

【配方及用法】用鲜松针（松毛）2000 克，先取 500 克放在炉火上烧着，待烟起，把患掌置于烟上，约距离火 10 厘米处熏（遇热难忍可提高些）。松针烧透后再陆续增加鲜松针熏疗。每日早晚各熏 1 次，每次约 2 小时，连续熏 1 周。

【备注】患掌熏后，在 2 小时内不宜洗手，以后洗手需用温热水。

【荐方人】福建　翁充辉

荞麦面捣大蒜治手癣

【配方及用法】荞麦面 124 克，大蒜 4 枚。把大蒜捣烂，和荞麦面掺在一起，涂糊患处，用布包好。

【荐方人】河南 孙臣付

黑、白矾柏枝桐油治手癣

【配方及用法】黑矾、白矾各 30 克，柏枝 250 克，桐油适量。将黑白矾、柏枝水煎，熏洗患处至汗出，然后涂桐油，用蘸有桐油的草纸烤患处，至患处变软。7 天不许着水。

【引自】《实用民间土单验秘方一千首》

用艾条悬灸法治手癣

【荐方由来】乔某，男，54 岁。左手有手癣，经用中西药治疗无效。改用艾灸劳宫、少府、四缝穴，每日灸 3~4 次，灸至局部微热，皮肤红润为度。数日后指掌疼痛消失，皮肤粗糙亦转为红润，屈伸运动如常。

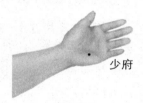

少府

少府穴的位置

【方法】用药艾条在皮损处进行悬起灸，每次 15~30 分钟，每日灸 1~2 次，7~10 次为 1 疗程。

酒精浸泡黄精可治手足癣

【配方及用法】黄精 100 克，75%酒精 250 毫升。将黄精切薄片置于容器内，加入酒精，密封浸泡 15 天。用 4 层纱布过滤，挤尽药汁后再加普通米醋 150 毫升和匀即可。将患处用水洗净擦干，用棉签蘸药液涂擦患处，每天 3 次。

【引自】《山东中医杂志》（1986 年第 5 期）、《单方偏方精选》

用鲜马齿苋可治皲裂性手足癣

【配方及用法】鲜马齿苋 250~500 克，洗净，煎取药液 2500~3000 毫升，先熏后浴，每次半小时至 1 小时，每天 1~2 次。

【荐方人】陈华、王志文

用公丁香、花椒等治手足癣

【荐方由来】我过去常用西医方法治疗足癣，但疗效不好，有时还产生不良反应。近几年来，我用"中药浸泡法"治疗足癣，疗效甚佳。一般使用 4~7 次后，痒感完全消失，患处干燥脱屑痊愈。在治疗过程中未发生不良反应。

【配方及用法】公丁香、花椒、防风、防己、土槿皮各 15 克，加水2500 毫升，煮沸 30 分钟，过滤，待药液降至微温后，浸泡患足。每次浸泡45 分钟左右，每天 1 次。药渣不要倒掉，次日加水再煮，如法再浸泡 1 次。此法亦可用于手癣的治疗。

【荐方人】张方

用熏洗法治足癣感染

【配方及用法】萆薢 20 克，百部、黄芩、黄柏、白鲜皮、防风各 15克，枯矾 12 克，广丹 3 克。上药加水 1000 毫升，煎至 500 毫升，每天 1剂，早晚各 1 次，每次熏洗患处 20 分钟。

【荐方人】河北　赵士良

防己、石膏等可治脚气

【配方及用法】防己 6 克，石膏 9 克，黄芩 3 克，黄柏 3 克，枯矾 1 克，轻粉 1 克，甘芋 3 克。将防己、石膏、黄芩、黄柏、甘草共研碎，过箩后将此粉与枯矾、轻粉混合拌匀，患者可先用温开水 2000~3000 毫升将双脚浸泡 15~20 分钟，稍晾片刻（不必擦干）即可，然后根据病情将适量的脚气粉撒于患处。每天 1 次，直至治愈。

【荐方人】河南　周光勋

【引自】《当代中医师灵验奇方真传》

用烤疗治手足癣

【配方及用法】取 95% 酒精 200 毫升，加入樟脑粉 15 克，溶解，以棉球蘸之置于酒盅内点燃后对准患处烤。棉球燃尽再取再点，距离以患者能耐受为度，每次 10~15 分钟，早晚各烤疗 1 次。若烤时瘙痒加重，是药已中病，应坚持烤，直至痊愈。

【荐方人】山东　梁兆松

【引自】《开卷有益——求医问药杂志》（1995 年第 5 期）

用柳树叶可治脚气

【荐方由来】随着天气炎热，患有脚趾红肿、趾缝腐烂病开始复发，特别是从事稻田劳动的人更伤脑筋。我在广西期间患了脚趾红肿，趾缝腐烂病，脚肿烂得连鞋都穿不成，在部队和地方治疗多次，效果不佳。在通润村辅导文艺创作时，几个老汉给我说了一个单方，我又把这个单方讲给很多人作了试验，办法真灵。方法共两种：

（1）将柳树叶子（越嫩越好）摘下来，用手指拧成小丸塞进趾缝里，头天晚上敷药，第二天就见效。

（2）用柳树叶（老、嫩树叶都行）煎水（一把柳叶加适当的水煎半小时，水浓为宜），温水洗脚，也很有效。

【荐方人】陕西　仇天喜

用茄根水浸泡可治脚气

【荐方由来】我患脚癣病（又叫脚气病、香港脚）长达 20 年，治这种病的药几乎都用过，都没有治好。去年在一个刊物上看到"茄子根治脚癣有奇效"的报道，8 月我就按照介绍的方法试治，果有奇效，且至今未复发。

【方法】取茄子根 50 克（凡种菜的地方均能找到），食盐 50 克，加水煮半小时，然后将水倒在脚盆内，趁热将脚放入浸泡半小时。

【荐方人】云南　曹显义

用姜盐煮水洗泡可治足癣

【荐方由来】我患脚癣 20 年，发病时脚趾奇痒、渗黄水、溃烂。1989年春去苏北盐城访友，在旅馆住宿时，同室的一位旅客热情地给我介绍了一个秘方，回家后我如法治疗，第二天痒感基本消失。坚持使用一段时间后便痊愈了，至今没有复发。

【配方及用法】生姜 100 克，食盐 50 克，清水 2 大碗。三者放入锅内煮沸 10 分钟左右，然后倒入脚盆泡患脚。每次泡 30 分钟。

【荐方人】江苏　浦志根

【引自】广西科技情报研究所《老病号治病绝招》

枯矾治脚癣

【方法】枯矾适量，涂抹湿烂出水的脚丫处，日擦两次可见效，坚持治疗可痊愈。

【备注】此方适宜治疗寒湿所致的脚癣。

【荐方人】莫任弟

生半夏等治脚癣

【方法】生半夏10克，研碎；取适量大蒜汁或食醋泡一天，用汁液涂抹患处，数次即可见效。

【荐方人】廖得银（苗医）

透骨消治脚板生菜花癣

【方法】草药透骨消和松筋草（每次各2两），加水入铝盆熬（约3/4盆水），水开后再熬10~15分钟即可。再在另一脸盆上面放塑料筐过滤药水，待水温合适时即可泡脚，直泡至水冷为止。泡过脚的水不倒，夏天可复熬两天，冬天可复熬三天用，药渣可复熬一次。连续用药四至五次，可见效。此外，用这药水热敷双膝可治疗双膝关节痛。

【荐方人】黄青莲

用冷酸灵牙膏可治脚癣

【荐方由来】夏天我常患脚癣，开始起疱，随后烂掉流水，疼痛不止。去年夏天一开始就出现了上述症状，在临时没药的情况下，随手用冷酸灵牙膏涂患处，坚持一段时间便会痊愈。

【荐方人】河南　寇长兴

用番茄敷可治脚癣

【荐方由来】我患脚癣，足趾缝起疱、流水、溃烂，又痒又痛。偶然一次，将一个番茄弄破了，连汁带瓤贴敷到患处，当天即觉见轻；洗净脚，擦干，继续如法治疗，竟痊愈了。患有脚癣者不妨一试。

【荐方人】河南　穆立庵

阿司匹林可治足癣

【配方及用法】阿司匹林、复方新诺明各等份研末，撒于患处。

【荐方人】薛坤宝

五氯酚钠可治脚气

【荐方由来】我曾患脚气多年，用过许多中西药不能除根。在实践中，我试用渗透性较强的防霉剂五氯酚钠一次将脚气治愈。患部在涂药后，立时消除异味；两日后，病变皮层脱落，无分泌黏液，肌肤光洁红润，且再未复发。我将该药介绍给其他患者试用均有显效。

五氯酚钠是一种渗透性很强的防腐防霉剂。其碱性环境及有效氯含量对皮肤具有杀虫灭菌消炎作用，其高浓度对皮肤有刺激性。一般病历较长者，可按 1 克原药 2 毫升水的浓度涂擦；病历短且对刺激敏感者，用 1 克原药对 10 毫升水的浓度涂擦即可。使用时，禁入眼鼻口内。

【荐方人】张文剑

【引自】《安徽老年报》（1996 年 9 月 18 日）

用肤疾宁贴膏可治脚气

【荐方由来】我患脚气病 20 年，用过不少药，均未彻底根除。后来把肤疾宁贴膏扯成 2 厘米×3 厘米一块，上撒磷霉素钙药面（留出四边）贴在患趾间，贴过 2 天就见效了。每隔 2~3 天换 1 次，连贴几次就完全根除了。

【荐方人】刘广文

【引自】《晚晴报》（1997 年 6 月 21 日）

第九节　灰指甲、甲沟炎

用醋精治灰指甲

【方法】修好指甲，将醋精涂抹在灰指甲表面和蜂窝孔内，每日数次，直到长出新甲为止。

紫皮蒜治灰指甲

【配方及用法】将紫皮大蒜切片，贴在指甲上，几日后如稍有疼的现象，指甲可长出，病可除之。

【荐方人】四川　黄自强

艾灸治疗灰指甲

【方法】先用刀片刮除病甲表层，然后点燃艾条在病甲上熏灸，调节艾火与病甲的距离，使温度适宜，以患者能耐受为度，要防止烫伤周围皮肤。每次灸 15~20 分钟，每天灸 3~4 次。一般连续灸 15~20 天。灸后病甲无须包裹，可照常进行日常活动。

【荐方人】安徽　马仁智、孟云凤

半边莲等可治甲沟炎

【配方及用法】半边莲、白酒、雄黄。取半边莲鲜全草 100 千克切碎，雄黄 1 千克，倒入白酒若干，其量以刚浸没鲜草为宜，然后拌匀压实贮藏备用（1 个月后即可取用）。用时取本药适量捣烂，敷患处，外盖塑料薄膜包扎，每 8~12 小时换药 1 次。

【备注】蛇头疖已发生骨髓炎和指骨坏死的用该药效果不佳，应采取其他治疗措施。敷时，禁食海鲜、糯米、猪油、酒、山芋等。

【荐方人】浙江　郑丽丽

【引自】《亲献中药外治偏方秘方》

第十节　手足干裂（皲裂）

用醋水洗手脚治皲裂

【方法】每天早晚用食醋 250 毫升，加适量开水，泡洗手脚 30 分钟，连续进行 7~8 次可治愈。

【荐方人】四川　傅相中

盐水可治皮肤开裂

【配方及用法】取生盐1000克，清水3000毫升，将水烧开煮化盐，以盐水浸泡患处20分钟。不需将水倒去，留至下回可再用，如此连续泡洗七八日，从此永不再开裂，也不发痒。

【引自】《神医奇功秘方录》

用塑料袋包脚治足跟皲裂

【荐方由来】我长达20多年的双脚足跟皲裂现已痊愈，解除了我多年的痛苦。我曾几次到医院诊治，大夫也没有什么好办法，只是指点用防裂膏、胶布、软膏及膏药等维持。年复一年的足跟皲裂，疼痛难忍，尤其春冬更为严重。当我看到《辽宁老年报》刊登的王铁明同志介绍的治疗皲裂的方法后，我立即照办。用薄塑料袋（食品袋最好）套在脚上再穿上袜子，只用1周，足跟呈现柔软状态，不仅皲裂症状好了，而且脚也不干燥了，真是好极了。

【荐方人】辽宁　周世文

用维生素E涂患处可治手脚裂口症

【方法】将维生素E丸用针扎一个眼，把油挤在患处涂抹（一个丸可用多次）。每次洗手后涂抹，愈合后也要常抹，不会复发。

【引自】《益寿文摘》（1997年1月2日）

甘草、甘油等可治手掌皲裂症

【配方及用法】甘草75克，75%酒精、甘油、蒸馏水各250毫升。将甘草泡于酒精内24小时后，取浸液与甘油、蒸馏水混匀贮瓶备用。用时将患部洗净后，用药涂抹患处，然后搓数下。每日洗3~4次，一般3天见效，10天痊愈。

【荐方人】吉林　乔福胜

【引自】《当代中医师灵验奇方真传》

第十一节　白发、脱发、头皮屑

用凤仙花治白头

【配方及用法】 立秋后将凤仙花（即指甲花）全棵切碎晾干，每日50克，代茶泡水饮服，10天为1个疗程，3个月可愈。

【荐方人】 河南　张德玉

用桑葚子、熟地黄等治白发

【配方及用法】 桑葚子300克，熟地黄250克，旱莲草、制首乌各200克，北枸杞150克，菟丝子、当归、丹参各100克，蜂蜜适量。按中药蜜丸配制，每日早晚各服1次，每次9克。

【引自】《实用民间土单验秘方一千首》

用龟板、黄芪等泡酒喝可治白发

【配方及用法】 龟板、黄芪各30克，肉桂10克，当归40克，羌活12克，五味子12克，生地、茯神、熟地、党参、白术、麦冬、陈皮、山萸肉、枸杞、川芎、防风各15克。以上各药研为粗末，放入布袋，浸在酒内（酒的多少，以淹没布袋为宜），封闭半天。早、中、晚各饮一杯。连服2剂，不但会使白发变黑，而且身强力壮。

【荐方人】 肖润华

用鲜柏叶等可治脱发

【配方及用法】 鲜柏叶50克，红辣椒10个，75%酒精500毫升，一并装入瓶内，盖紧盖子，泡半月可涂搽患处。每天搽5~7次，坚持涂搽可见效果。

【荐方人】 河南　马培远

生代赭石治脱发

【配方及用法】生代赭石 124 克，研末，每次服 3 克，每日服 2 次，早饭前 1 小时服 1 次，晚饭后 1 小时服 1 次，用温开水送服。

【荐方人】黑龙江　宇忠厚

【引自】广西医学情报研究所《医学文选》

朝天椒、白兰地酒治脱发

【配方及用法】朝天椒 6 克，白兰地酒 50 毫升。将辣椒切成细丝，放入白兰地酒中浸泡 10 天，滤去渣滓，取辣椒酒涂擦患处，每日数次。一般 15 天见效，30 天痊愈。

【引自】《实用民间土单验秘方一千首》

用蛋清去头皮屑

【荐方由来】我患头皮多屑症有 20 多年，用过各种治头皮多屑的单方，都见效不大。有人说用鸡蛋清涂在眼角、脑门和脸上能消除皱纹，我试用鸡蛋清涂抹在头皮上治头屑。只一个星期，我的头皮多屑症就消除了。后来，又介绍给其他患头皮多屑症的人，他们用鸡蛋清在脑门发际处涂抹了一星期，头屑就被根除了。

【荐方人】王百根

【引自】广西科技情报研究所《老病号治病绝招》

用陈蛇粉去头皮屑

【方法】将蛇放在瓦片上，将瓦片放在小火上，待蛇焙干后研末，分 6 份，早晚各服 1 份，开水冲下，3 天服完。

【荐方人】杨景讳

【引自】《家庭医生报》（1996 年 5 月 27 日）

用啤酒洗头治头皮屑

【方法】用啤酒将头弄湿，保持 15 分钟或更长一点时间，然后用温水冲洗，再用普通洗头膏洗净。每天 2 次，坚持可治愈。

【荐方人】林连浪

【引自】《晚晴报》（1997 年 7 月 2 日）

第十二节　各种斑

丝瓜络汤治蝴蝶斑

【配方及用法】丝瓜络 10 克，僵蚕、白茯苓各 10 克，白菊花 10 克，珍珠母 20 克，玫瑰花 3 朵，红枣 10 枚。将上述各味加水煎煮浓汁 2 次，混合。分 2 次饭后服用，每天 1 剂，连服 10 天见效。

【功效】通经活络，清热，和血脉。有消斑的功能，用治蝴蝶斑。

【备注】在用此法治疗蝴蝶斑期间，应做到四避免：避免使用化妆品及刺激性强的肥皂，避免强烈的阳光照射，进免食用有刺激性的、温热性的食物如姜、葱、胡椒、辣椒等，避免忧思、抑郁。

枸杞子预防黄斑变性

【方法】枸杞子 10 克，与排骨、少许红枣煮汤食用。

【备注】枸杞子含有丰富的亚油酸、亚麻酸、油酸、维生素 E、胡萝卜素等生物活性物质。这些活性物质具有降低血管胆固醇，防止动脉粥样硬化，增强视力，防治青光眼，有明显的增白、滋润、护肤、减少色素的作用。

【荐方人】李桂芳

用生姜酊可治雀斑

【配方及用法】鲜姜 50 克，去掉杂质洗净，待晾干后装入瓶中，然后加入白酒或 50% 酒精 500 毫升，加盖密封浸泡 15 天即可，外擦治疗。

【引自】《新疆中医药》（1988 年第 2 期）、《中医单药奇效真传》

细辛、白芷等可治褐斑

【配方及用法】细辛 10 克，白芷 25 克，白丁香 30 克，干柿叶 50 克。

将上药研极细粉末，选用奥琪牙膏和上药调匀成膏状。再用澄清石灰水 300
毫升加温后加入陈醋 10 毫升。用该水洗净褐斑处，待晾干 5 分钟后将药膏
适量涂匀于褐斑上。每日早晚各 1 次，10 日 1 疗程。

【荐方人】山西　翟忠德

【引自】《当代中医师灵验奇方真传》

核桃、牛奶、芝麻糊等可改善皮肤黄褐斑

【配方及用法】核桃仁 30 克，牛乳 300 克，豆浆 200 克，黑芝麻 20 克。
先将核桃仁、黑芝麻放进小磨中磨碎，与牛乳、豆浆调匀后，放入锅中煮
沸，再加入白糖适量，每日早晚各吃 1 小碗。

【备注】（1）核桃仁中所含的维生素 E 可使人体细胞免遭自由基的氧化
损害，是公认的抗衰老物质，所以，核桃仁有"万岁子""长寿果"之称。

（2）上火、腹泻的人不宜吃核桃仁，吃核桃仁时应少饮浓茶。

白及、白附子等可治黄褐斑

【配方及用法】白及、白附子、白芷各 6 克，白蔹、白丁香（即雀粪）
各 4.5 克，密陀僧 3 克。上药共研细末，每次用少许药末放入鸡蛋清或白蜜
内搅调成稀膏，晚上睡前先用温水浴面，然后将此膏涂于斑处，晨起洗净。

【荐方人】山东　吴绍伯

【引自】广西医学情报研究所《医学文选》

柿树叶末等可治棕褐斑

【配方及用法】取青嫩柿树叶晒干研细面 30 克，与白凡士林 30 克调匀
成雪花膏状。

每天临睡前搽于患处，早晨起床后洗去，10 天为 1 疗程，隔 3 天再用。

【引自】《上海中医药杂志》（1982 年第 3 期）、《中医单药奇效真传》

桃花蜜可治面部黑斑

【配方及用法】桃花、冬瓜仁、蜂蜜适量，一同捣烂涂患处即效。

【荐方人】河南　高书文

第十三节 腋臭、狐臭

泥鳅消炎除腋臭

【配方及用法】泥鳅。将泥鳅（不洗，带黏液）捣烂。涂敷腋下，连涂数次，直至治愈。

【功效】消炎散肿，解毒除臭。

【引自】《江苏中医》

用蛛轻粉外搽治狐臭

【配方及用法】蜘蛛5个，轻粉3克。将蜘蛛用黄泥包好，放火内烧红后取出放凉，然后将黄泥去掉，加轻粉3克，研制成细末。先用75%酒精擦洗腋窝，然后外擦蛛轻粉。每日3次，5日为1疗程。

【备注】本品擦洗后，若局部出现发红、发热、发痒、疱疹等现象，可用赛庚啶软膏处理。本品为外用药，严禁内服。

【荐方人】河南 何少强、何少增、薛红梅

用壁虫治狐臭

【配方及用法】取壁虫2~3个，用泥包裹放火炭中烧至泥微焦，取出加冰片少许，共研细末，搓擦腋窝，每晚1次（洗澡后用药效果更佳）。

【备注】壁虫又称壁钱，为壁钱科动物壁钱的全虫。采得后，用开水烫死或晒干，或炒用。咸平无毒，治疗腋臭、喉痹、牙疳等症效佳。

【引自】《广西中医药》（1981年第3期）、《中医单药奇效真传》

鲜姜汁涂腋消炎祛臭

【配方及用法】鲜姜。将鲜姜洗净，捣碎，用纱布绞压取汁液。涂汁于腋下，每日数次。

【荐方人】广西 蒋永平

用明矾水治狐臭

【方法】取 5%明矾水 20 毫升，直接蘸取擦洗患部，1 日 2~3 次，10 日为 1 个疗程。擦洗后，最好用爽身粉搽扑，利于患部祛湿护肤，润滑爽身。此疗法对腋臭有明显疗效。

【备注】此法尚不能根除，一旦发现腋下有异味要继续擦洗。

【荐方人】边文波

【引自】《老年报》（1996 年 3 月 26 日）

用鲜橘皮治狐臭

【荐方由来】我有一友十几年前患上狐臭，多方求医，见方就治，药物用了无数，效果不大。后来得一良方，用鲜橘子皮（橘子汁也可）每天多次擦洗患处，2~3 天就见好转，5~7 天效果更好。

【荐方人】山东　吴旭兴、刘汉明

用樟脑、明矾等可治狐臭

【配方及用法】取樟脑（结晶）2 克，明矾（碾粉末状）2 克，石炭酸 4 克，甘油 10 毫升，置于瓶内，充分搅匀，使之溶解，然后分装保存备用。用时患者将腋毛剃尽，用温开水把腋窝洗净，擦干后涂上药水，每日 3~4 次，至治愈为止。1 疗程为 2 周左右，必要时可延长。

【功效】该药对狐臭的疗效甚佳，比手术切除及其他疗法有优越性。夏初秋末天气凉爽时治疗，效果更好。

【荐方人】安徽　占保平

第十四节　扁平疣

木贼外洗方可治扁平疣

【配方及用法】木贼、银花、香附各 30 克，白芷、桔梗、红花、甘草各 10 克。上药加水 2000~2500 毫升，泡 10~20 分钟，煮沸后以温热适度洗之。（1）洗时可用纱布或毛巾在患处稍用力搓之，以促使药物向庞组织内渗透，每次洗 20 分钟或药液凉为止。（2）洗时以疣表面微红为佳，洗后片刻即可看到疣之表面的药迹，7 天左右结痂（疣）脱落，不留任何痕迹而痊愈。

【荐方人】 黑龙江　张小凤

板蓝根、紫草等可消疣

【配方及用法】 板蓝根 30 克、紫草 15 克、马齿苋 30 克、生苡米 50 克（另煮熟食之或研细和服）。如患处发痒者加蝉衣 10 克，以祛风止痒；药后恶心或便溏者加藿香 10 克，以健脾胃。每天 1 剂，煎 2 遍，先用水浸泡 1~2 小时再煎。第 1 次煎 30 分钟后滤净，药渣再加水煎 30 分钟，滤净与头煎和匀，日 3 次分服。扁平疣并可用此方煎汤外洗。

【荐方人】 四川　张继南

用墨鱼骨治扁平疣

【荐方由来】 我两手面上长了 16 个如同绿豆大小的扁平疣，经常用指甲剪和刀刮，刮掉后不几天又长了出来。我先后到省内外几家医院都没治好。后来我得到一个单方，说用墨鱼骨能治好扁平疣。我按照单方，先把患处用酒精或开水洗净，用小刀或剪子把手上的扁平疣刮一刮（刮出血为止），用墨鱼骨在患处来回摩擦 1 分钟左右，几天后扁平疣全部掉完，至今未复发。去年，我身上和脖子上又长了几个扁平疣，今年春节时，我找到了墨鱼骨，按照原来的单方治疗后，果真又全部掉了。

【荐方人】 河南　郭利人
【引自】《老人春秋》（1997 年第 9 期）

用朱冰散治扁平疣

【配方及用法】 黄烧纸 100 张，锦油纸 100 张（质软易浸入油之食品包装纸），朱砂粉 20 克，冰片 30 克。①备薄铁片约手掌大小一块（如煤铲等），放火上加温后，将朱砂粉分 3 次先后均匀地撒在铁片上，接着徐徐少量多次撒加冰片于朱砂粉上（铁片温度以撒加冰片后即冒出气为宜），然后将备好散开的黄烧纸放在加温后药物冒出的白气上熏蒸上下两面，将 100 张纸熏完即成。②取用药熏过的黄烧纸及同样大小的锦油纸各一张，合卷毛笔杆粗细的圆桶状，放入封闭的塑料袋中，以不漏气为好。③使用时取圆桶纸1~2支，点燃一端后熄灭火焰，用冒出的烟气熏疣部位30~40分钟，1日1次。

【备注】使用本法治疗后，见有面部个别深褐色疣体不能消退者，可取中药鸦胆子1~2粒，取掉外表粗皮，将其仁稍加压后轻轻涂擦疣部，3~4日即可消退，不留瘢痕。

【荐方人】陕西 和成斌

【引自】《亲献中药外治偏方秘方》

鸦胆子、血竭、生石灰治扁平疣

【配方及用法】鸦胆子、血竭各15克，生石灰30克，共研细粉，撒于患处，揉搓1~2分钟。1次即愈，不再复发。

【引自】《实用民间土单验秘方一千首》

第十五节 寻常疣（瘊子）

陈醋鸡蛋治瘊子

【配方及用法】鸡蛋（鸭蛋亦可）5~10个，陈醋适量。先用针在蛋的小头端刺小孔数个，即放入陈醋内浸泡（醋要浸没蛋）。浸泡7~10天后，取蛋煮熟吃，每天1个。

【引自】《赤脚医生》（1976年第4期）、1981年广西中医学院《广西中医药》增刊

用蒜瓣消除瘊子

【荐方由来】我在野外施工时，右手背上不知不觉长出了7个瘊子。当时受条件所限没治。后来我想大蒜能治百病，且易取得，便每晚睡前把蒜瓣削去一点擦瘊子，擦到没汁液了，再削去一点继续擦。每晚擦两三瓣大蒜，火辣辣的。不到10天，瘊子全掉了。此后我再未长过瘊子。亲友们有长瘊子的，我都向他们介绍此法。

【荐方人】安徽 迎祥龙

生石灰、明矾等可治寻常疣

【配方及用法】生石灰、明矾、食盐、食碱各等份，共研细粉装瓶备用。取药粉 3 克，用冷水搅拌成稠糊状，用针将患处挑破见血，用药棉擦净，敷药如玉米粒大于患处，不宜用纱布覆盖，2~3 小时后可将干燥药粉去掉，脸、手部 12 小时，脚部 5 天内勿洗患处。敷药后无疼痛，愈后不留瘢痕，疣 3~7 天后自行脱落。

【荐方人】河北 白锡二

【引自】《当代中医师灵验奇方真传》

芝麻花治寻常疣

【配方及用法】取新鲜芝麻花适量，揉擦患处，每天 3 次，7~10 天可见效。如为干品芝麻花，可用水浸泡 30 分钟，煎沸，冷却后涂擦患处。

【荐方人】河南 新古椿

【引自】《湖北中医杂志》（1988 年第 4 期）、《单方偏方精选》

冰片烧灼治寻常疣

【配方及用法】中药冰片。取一胶布，中间剪一小孔，孔大小与疣体相适应，将胶布贴于皮肤，保护疣体周围皮肤，疣体从小孔中露出。取一粒冰片放于疣顶上，点燃冰片至冰片燃尽。如疣体较大，可用 2~3 粒冰片重复烧尽，至疣体变白为止。2~3 天疣体自然脱落。创面涂以紫药水或用创可贴敷贴，1 周左右即可结痂愈合。

【荐方人】广西 刘斌

【引自】《广西中医药》（1997 年第 3 期）

鲜狼毒汁外搽治寻常疣

【配方及用法】鲜狼毒 1 块。先将疣体用清水洗净擦干，把狼毒折断取汁涂于疣体上，每天 1 次，一般 2~4 次疣体可自行脱落。此药有大毒，严禁内服。

【引自】《四川中医》（1987 年第 12 期）、《单味中药治病大全》

紫硇砂外敷治寻常疣

【配方及用法】 紫硇砂 30 克，研成极细末装瓶备用。使用时选择 1 枚最大的疣体，洗净擦干，取硇砂 1.5 克敷于疣体上，然后用胶布固定。1 周为 1 疗程。

【备注】 该药品易溶于水，故敷药后不可与水接触。敷药期间忌食辛辣燥热之品。

【引自】《新中医》（1988 年第 3 期）、《单味中药治病大全》

鲜半夏搽剂治寻常疣

【配方及用法】 鲜半夏。将疣局部用温水泡洗 10~20 分钟，用消毒刀片轻轻刮去表面角化层。再将 7~9 月采挖的鲜半夏洗净去皮，在寻常疣局部涂擦 1~2 分钟，每天 3~4 次。一般只涂擦初发疣（母瘊）即可，若继发疣较大较多时，可逐个进行涂擦，效果更好。

【引自】《山东中医杂志》（1991 年第 4 期）、《单方偏方精选》

第十六节 鸡眼

黄豆芽可使鸡眼自然脱落

【配方及用法】 每餐用黄豆芽 250 克，不吃其他食物，一连吃 5 天不间断，鸡眼自然脱落。

【荐方人】 广东 侯世鸿

【引自】 广西医学情报研究所《医学文选》

紫皮大蒜、葱头治鸡眼

【配方及用法】 紫皮大蒜 1 头，葱头 1 个。把大蒜和生葱压碎如泥，再加入酸醋调匀（必须在临用时配制），用药前先在患处做常规消毒，用利刀割除鸡眼表面粗糙角质层，以不出血或刚出血为度。接着用盐水（温开水 200 毫升加生盐 5 克）浸泡 20 分钟，使真皮软化，以发挥药物的更大作用。

然后用布抹干，取蒜葱泥塞满切口，用消毒纱布、绷带和胶布包好即可。每天或隔天换药 1 次。一般 5~7 天即愈。

【引自】《新中医》（1979 年第 2 期）、广西中医学院《广西中医药》增刊（1981 年）

用葱白外层皮治鸡眼

【荐方由来】我脚底曾长了 2 个鸡眼，走路的时候，稍不留心，踩在小石子上，就像被铁钉钻了一下，即使走在平路上，也有疼痛感觉。有一次，在邻居退休的王医师家闲坐，谈起患鸡眼的病痛，她给我介绍了一种治鸡眼的方法，治好了我的鸡眼。

【方法】先用热水洗脚，擦干。然后剥下一块葱白外层的薄皮，贴在鸡眼上面，用胶布固定好，每天换一次。约 10 天鸡眼周围的皮肤发白变软，再过 3 天鸡眼自行脱落。

【荐方人】黄皖江

用葱蜜糊敷患处治鸡眼

【配方及用法】连须葱白 1 根，蜂蜜少许。将患处以温水洗净，消毒后用手术刀削去鸡眼老皮，削至稍出血为度，然后把葱白洗净捣泥，加少许蜂蜜调匀敷患处，外用纱布包扎固定，3 天换药 1 次。此方治疗鸡眼，轻者 1 次即愈，重者 2 次可愈。

【引自】《四川中医》（1987 年第 2 期）、《单方偏方精选》

蜂蜡骨碎补膏可治鸡眼

【配方及用法】蜂蜡 60 克，骨碎补（研细末）30 克。将蜂蜡放盛器内熬化，加入骨碎补细末拌匀成膏状即成。用药前先将患部以温水浸洗干净，用刀片将病变部位削去，然后取一块比病变部位稍大软膏捏成饼，紧贴患部后以胶布固定。用药后避免水洗或浸湿，1 周后洗净患部。

【荐方人】山东　杜连生

【引自】《当代中医师灵验奇方真传》

五倍子、生石灰等可治鸡眼

【配方及用法】五倍子、生石灰、石龙芮、樟脑、轻粉、血竭各等量，共研极细粉，用凡士林油膏调匀（可加温）成软膏即可。先用热水泡洗患部，待患部外皮变软后，用刀片仔细刮去鸡眼角质层，贴上剪有中心孔的胶布（露出鸡眼），敷上此药，再用另一块胶布贴在上面。每天换药 1 次，一般 7~10 次即愈。

【荐方人】河南　赵德礼

【引自】《当代中医师灵验奇方真传》

用蓖麻子火烧法治鸡眼

【方法】先用热水将鸡眼周围角质层浸软，用小刀刮去，然后用铁丝将蓖麻子串起置火上烧，待去外壳出油时，即趁热按在鸡眼上。一般 2~3 次即愈，且无毒副作用。

【荐方人】何光设

用鸦胆子糊治鸡眼

【方法】先将鸡眼患处用温水浸泡十几分钟，擦干后，用利刀（刮脸刀片）轻轻削去鸡眼硬皮部位，然后用药。取一粒鸦胆子剥去外壳，取出仁，研成糊状，将其涂在鸡眼患处并用胶布固定好。3 日后取掉胶布，再以上述方法施治 2~3 次，直至鸡眼脱落。

【备注】削鸡眼时不要出血，一旦出血，必待痊愈后方可施治；用药时，不要涂到正常皮肤上。

【荐方人】河南省李相山

第十七节　皮炎、毛囊炎

用陈醋、木鳖治神经性皮炎

【配方及用法】木鳖子（去外壳）30 克，陈醋 250 毫升。将木鳖子研成细末，放陈醋内浸泡 7 天，每天摇动 1 次。用小棉签或毛刷浸蘸药液涂擦受损皮肤，每天 2 次，7 天为 1 疗程。

【引自】《陕西中医》（1988 年第 7 期）、《单方偏方精选》

用冰片、樟脑治神经性皮炎

【配方及用法】冰片、樟脑各等份，共研细末，装瓶备用。将患处洗净，药粉撒于患处，外用纱布包扎。

【荐方人】河南　李树彬

【引自】《实用民间土单验秘方一千首》

韭菜糯米浆可治接触性皮炎

【配方及用法】韭菜、糯米各等份。上药混合捣碎，局部外敷，以敷料包扎，每天 1 次。

【功效】此方治疗接触性皮炎疗效甚佳，一般 3~5 天即可痊愈。

【引自】《四川中医》（1990 年第 3 期）、《单方偏方精选》

磁铁可治过敏性皮炎

【荐方由来】李老师是我校离休的老医生。今春，我们到苏杭旅游时，我问她怎么不吃鱼，她说她患了过敏性皮炎，不敢吃。这病很讨厌，越挠越痒，有时会挠得血迹斑斑。为此，她两次住院也没治好。

当时我告诉李医生，备一块磁铁，磁疗很有效。磁铁的磁力能消除风湿热邪，促进气血运行，增加肌肤失去的营养，从而达到活血化瘀、祛风消炎止痒的作用。后来，李医生依法治疗，1 个月就彻底治愈了过敏性皮炎。

【荐方人】山东　张明

【引自】《晚晴报》（1997 年 10 月 11 日）

用苦瓜汁治夏季皮炎

【配方及用法】先用鲜苦瓜（未长熟的小瓜）0.25 千克左右捣烂取汁，搽患处，过半小时后搽药水乐肤液，待药水干后，再搽必舒软膏，每日 3 次。

【荐方人】束健

用阿司匹林粉治稻田皮炎

【配方及用法】阿司匹林或复方阿司匹林 1~2 克，研末。患部洗后撒药，每日 2~3 次。重症治疗期不宜下水。

【引自】《常见病特效疗法荟萃》

凡士林、松香等可治稻田皮炎

【配方及用法】凡士林 500 克，松香、雄黄粉各 90 克，樟脑 60 克。将凡士林加温熔化，入松香粉末不断搅匀，待松香完全熔化后，离火降温至 40℃~50℃。再投入雄黄、樟脑充分搅拌，在冷凝中，温度越降，搅拌越勤，以雄黄、樟脑不沉淀为止。下水田前，涂手脚，上下午各 1 次。

【引自】广西医学情报研究所《医学文选》

用猪胆治脂溢性皮炎

【配方及用法】猪胆 1 个。将猪胆汁倒在半面盆温水中，搅拌后洗头（或洗患处），把油脂状鳞屑清除干净，再用清水清洗 1 次，每天 1 次。

【引自】《新医学》（1984 年第 4 期）、《单味中药治病大全》

用七叶一枝花治毛虫皮炎

【配方及用法】用 100 毫升 75% 的酒精泡 10~20 克七叶一枝花，局部外涂。

【备注】七叶一枝花又名蚤休、重楼，药用根茎。

【荐方人】广西 谭训智

蛇皮、全蝎等可治毛囊炎

【配方及用法】蛇皮 1 张，全蝎 2 个，蜂房 1 个，共泡入 180 克醋中，24 小时后可用（时间长更佳），用完再加醋 1 次。纱布蘸药敷患处，每天 2 次。

【引自】《常见病特效疗法荟萃》

艾炷灸治慢性毛囊炎

【方法】用艾绒做成小宝塔形艾炷，大蒜切薄片，放每个患处上（患处先剃去毛），上放艾炷点燃，烧尽再换，连用 10 个。每天 1 次，10 日为 1 个疗程。

【引自】《常见病特效疗法荟萃》

第十八节 各类型疮疾

用仙人掌、烟丝等治疗疮

【配方及用法】取新鲜仙人掌 1 块（刷去毛刺），香烟 1 支，鸡蛋 1 个，青布一块。将仙人掌与烟丝一同捣烂，加入适量蛋清混合，均匀地涂在青布上敷患处，24 小时换一贴。用于治疗疗疮初起（已生脓或溃烂者勿用）或早期乳腺炎、痈毒等。

【荐方人】江苏　陈付山

【引自】广西科技情报研究所《老病号治病绝招》

苍耳子虫治颜面疗疮

【配方及用法】苍耳子虫 100 条，麻油适量。苍耳子虫 100 条放入 40 毫升麻油内浸泡，密封备用。换药时，先用碘酊、酒精做局部消毒，将苍耳子虫捣烂如泥敷于疮头，外用纱布覆盖，一般每天换药 1 次。

【引自】《江西中医药》（1988 年第 1 期）、《实用专病专方临床大全》

枸杞子、白酒等可治蛇头疗

【配方及用法】枸杞子 15 克，白酒、水各 50 毫升，煮烂后，捣成糊状，加入冰片 0.5 克，食醋一盅调匀，装入小塑料袋套于患指上，包扎固定 12 小时取下。加醋少许，拌匀再敷。用药一次肿痛大减，3 日可愈。

【荐方人】戈杰

【引自】《老年报》（1997 年 12 月 4 日）

用蒲公英治臁疮

【配方及用法】取鲜蒲公英（带根）50 克，洗净，加适量水煮开，吃药喝汤，一次服用。每日 2~3 次，单吃。

【荐方人】汪广泉

【引自】《老年报》（1997 年 9 月 16 日）

用砂糖豆腐治臁疮

【配方及用法】鲜豆腐渣 250 克，白砂糖 100 克调匀，涂疮面。每日换 3 次，3 日后疮面缩小。敷 5 日后，再取干柿叶若干烧灰存性，研末，撒在疮口上，每天 1 次，不用包扎可愈。

【荐方人】河南　刘炳坤

用臁疮散治臁疮

【配方及用法】博落迥 100 克，冰片 5 克。将博落迥闷成炭，研细末放入冰片即成臁疮散。用时取适量敷患处。

【备注】此方只准外用，忌内服。

【荐方人】江西　朱斯龙

【引自】《亲献中药外治偏方秘方》

枯矾、煅石膏等可治臁疮

【配方及用法】枯矾 100 克，煅石膏 100 克，红粉 10 克，铅粉 30 克，四药一起细研即成。先用白矾水将疮面洗净，然后上药，上药时若疮面湿（渗出物多），撒干药末于疮面；若疮面干燥，可用香油或凡士林调药末成膏状擦患处，1 日 1 次。

【荐方人】河南　王印坤

用螃蟹治漆疮

【配方及用法】发生漆疮，可捉活螃蟹几只，将其捣烂，用纱布滤汁，涂搽患处。每天早、中、晚各 1 次。

【荐方人】贵州　胡定绶

用苦树皮、蛋黄油治秃疮

【配方及用法】取苦树皮 30 克，鸡蛋黄 12 个。先把鸡蛋煮熟，取其黄，置铁勺内火煎出油，去渣，将苦树皮研细末，加入蛋黄油内调匀。把患者头发剃去，白开水洗净，然后抹此药，1 日换药 1 次。

【引自】《中医验方汇选》《中医单药奇效真传》

用川楝子、猪油可治秃疮

【配方及用法】 取川楝子（剖开、去核、取肉，焙存性）研极细末 15 克，用熟猪脂油（或凡士林）30 克，共调拌成糊状药膏。先将残余毛发全部清除，再将脓、血痂疤彻底洗净（用食盐水洗，或明矾水洗），拭干后涂上药膏，用力摩擦使之润透。每日清洗，每日换药，局部暴露，不戴帽子或绷扎。

【引自】《中医杂志》（1962 年第 9 期）、《中医单药奇效真传》

用三黄酒治疗疥疮

【配方及用法】 黄连 5 克，栀子 10 克，黄柏 10 克，冰片 5 克，樟脑 10 克，苦参 20 克，柳酸粉 10 克，蛇床子 30 克，地肤子 30 克。以上药物用 75%酒精 200 毫升浸泡 1~2 天，同时，先将患处用肥皂水洗净，再用棉球蘸酒液涂擦，每天 1~2 次。

【荐方人】 四川　罗林钟、邓增惠

硫黄川椒锭可治疥疮

【配方及用法】 硫黄 100 克，置容器中以文火熔化为液态，加川椒 30 克继续以文火加热煎炸，等到川椒煎炸至变黑变焦后去渣，将熔化的药液注入备好的模具中冷凝成锭后备用。治疗时取药锭加少许食用油，放在碗内研磨，待油质变色且发出一种特殊的药臭味为度，用温水洗洁皮肤后将药液油涂抹在患部。部分病程较长或严重者每天早晚各用 1 次，一般情况每天晚上临睡前用药即可。兼脓疱渗液者取黄柏 30 克煎水洗患部。

【荐方人】 云南　刘武
【引自】《当代中医师灵验奇方真传》

用独头蒜治冻疮

【配方及用法】 在伏天将独头蒜捣成蒜泥，浸半天，将患处洗净，蒜涂于患处，1 小时后洗去，涂 10 次左右。每天 1 次，也可隔日 1 次。

【引自】《晚晴报》（1996 年 8 月 3 日）

用茄秧秆煮水治冻疮

【方法】冬天的时候到地里将已摘完茄子、叶子也已掉光的光秃的茄秆连根拔起，回家后放脚盆中加水煮一会儿，等水温低点儿后泡脚。

【荐方人】高学冬

妙用冬瓜治冻疮

【方法】冬瓜皮 250 克，熬水洗患处。若加上茄子根煎汤洗冻疮效果会更好。

【荐方人】湖北　季宇新

用当归、醋治冻疮

【配方及用法】取米制陈醋 500 克，当归 20 克，共放入陶制品内用文火煮开，时间不得少于 20 分钟，然后连当归一起倒入容器内，趁热浸泡冻疮处（如冻疮长在鼻、耳、脸等部位，可用纱布蘸药液擦于患处），直至患处皮肤松皱为止。

【荐方人】江西　饶明亮

【引自】广西科技情报研究所《老病号治病绝招》

用卤水治冻疮

【配方及用法】取 60~70 克卤水，盛入缸子里，用火炉加热至 70℃~80℃，并保持这一温度，然后用棉球蘸取反复涂于患处，直至用尽卤水为止。每天 2 次，坚持 2~3 天，冻伤处一般均可恢复，而后不易再被冻坏。

【备注】皮肤因冻溃破了的禁用。

【荐方人】李继祥

【引自】《中国保健报》

用黄柏等治黄水疮

【配方及用法】黄柏、生大黄、苦参各 30 克，蒲公英、百部、银花各 20 克，水煎取汁。用药汁洗患处（若有脓液溢出，则先用温盐水洗净），每日 3~5 次。

用黄芩、黄柏等治黄水疮

【配方及用法】黄芩、黄柏、双花、苦参各 5 克，野菊花 3 克，犀黄丸 6 克，白矾、冰片、青黛各 1 克，樟丹 0.5 克，呋喃西林粉 10 克，红霉素软膏 2 支，凡士林适量。先把黄芩、黄柏、双花、苦参、野菊花晒干压碎过筛，犀黄丸、白矾、冰片用乳钵研细，以上药物细粉加呋喃西林、青黛、樟丹再共同过筛，使之均匀，加红霉素软膏，再加适量凡士林调成稀膏状即可。用消毒棉棒蘸取软膏涂抹患处，1 日 2 次，治疗期间停用其他药物。

【荐方人】山东　姜延德

【引自】《亲献中药外治偏方秘方》

用甲紫等治黄水疮

【配方及用法】甲紫（结晶）2 克加适量酒精，使之溶解，硼酸粉 2 克加开水或蒸馏水适量煮沸、溶解，静置冷却，氯霉素 8 支（每支含 250 毫克）敲开安瓿。将上述三种药液同时倒入量杯中，然后加入温开水或蒸馏水至 100 毫升，搅匀、分装备用。用时先用消毒针头将水疱、脓疱挑破，除净疱壁，以温开水将皮损处清洗干净，然后搽上药水。每日可搽 8~10 次，至治愈为止。脓痂较厚者，外涂硫黄软膏或凡士林软膏除痂皮。

【荐方人】安徽　占保平

用青黛、黄连等治黄水疮

【配方及用法】青黛 10 克，黄连 10 克，枯矾 6 克，西瓜皮炭 15 克，共为细末，过 120 目筛，装瓶消毒备用。用时先用 0.01%新洁尔灭清洗局部，渗出少者，取药面少许，香油调涂；渗出多者用药面外撒约 0.5 毫米厚，每天 2 次。

【备注】皮损仅局限于口唇、鼻周或耳前后者，单用本方即可。若病程长，皮损延及四肢或全身者，可合用抗生素全身治疗。

【荐方人】山西　马海

【引自】《亲献中药外治偏方秘方》

用苦杏仁治脓疱疮

【配方及用法】苦杏仁适量，火炙成炭存性，研成细末，用香油或豆油熬开调成稀糊状备用。用时先以淡盐水将污痂洗净，然后将上药涂患处薄薄一层，可用干净纱布或软布覆盖，以防药物脱落。每日或隔日 1 次。

【引自】《山东中医学院学报》（1980 年第 3 期）、《单味中药治病大全》

用明矾治脓疱疮

【方法】用明矾粉干抹，待形成硬痂且不淌水后，在第二次抹药前，用热水坐浴数分钟，使硬痂软化剥离，再抹上明矾干粉即可。每天上药 1 次。

【备注】明矾干粉制法：把整块的白矾放在炭火中烧成白色泡沫状拿出，待冷却后捣成细粉即可。

【荐方人】刘述礼

【引自】《家庭医生报》（1996 年 11 月 18 日）

第十九节　各类咬伤

用耳垢压治疗蜈蚣咬伤

【荐方由来】去年末伏的一天早上，我老伴洗衣服，不慎被掉在衣服盆里的蜈蚣将左手小指头咬了。即时剧痛难忍，并迅速地从小指痛到手腕和整个手臂。几位邻居得知后，介绍一方：用耳垢治疗被蜈蚣咬伤有特效。先把伤口的毒液尽早、尽快、尽量地挤出来，以减少毒素，然后挖适量的耳垢按压在伤口上。我老伴立即按照她们介绍的办法去做，果真有效。不到半个钟头，整个左手臂的疼痛就开始缓解，天黑前，连疼痛最厉害的部位也不疼了。想不到耳垢竟有如此神奇的药效。

【荐方人】河南　黄吉政

【引自】《老人春秋》（1997 年第 4 期）

用白胡椒治蜈蚣咬伤

【配方及用法】将四五粒白胡椒（一定要白的）研成细末，干撒在咬伤处，即可药到病除。

【荐方人】江西　陈重信

桑树嫩头捣烂治蜈蚣咬伤

【荐方由来】去年夏天，我孩子的舅妈被一条四寸多长的老蜈蚣咬了手指，痛得死去活来，到医院打针、敷药后，仍无效。这时正好遇到一人传一单方，立即试用。方法是：采桑树（蚕食的）嫩头 5~10 根（包括嫩叶）捣烂，放少量红糖再捣几下，然后将其敷在蜈蚣咬破处，立即止痛。

【荐方人】余兵

【引自】《安徽老年报》（1996 年 11 月 27 日）

蜘蛛治蜈蚣咬伤

【荐方由来】我目睹邻居中年妇女手被蜈蚣咬伤，其后将檐下网上蜘蛛捕之放于手臂，见蜘蛛迅即爬至创口处，伏之不动，以其口吸吮。只见蜘蛛腹渐大，手肿渐消，须臾毒尽，蜘蛛自行落地上。邻居妇手痛止而愈，当时令人称奇不已。

蜘蛛专治蜈蚣、蛇蝎之毒，此乃"以毒攻毒"。

【荐方人】李建萍

红薯叶治蜈蚣咬伤

【配方及用法】红薯叶。将红薯叶洗净，以滚开水烫软叶片。敷盖伤处，数次可愈。

【功效】解毒，利尿，医疮。用治蜈蚣咬伤。

羊奶治蜘蛛咬伤

【配方及用法】鲜羊奶适量，煮沸。尽量饮用。

【功效】解毒，利尿，消肿。用治蜘蛛咬伤。

半夏治蝎蜇伤

【配方及用法】取半夏适量研成细末，加香油适量调成糊状。以蜇伤点为中心，用半夏膏均匀涂抹，面积超过肿胀部位外 0.5 厘米即可，每日换药 1 次。

【引自】《山东中医杂志》（1991 年第 4 期）、《单味中药治病大全》

饱和食盐溶液治蝎蜇伤

【配方及用法】 饱和食盐溶液 2~3 滴滴于双眼。经治数千例，止痛效果极为显著。

【引自】《天津医药杂志》（1963 年第 1 期）、《单味中药治病大全》

鸡蛋、壁虎治蜂蜇伤

【配方及用法】 鸡蛋 1 个，壁虎 1 条。将蛋打个小孔，将全壁虎 1 条塞入鸡蛋内，小孔密封，埋于阴凉的土内 20 天，取出涂患处。

【引自】《赤脚医生杂志》（1975 年）、广西中医学院《广西中医药》增刊（1981 年）

夏枯草治蜂蜇伤

【配方及用法】 夏枯草适量，捣烂敷患处，外用纱布包扎。1 次即愈。

【引自】《实用民间土单验秘方一千首》

用鲜黄瓜叶片治刺蛾蜇伤

【荐方由来】 果农与菜农在劳作时，经常被刺蛾蜇伤，钻心的痛痒既影响情绪又耽误农活，而又无良药能够立即消痛止痒。

现介绍一个既简单又效果极佳的土办法：当被刺蛾蜇伤后，立即摘取鲜黄瓜叶片，反复在被蜇处揉搓 3~5 分钟，痛痒的感觉会立即消失。

【荐方人】 黑龙江　庄程彬

唾液治蚊虫叮咬

【方法】 当发现被蚊虫叮咬或局部痛痒起红丘疹时，把口内的分泌液唾在掌中或指上，在患处反复揉搓一分钟，以痛痒缓解为度。过一会再做，仍效前法，切忌抓挠患处，以防皮肤损伤而继发感染。对于某些原因不明的小面积皮肤瘙痒，此法亦可取效，还可用自己的唾液为他人治疗。

【荐方人】 河南　李小周

【引自】《中国民间疗法》（1997 年第 3 期）

粗茶、木贼等可防蚊蠓叮咬

【配方及用法】 粗茶 500 克，木贼 250 克，雄黄 200 克，共研细末，醋弹丸子大，每晚烧一个，蚊蠓闻者去之，不去者亦不复咬人。

【荐方人】山西　邵观文

【引自】广西医学情报研究所《医学文选》

芸香粉防避臭虫

【配方及用法】芸香31克，研细末置于席下自去。

【荐方人】山西　邵观文

【引自】广西医学情报研究所《医学文选》

七叶一枝花治土地蛇咬伤

【配方及用法】白蚤休（七叶一枝花）60克，研粉加陈醋浸泡2~3周，去渣。用时先将伤处洗净，再涂上药液，1天涂3~4次（另内服：蛇母草9克，白蚤休6克，前胡12克，疗效更佳）。

【引自】《湖北卫生》（1976年第2期）、《单味中药治病大全》

用苍耳草治地皮蛇咬伤

【配方及用法】苍耳草1~2棵，去子，清水洗净，用铁锤锤烂，敷于患处，以纱布（或青布、白布亦可）包扎好，顷刻止痛。

【引自】《江苏中医》（1959年第11期）、《单味中药治病大全》

生草乌蘸酒磨汁涂治竹叶青蛇咬伤

【方法】取生草乌一枚蘸酒磨汁，于肿处上界绕手臂涂上一圈即可。

【引自】《长江医话》《中医单药奇效真传》

食猫肉治老鼠咬伤

【配方及用法】老猫1只，去毛，脏器煲服。

【荐方人】云南　卢宏道

【引自】广西医学情报研究所《医学文选》

第二十节　烧烫伤

蚯蚓治水烫伤

【方法】将新挖的蚯蚓用水涮净，放入盛有少许白糖的容器中。这时蚯蚓还不停地蠕动，待蚯蚓不动后，将它分泌出的黏液，涂搽在患处，干后再涂，每天涂 3 次，烫伤就会好起来。

【备注】（1）蚯蚓体轻质脆，易折断，断面间有泥土。它肉薄、气腥，味微咸。外用时可涂丹毒、漆疮、烧烫伤等症。

（2）常规使用剂量毒性小，但过量使用可出现头痛、头昏、血压先升后降、腹痛、呼吸困难、消化道出血。阳气虚损、脾胃虚弱、肾虚喘促、血虚不能濡养筋脉者不宜使用。

新鲜葡萄治烫伤

【方法】取鲜葡萄若干，洗净去籽，捣浆，直接敷在患处即可，干后及时换上新的。能迅速止痛，两天即可痊愈，且不易遗留疤痕。

【功效】葡萄性平、味甘酸，兼具收敛、消炎的作用，对于轻度烫伤，能迅速愈合创口。

桂圆核治烫伤

【方法】桂圆核研细末，调茶子油涂患处；或桂圆壳烧炭，研为末，调桐油涂患处。

【荐方人】张国伟

青苔治烫火伤

【方法】将青苔粉末与植物油调匀外用。

【荐方人】卢志清

鲜牛奶治灼伤

【配方及用法】鲜牛奶适量。将消毒过的纱布浸于牛奶中。将纱布敷于伤口。

【功效】生津润燥。用治火灼致伤。

猪蹄甲治烧烫伤

【配方及用法】猪蹄甲。将蹄甲烧制成炭，研极细面，以香油混合成膏。将伤面用凉水洗净，局部涂敷。

【功效】解毒，收湿，敛疮。用治烧烫伤。

枯矾糊治水火烫伤

【配方及用法】枯矾适量。将枯矾放入锅内熬至溶化不再冒气泡即成，待凝固再研为细末，装瓶盖封备用。用时根据伤面大小取适量枯矾末，加菜油少许，充分混匀调成糊状，涂敷患处，然后用消毒纱布荏盖包扎。2~3天换药1次。

【功效】清热解毒，燥湿收敛。用治水火烫伤，皮肤感染糜烂、溃疡。

【引自】《四川中医》

外用蘑菇粉治烫烧伤

【配方及用法】蘑菇适量。蘑菇在砂锅内锻黑存性，研为细粉，以少许香油调拌均匀。用时将蘑菇粉敷于患处，每日2或3次。敷药后约30分钟痛止。

【功效】温经，止痛。用治烫伤、烧伤。

【引自】《中医验方汇编》

老黄瓜液治石灰灼伤

【配方及用法】老黄瓜。将留种用的老黄瓜去瓤及削去外皮，切约3厘米厚的瓜片放入干净玻璃瓶中，密封置阴凉处，3个月后可化成水液。用时将此液外搽患处，并以消毒纱布盖住溃疡面湿敷，每1~2小时用此液浸润纱布1次。

【引自】《新中医》（1976年第5期）、广西中医学院《广西中医药》增刊（1981年）

乳香、没药治烧烫伤

【配方及用法】 制乳香 25 克，制没药 25 克，血竭 15 克，冰片 2 克，白凡士林油 75 克。上药共为细末，以凡士林油调匀，敷患处，如烧烫伤面积大，可按此比例增量。

【荐方人】 吉林　李炳尧

【引自】《当代中医师灵验奇方真传》

猪毛灰可治烧烫伤

【配方及用法】 猪毛适量化灰，加蛋黄油（鸡蛋为佳）调成稀糊状，如无蛋黄油可用蜜蜂糖代替。涂创面，每天 1~2 次。

【荐方人】 海南　丘天涯

【引自】《当代中医师灵验奇方真传》

第二十一节　其他皮肤外科疾病

甘草油治指头炎

【配方及用法】 生甘草 4 克，紫草 2 克，蜂蜡 4 克，麻油 60 克。前 2 味入麻油中浸 24 小时，然后用文火熬枯去渣，次入蜂蜡化开即成。用时将油温热，熏洗患处，每天 1~2 次，每次 20~30 分钟。

【引自】《山东中医杂志》（1993 年第 4 期）、《单方偏方精选》

鲜山慈姑治手指红肿

【方法】 鲜山慈姑 25 克，洗净捣烂加米醋 3 毫升和匀稍蒸温，用塑料薄膜包敷患指，每日换药 1 次。

【引自】《中医杂志》（1990 年第 4 期）、《中医单药奇效真传》

油葱茶麸治化脓性指头炎

【配方及用法】 生油葱 7 条，茶麸 100 克，浸水老石灰 100 克，共捣盛于杯内，将患指浸入药中，疼痛立止。如肿则用药渣外敷患处。

【荐方人】 辽宁　卢清光

用蒲公英粉可治指头炎

【配方及用法】将干蒲公英粉用甘油与75%酒精（甘油与酒精的体积比为1∶3）调成糊剂外敷。

【引自】《河北中医》（1994年第4期）、《中医单药奇效真传》

用猪苦胆治手指毒疮

【方法】猪苦胆1个，套在长疮的手指上，让胆汁浸泡患部，不需添加任何药物，几分钟后减轻止疼，慢慢消肿生肌，伤口愈合。胆汁干了另换一个，3~5天即可痊愈。轻者1个，重者则两三个就可治好。新鲜有胆汁的最好，存放干苦胆也可以用，但需用温水泡软后使用。

【备注】为防止胆汁流出需用线扎着苦胆口部，但不能太紧，否则影响血液流通，降低疗效。

【荐方人】 河南　刘基尧

海带白肉汤治手掌脱皮

【配方及用法】海带丝120克，白肥猪肉100克。白水煮熟，不放任何调料。连汤及海带、白肉同食。

【功效】消痰软坚。

用蜂蜜水搓擦治手掌脱皮

【配方及用法】取蜂蜜适量，用2倍的冷开水稀释后备用。每天早晚用稀释好的蜂蜜水在患处反复搓擦3~5分钟。

【引自】《实用民间土单验秘方一千首》

土茯苓、金银花治红斑狼疮

【配方及用法】土茯苓1000克，金银花2000克，共研细粉，炼蜜为丸，每丸3克。每服10丸，每日3次，白开水冲服。

【引自】《实用民间土单验秘方一千首》

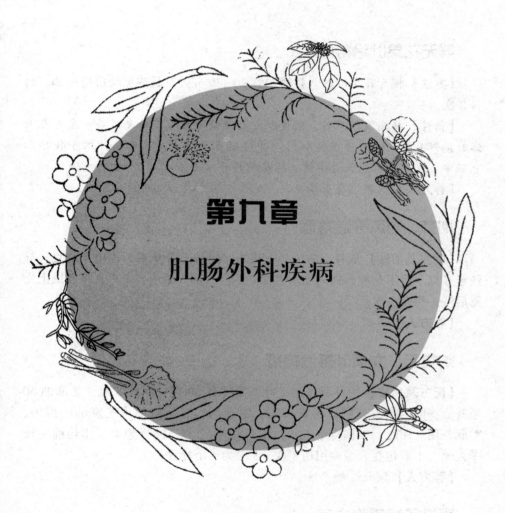

第九章

肛肠外科疾病

第一节　痔疮

鲜无花果叶治痔疮

【方法】将无花果叶放入瓷罐中煮 20~30 分钟，趁热熏洗痔疮患部。每日 3 次。

【备注】痔疮有很多种，因便秘或大便坚硬的人常会患裂痔。患者在入浴时用鲜无花果叶液汁熏洗肛门，并将擦有少量无花果叶液汁的手指插入直肠中，也是一种能促进排便、治痔疮的好方法。

【荐方人】江苏　马正华

荆芥、防风等治痔疮

【配方及用法】荆芥、防风、土茯苓、使君子各 9 克，芒硝 120 克，马钱子 6 克。将上药放砂锅内加水煮沸。然后，倒入罐内，令患者蹲在罐上先熏后洗，每晚 1 次。

【荐方人】四川　李如俊

炉甘石、女贞叶等治痔疮

【配方及用法】炉甘石、女贞叶、艾叶各 30 克，冰片 3 克，芝麻油 50 毫升。将前四味药分别研为极细末，混合均匀，徐徐加入芝麻油中搅匀，贮瓶备用。用时，根据痔疮大小，取药膏 1~2 克，涂搽患处，用药前应排净大便，不需包扎。每晚用药 1 次。3 次为 1 个疗程。

【荐方人】湖北　杨永珍

南瓜子煎熏治内痔

【配方及用法】南瓜子 1000 克。加水煎煮。趁热熏肛门，每日最少 2 次，连熏数天即愈。熏药期间禁食鱼类发物。

【荐方人】河南　牛全喜

茄子末治内痔

【配方及用法】茄子。茄子切片,烧成炭,研成细末。每日服 3 次,每次 10 克,连服 10 天。

【功效】清热止血,用治内痔。

蝎蚕蛋治痔疮

【配方及用法】全蝎 6 克,僵蚕 6 克,鸡蛋适量。全蝎、僵蚕(中药店有售)研成细末,共分为 15 份。每日早晨取新鲜鸡蛋 1 枚,在蛋壳上打一个小孔,将 1 份全蝎僵蚕粉从小孔内装入鸡蛋,搅匀后用面粉将鸡蛋上的小孔糊上,放入锅内蒸熟。服用时将鸡蛋去皮整个吃下,每天 1 个,连吃 15 天为一疗程。如一疗程未能痊愈,可再吃 1~2 个疗程,以巩固疗效。

【功效】理气血,除热毒。

【引自】《老年报》

猪肉槐花汤治痔疮

【配方及用法】瘦猪肉 100 克,槐花 50 克。加水共煎汤。日食 1 次。

【功效】凉血,止血。

猪肠绿豆治痔疮

【配方及用法】绿豆 200 克,猪大肠 1 截,醋少许。先将猪大肠翻开用醋洗净(连续洗 3 次),把绿豆填入猪肠内,再用线绳将肠两端扎紧,放入水锅中煮约 90 分钟即成。食时切成段,一次吃完,每天 1 次。

【功效】清热解毒,润肠通便。用治内外痔便血。

红糖金针菜汤消痔

【配方及用法】红糖 120 克,金针菜 120 克。将金针菜用水 2 碗煎至 1 碗,和入红糖。温服,每天 1 次。

【功效】活血消肿。对痔疮初起可以消散,对较重症有减轻痛苦之功。

马齿苋、猪大肠治内痔

【配方及用法】马齿苋 100 克,猪大肠 1 截(15 厘米长)。先将两物洗净，然后将马齿苋切碎装入大肠内，两头扎好，放锅内蒸熟。每日晚饭前一次吃完，连续服用。

【功效】清热解毒，润肠止血。

北芪、地榆等可治内外痔

【配方及用法】北芪、地榆、当归、金银花各 10 克，黄芩、酒军（后下）、防风、桃仁、苍术各 6 克，升麻 2 克，皂角子 14 个，甘草 3 克。上药水煎服，每天 1 剂，连服 6 剂。如服药后大便变稀乃药效所致，不必处理。如在服药期间注意少吃辛辣刺激、煎炒油炸之品，则效尤显。

【荐方人】广东　陈济生

用五倍子、地肤子等可治肛痔综合征

【配方及用法】五倍子、地肤子、蛇床子、黄柏、乌梅各 30 克，大黄 50 克，苦参 50 克，芒硝 50 克。以上诸药加水 2500 毫升合煎，煎至 2000 毫升，去渣，趁热熏洗坐浴患部 10~20 分钟，每天 2 次。

【备注】使用本方 3 天后若疗效欠佳，则应采取手术等治疗措施。运用本方时，应注重辨别寒热虚实，采用相应方药内服，应变而论治。治疗期间忌食煎炒、辛辣刺激之物，不宜饮酒。

【荐方人】湖南　叶祚栋
【引自】《亲献中药外治偏方秘方》

麝香、熊胆等可治内外痔

【配方及用法】麝香 0.3 克，熊胆 0.3 克，冰片 0.3 克，猬皮 0.3 克，共研细末。外痔：每日敷药末 3 次。内痔：将药棉缠在如火柴杆粗细的木棍上，用凉开水浸湿，沾药末插入肛门内，随即将小棍抽出，将药棉留在肛门内。

【荐方人】刘隆翰
【引自】广西医学情报研究所《医学文选》

用消肿止痛膏治外痔

【配方及用法】黄连、大黄、黄柏各 10 克，五倍子 30 克，冰片 3 克。将黄连、黄柏、大黄、五倍子共为细粉过 100 目筛，再加入冰片，每 10 克药粉加凡士林 30 克，香油 10 克调成膏剂，并视痔核大小敷于痔顶端。每日换药 1 次，6 天为 1 疗程。用药期间忌酒及刺激性食物。

【荐方人】 陕西 张锁成

【引自】《当代中医师灵验奇方真传》

酒煮鸡蛋治内外痔

【配方及用法】 鸡蛋 12 个，白酒适量（以淹没鸡蛋为准）。把鸡蛋放在白酒中，用微火煮鸡蛋至酒干备用。每天早上空腹内服鸡蛋 2 个，6 天为 1 个疗程，3 个疗程即愈。

【备注】 此方属彝族祖传秘方验方。

【荐方人】 贵州 王荣辉

【引自】《当代中医师灵验奇方真传》

癞蛤蟆草可治内痔

【配方及用法】 癞蛤蟆草（又名臭婆子）9 克，刘寄奴 9 克，防风 9 克，荆芥 9 克，甘草节 9 克，白凤仙花 6 克，蝉衣 6 克，瓦花 9 克。上 8 味药煎沸数开，入醋半杯，食盐一撮，将药水放净盆内。患者坐盆上熏之，其痛即止。熏至药汤半温时，去渣，以药汤洗痔。

【荐方人】 河南 贾明

【引自】 广西医学情报研究所《医学文选》

穿山甲粉治内痔

【配方及用法】 穿山甲粉 0.6 克，人指甲炒研末少许，冲三花酒服。

【荐方人】 广西 廖惠生

【引自】 广西医学情报研究所《医学文选》

鲫鱼治内外痔疮

【配方及用法】 鲫鱼 1 条（重 200 克），韭菜适量，酱油、盐各少许。将鱼开膛去杂物留鳞，鱼腹内洗净，纳满韭菜，放入盖碗内，加酱油、盐，盖上盖，蒸半小时即成。食鱼肉饮汤，每天 1 次。

【功效】 治疗痔漏、内外痔疮。

海蛤、冰片治痔疮有奇效

【配方及用法】活海蛤 2 个，冰片 6 克。将海蛤洗净，扒开口，再把冰片放在口内，化水，用净器贮存，用消毒棉球涂于患处，每日 3~4 次。

【引自】《小偏方妙用》

土大黄根治内外混合痔

【配方及用法】土大黄根（俗称羊皮叶子、大耳牛叶子）采回后，洗净，切 1 寸多长做一个栓。每晚睡前清洁肛门后，将土大黄栓插入肛门，插入前涂上点油（香油、食油皆可），防止发涩。每晚放 1 次，次日随大便排出，连续数日，定会收到效果。此法无毒副作用，无痛苦，适用内外痔、混合痔。

【引自】《辽宁老年报》（1997 年 10 月 15 日）

摩擦尾骨治痔疮

【方法】早晨起床后和晚上入睡前，盘坐床上，将臀部搬起，用双手食指、中指并拢伸直成剑指（无名指与小指微收），一上一下交替摩擦尾骨及其两旁。这样，一手上一手下，各 50~100 次。轻症早晚各 1 次，重症还需在上午、中午、下午各加摩擦 1 次。摩擦时，用力必须适当，既不能过重以致擦破皮肤，也不能过轻没有压迫感，以致无效，应以皮肤有灼热感为宜。轻则 2 天痊愈，重则 1 周康复。

【荐方人】江苏　周斌

第二节　肛瘘、肛裂

瓦松、朴硝等可治肛瘘

【配方及用法】瓦松 50 克，朴硝 30 克，黄药子 30 克。上药放入容器加水适量，然后用火煎煮将近半小时，将药液倒入容器中（存药可再用），先用药物熏洗肛门部，待药液温热后，再倒入盛器坐浴。每次 15 分钟，每天 2

次。1 剂中药可连续使用 3 天。

【荐方人】江苏　庄柏青

枯矾、黄蜡可治肛瘘

【配方及用法】枯矾、黄蜡各 50 克。将黄蜡熔化，投入矾末，和匀，候冷，做成药条，将药条从外口插入深处。

【引自】《实用民间土单验秘方一千首》

芒硝、甘草、蚯蚓可治肛瘘

【配方及用法】芒硝（皮硝）0.03 克，甘草 3 克，蚯蚓 1 条。将上药捣烂，做成条状，晾干插入瘘管内。

【引自】《实用民间土单验秘方一千首》

乳没膏治肛裂

【配方及用法】乳香、没药各 20 克，丹参 10 克，冰片 5 克，蜂蜜 30 克。先将前 4 味药共研细末，用 75% 酒精适量，浸泡 5 天左右，加入蜂蜜调匀，即行煎熬加工成油膏状，贮瓶备用。用药前嘱病人排尽大便，以 1：5000 高锰酸钾溶液坐浴 10 分钟左右，再用双氧水溶液清洗创面裂口，再经干棉球拭干泡沫，再取药膏外敷创面处，然后覆盖无菌纱布，胶布固定。每日换药 1 次，直至裂口愈合。

【功效】活血止血，止痛生肌。

【引自】《百病中医膏散疗法》

乳香、没药等可治肛瘘

【配方及用法】乳香、没药、儿茶、马钱子、五倍子各 20 克，轻粉 10 克，冰片、麝香各 3 克。将上药研为极细粉面，装瓶密封。取适量药粉，以醋调成糊状，涂于患处，每日 3 次。痔核肿痛者，每次涂药后最好局部热敷 30 分钟至 1 小时，以助药力。

【荐方人】内蒙古　董惠新

【引自】《当代中医师灵验奇方真传》

润肤膏治肛裂

【配方及用法】 当归、生地各 15 克，麻油 150 克，黄蜡 30 克。先将当归、生地入油内煎熬，药枯后去渣，投入黄醋，即成半液状油膏，备用。每天大便后，清洗疮面，然后取药膏适量涂敷于患处。每日换药 1 次。

【功效】 润肤生肌。

【引自】 《疡科妙方》

生肌膏治肛裂

【配方及用法】 冰片、煅龙骨粉各 6 克，朱砂 7.5 克，煅炉甘石 64 克，煅石膏 143 克，凡士林 264 克，麻油适量。先取冰片及少许煅炉甘石共研成细末。再入煅龙骨粉，朱砂及余下的煅炉甘石，混合均匀，掺入煅石膏，拌匀后倾倒凡士林内充分搅拌，最后加适量麻油调成软膏，备用。肛门局部用酒精消毒后，据肛裂范围，涂满此膏，用纱布盖好，胶布固定。

【功效】 止血敛疮，封口止痛。

【引自】 《中医杂志》（1963 年）

花槟榔治肛门瘙痒

【配方及用法】 花槟榔 30 克，加水 200 毫升，煎成 30 毫升，每晚保留灌肠。再以雄黄粉 10 克，调成糊状后，外敷肛门周围。

【引自】 《浙江中医杂志》（1982 年第 4 期）、《单味中药治病大全》

第十章

五官科疾病

第一节　眼疾

猪肝夜明汤治诸眼疾

【配方及用法】猪肝 100 克，夜明砂 6 克（中药店有售）。将猪肝切成条状，锅内放入一碗水，同夜明砂以文火共煮。吃肝饮汤，日服 2 次。

【功效】补肝养血，消积明目。用治小儿出麻疹后角膜软化，贫血引起的眼朦、夜盲、视力减退。

用黑芝麻治眼睛昏花

【荐方由来】人步入中老年，因肝肾逐渐虚弱，容易发生眼睛昏花。内经云："视物不明肾气衰。"就指出了眼睛昏花的致病原理。黑芝麻有补肝养血之功效，常吃可以补益肝肾。吃法是：将黑芝麻炒后研粉，早晨起床后以及晚临睡时，各服一汤匙（约 20 克）。1980 年初，我年逾 50 岁时，眼睛视物逐渐昏渺，不得不借助老花镜写字、看报。此后我经常吃黑芝麻，2 年后，不再戴眼镜，眼睛保持明亮，直到现在已有 13 年。

【荐方人】四川　邓朝纲

用搓脚心法治两眼昏花

凡患有两眼昏花者，不论老少都可用。每晚临睡前用手搓脚心，两脚都搓，每只脚搓 100 下。在早上要起床时还是同样进行。天天如此，不要间断，若揉搓 2 个月，效果很好。

【荐方人】河南　刘承伟

米酒可治老花眼

【荐方由来】河南王先生今年 57 岁，看书报戴花镜已有 6 年之久，可是现在不用戴花镜了。秘密何在呢？原来，他有个秘方：自做米酒，也叫黄酒（用小米煮粥加入陈曲"麦曲"制成）。米酒内泡入适量党参或生熟地，每天喝 50~100 克，坚持 2 年，看书报不用戴花镜了。

【荐方人】河南　岳建雷

唾液抹眼防老花眼

【荐方由来】山西有个 80 岁老人杜先生，从 60 岁那年开始，每天清晨坚持用自己的唾沫抹眼，不仅没有患过任何眼疾，而且连原来戴过的老花镜也可扔掉。即使晚上在灯下看报，最小的字也看得十分清楚。

【荐方人】云南　普华

【引自】《老年健康报》

黑豆、桑葚可治眼前黑影症

【配方及用法】先将桑葚熬汁，去渣，再将干净黑豆倒入桑葚汁中一起煮，火不要太大，使汁完全浸入黑豆中，最后晒干收藏备用。一天 3 次，每次用盐开水冲黑豆 100 粒。我共用黑豆 2500 克，桑葚 2500 克，服了 3 个月，眼前的黑影已完全消失，而且感到眼睛也比以前好了。

【荐方人】河南　吴甲南

睛明饮治眼前飞蚊症

【配方及用法】生地、茯苓、当归、青箱子、夜明砂各 15 克，山萸肉 10 克。每天 1 剂，水煎服。

【引自】《湖北中医杂志》（1990 年第 3 期）、《单方偏方精选》

羊肝、兔脑等可治视神经萎缩

【配方及用法】羊肝 250 克，兔脑 2 具，生、熟地各 31 克，枣皮、生石决明、枸杞、淮山药、磁石、天麻、刺蒺藜、青箱子、首乌、文党参、嫩耆各 62 克，杭菊、甘草各 31 克，朱砂 16 克。将以上药物，水煎后去渣，加适量蜂蜜，收贮待用。每次服 1 匙，日服 3 次，服半年方有效。此方曾在临床上获得显著效果。

【荐方人】重庆　史方奇

【引自】广西医学情报研究所《医学文选》

马钱子、菟丝子等治眼肌重症肌无力

【配方及用法】马钱子（先下）3 克，菟丝子、枸杞子、车前子（布包）各 20 克，丹参 30 克，覆盆子 15 克，五味子、地龙各 12 克。上药先煎马钱子 10 分钟，然后全药共煎 20 分钟取汁，约 300 毫升，日服 3 次。便溏乏力者加党参 30 克，白术 12 克；眩晕、脸部麻木者加黄芪 30 克，当归 12 克。

【荐方人】 四川　彭暾

【引自】《当代中医师灵验奇方真传》

六虫散治眼底病

【配方及用法】 土鳖虫、壁虎各 10 克，麝香 0.1 克，金蝎 6 克，蜈蚣 2 条，白花蛇 1 条。上药共研细末，每天服 2 次，每次 5 克，以温开水冲服。

【引自】《陕西中医》（1991 年第 111 期）、《单方偏方精选》

苦黄汤治睑缘炎

【配方及用法】 苦参 20 克，黄连 6 克，黄柏 10 克。水煎，用棉球蘸药水洗涤眼睑缘患处，每剂洗 2 次，每天洗 3 次。若睑缘奇痒，加花椒 3 克。

【备注】 用药期间，注意眼部卫生，禁止揉擦，忌烟、酒、辛辣及其他发物。

【引自】《四川中医》（1987 年第 4 期）、《实用专病专方临床大全》

白蔻、藿香等可治结膜炎

【配方及用法】 白蔻、藿香、黄芩、连翘、薄荷各 10 克，茵陈、桑叶各 15 克，石菖蒲、木通各 6 克，滑石（布包）12 克。将上药先用清水浸泡 20 分钟，再煎煮 10～15 分钟，每剂煎 2 次，将 2 次药液混合约 300 毫升，每日 3 次温服，并配以蒲公英 50 克煎汤熏洗眼部。

【荐方人】 甘肃　周斌

【引自】《当代中医师灵验奇方真传》

白头翁、秦皮等可治急性结膜炎

【配方及用法】 白头翁 30 克，秦皮 12 克，黄柏、黄连各 6 克。每天 1 剂，水煎 2 次，混匀，分早、晚 2 次口服。

【引自】《广西中医药》（1989 年第 1 期）、《单方偏方精选》

蚂蟥液治急性结膜炎

【配方及用法】活蚂蟥 3 条，置 6 毫升蜜中，6 小时后取浸液滴眼，每天 1 次，每次 1~2 滴。

【备注】本方滴后稍有疼痛。对慢性结膜炎、异状胬肉、角膜云翳亦有效。

【引自】《常见病特效疗法荟萃》

用水井旁青苔治多例传染性红眼病

【配方及用法】水井旁青苔。青苔洗净，取少许敷眼上，药热即换，连续数次。

【荐方人】福州　瘳香英

老姜预防红眼病

【方法】如果周围的人得了红眼病，马上用老姜切片，贴在两边太阳穴，再用老姜在脑门上来回搓，可有效预防红眼病的传染。

【荐方人】魏德生

黄瓜可治火眼赤痛

【方法】将刚摘下的老黄瓜 1 根，上部开一小孔，把里面的瓜瓤掏出，从孔填入芒硝，填满为止，拿到阴凉处悬挂起来。待到芒硝从黄瓜内渗出，用刀将粉末轻轻刮下，便可作药用了。将少许粉末点眼，1 日 3 次，晚上临睡前再点 1 次，如此连用数天，半月则可痊愈。

【引自】《河北科技报》（1995 年 6 月 15 日）

黄连片浸奶滴眼治急性结膜炎

【方法】黄连片 0.5 克，用奶汁浸泡，搽目内眦及滴入目中，每天 4~6 次，无须打针服药，忌食辛辣、荤腥等食物。

【引自】《黑龙江中医药》（1987 年第 6 期）、《中医单药奇效真传》

明矾治急性结膜炎

【配方及用法】明矾 10 克左右，放在半碗（约 300 毫升）白开水中，搅拌使其全部溶解，待凉一次服完，每日早晚各服 1 次。

【备注】此方系本人根据中医"肝开窍于目"的理论，肝胆郁热随肝气上充于目，则可致暴发"火眼"。临证用滋阴清热、解毒类方药，效果不佳。

【荐方人】河南　董丽华

黄柏、蜀葵子等可治慢性泪囊炎

【配方及用法】黄柏 25 克，蜀葵子 18 克，硼砂 12 克，冰片 4 克。上药加蒸馏水 500 毫升煮 1 小时滤出药液，再以同法煎取第二次药液。将两次药液合并浓缩至半流质状态冷却，加入 95% 乙醇（为半流质状药液的 3 倍）静置 24 小时后，取上清液过滤 2 次，挥发至乙醇无味，加蒸馏水 1000 毫升，调 pH 值至 6，分装消毒备用。对慢性炎症者，先挤压泪囊部存留脓液，生理盐水冲洗后再注入上药 1 毫升；对单纯性泪囊狭窄者，可直接将上药注入泪道，每天 1 次。

【引自】《陕西中医》（1993 年第 2 期）、《单方偏方精选》

川黄连、山慈姑等治电光眼炎

【配方及用法】川黄连、山慈姑各 2 克，人乳 20 毫升，猪胆汁 5 毫升。将黄连、山慈姑用人乳、猪胆汁磨汁，药汁澄清过滤滴眼，每天滴 3 ~ 10 次。

【备注】药液以鲜为佳，超过 2 天则不宜用。

【引自】《陕西中医》（1987 年第 4 期）、《单方偏方精选》

当归、红花治近视

【配方及用法】当归 1000 克，红花 500 克。上药加入 2000 毫升清水煎，煮沸 5 分钟后，取滤过液滴眼。每日 5 ~ 10 次，每次 1 ~ 2 滴，1 个月为 1 疗程。

【引自】《实用民间土单验秘方一千首》

"三白散" 可治白内障

【配方及用法】白术、白及、云苓各 50 克，研为细末，经过细筛后，以 10 克为一包，可包制 13 ~ 15 包，待服用。主要采取食疗法，即于每天晚饭后、临睡前用制好的"三白散"药粉一包，加适量净水配 1~3 个鸡蛋煎饼食之。做时用植物油少许，亦可加入少量的面粉和适量食盐，注意药粉要与鸡蛋混合均匀，用文火煎成饼，切不可大火爆煎。

　　白内障患者若将一剂药粉服完一半或全部服完后，感到病情明显好转者，可继续再服一二剂或数剂，待完全恢复正常方可停药。一剂药粉可服 13~15 次，即 15 天为 1 疗程。

【备注】

（1）服药期间忌食刺激性食物（如辣椒、大蒜等）和生冷坚硬的食品。

（2）服药期间房事要尽量减少。

（3）正常情况下，一包药粉配 3 个鸡蛋煎饼。患者如系高血压病人，可在煎制药饼时，一包药配 1 个鸡蛋煎饼，亦可将大部分蛋黄去掉，光用蛋清。

（4）一剂药要连续服完，切忌中途停止。

（5）服药期间除要避免眼睛过度疲劳外，应注意加强营养，供给优质蛋白，注意摄取含维生素 B1、维生素 B2、维生素 C、维生素 E 等较多的食物和动物肝脏（如牛肝、猪肝、羊肝等），也要多吃含锌食物（如苹果、花生、柿子、牛奶、鱼虾、牡蛎及豆制品等）。除通过食物补给外，也可在医生指导下适量服用含上述成分的药物，以利延缓老年性白内障的发生。

【荐方人】 安徽　黄子善

蝉蜕治早期白内障

【配方及用法】 蝉蜕 9 克。每天 1 剂，温开水或黄酒送服。

【引自】《医药卫生》（1976 年第 6 期）、广西中医学院《广西中医药》增刊（1981 年）

黑豆、枸杞子治早期白内障

【配方及用法】 黑豆 500 克，枸杞子 50 克，洗净混合倒入砂锅，加水 1000 毫升，煮沸至水干。取出分为 20 份，每天起床后和睡前各服 1 份，咀嚼后咽下。10 天为 1 个疗程，连服 3 个疗程，有效者可继续服用。

【荐方人】 河南　卫宣文

【引自】《老人春秋》（1997 年第 9 期）

车前子汤可治青光眼

【配方及用法】 车前子 60 克,加水 300 毫升,一次煎服。

【功效】 用此方治疗青光眼有良好的疗效。

【引自】《浙江中医杂志》(1986 年第 1 期)、《单方偏方精选》

香附、葶苈子等可治慢性青光眼

【配方及用法】 香附、葶苈子、酸枣仁各 10 克,川芎 5 克,芦根 25 克,茯苓、夏枯草、车前子(布包)各 20 克,益母草 15 克,槟榔 15 克,生甘草 3 克,当归 10 克。上药水煎 20～30 分钟取汁约 500 毫升,分 3 次温服,每天 1 剂,30 天为 1 疗程。肝肾阴虚及视力损害较著者加枸杞子 15 克,菟丝子 20 克,石斛 15 克;血压高者加石决明 20 克,菊花 15 克,丹参 15 克。

【荐方人】 广东 叶宝祥

【引自】《当代中医师灵验奇方真传》

洁白皮硝等能治新旧目疾云翳

【配方及用法】 洁白皮硝 31 克,正梅花冰片、广丹各 1.5 克(广丹可用可不用)。先将皮硝入铜锅内炒枯,隔日加冰片和广丹同入擂钵内,擂成极细粉末,置瓶贮存,勿令泄气,夏令时放避光之处,以免溶化。将点眼器外头用少许清洁水弄湿,再蘸药粉少许,点入眼角内。其反应,点时有轻微刺激,过后立刻清凉光亮。

【备注】 忌用手指点眼和食辛辣、鱼、鳝、葱、蒜、韭、酒醋等品。

【荐方人】 江西 许伯熙

【引自】 广西医学情报研究所《医学文选》

当归、白芍等可治暴盲症

【配方及用法】 当归、白芍、焦术、茯苓各 6 克,银柴胡 5 克,甘草 3 克,黑栀子 4 克,丹皮 4 克,五味子 3 克,升麻 1.8 克,水煎服。

【荐方人】 河北 庞传新

【引自】 广西医学情报研究所《医学文选》

猪胆丸纳目中去白翳神效无比

【配方及用法】不落水猪苦胆 1 个，以小刀刮开取出苦水，弃去胆囊，将苦水置于铜勺内，在炭炉上煎令干，即为小丸如菜子大，候冷，纳入目中，遇热仍化为水，能去翳障。早晚各纳 2 丸。

【引自】广西医学情报研究所《医学文选》

车前草的果实治疗夜盲症

【方法】用车前草的果实和鸡蛋煎服，一天一次，吃三四次就会有效。

【备注】（1）车前子除利尿通淋、清肺祛痰、止泻外，还能清热解毒、清肝明目。

（2）老年夜盲症有先天的，也有后天的，如果夜盲症的主要症状是特发性的夜盲，多数是因维生素 A 缺乏所致。对于这类夜盲症，只要补充足够的维生素 A（鱼肝油等），大致是能够恢复的。

【荐方人】江西　张明英

红番薯叶、羊肝治夜盲症

【配方及用法】红番薯叶 150～200 克，羊肝 200 克。薯叶洗净，切碎，羊肝切片，加水同煮。食肝饮汤，连服 3 日，每天 1 次。

【功效】补肝养血，表热明目。用治夜盲。

白毛水芹菜治眼珠生白点病

【配方及用法】白毛水芹菜，量不拘。将芹菜洗净甩干水，捣汁用盅盛之，用时将汁点白疗上，每日点数次。

【备注】用药期间禁食辛辣刺激食物。

【荐方人】江西　吉招生

【引自】广西医学情报研究所《医学文选》

用猪蹄、冰糖治迎风流泪症

【配方及用法】肥壮的猪蹄（后脚）7 只，冰糖 350 克。每天用 1 只猪蹄加冰糖 50 克，放适量水，置高压锅内煮成稀烂，一次连汤服完，或分早晚 2 次服，连服 7 天。如没有根治的话，可再服 7 天。

【荐方人】林锦全

【引自】广西科技情报研究所《老病号治病绝招》

黑豆、黑芝麻可治迎风流泪症

【配方及用法】黑豆、黑芝麻各 50 克。将黑豆和黑芝麻研细成末，每日冲服 10 克，白开水送下，分 2 次服。

【备注】用本方时忌食生蒜、生葱、生姜、辣椒等刺激性食物。

【引自】河北科学技术出版社《灵验偏方治百病》

食海带、黑木耳治迎风流泪症

【配方及用法】海带 250 克，黑木耳 50 克。将海带、黑木耳洗净，切成细丝，清水煮熟，每日食用 20 克。

【引自】河北科学技术出版社《灵验偏方治百病》

花椒可治沙眼

【配方及用法】花椒皮 10 克，花椒子 5 克，清油 10 毫升。上三味用烧瓶煮沸 30 分钟，过滤 2 次，备用。每日滴眼 2 或 3 次。

【功效】行癣、除湿、解毒。用治沙眼。

用三黄汤治针眼

【配方及用法】黄连、生大黄各 10~15 克，黄芩 15 克。每天 1 剂，水煎，取 1/2 药液待温内服，余下药液趁热熏蒸敷洗患处。若热重者加金银花 30~60 克，血瘀者加红花、赤芍各 10 克，眼痛牵引致头痛者加川芎、菊花各 10 克。

【引自】《湖北中医杂志》（1990 年第 2 期）、《单方偏方精选》

以木鳖子塞鼻法治倒睫

【配方及用法】木鳖子 1 粒，敲开皮把仁打烂如泥，将消过毒的棉花少许摊开，如 1 元硬币大小，放木鳖子粉于棉上少许，把棉包裹如长圆形，以塞入鼻孔内不胀，能呼吸为宜。临睡时纳鼻内，左眼毛倒塞右鼻孔，右眼毛倒塞左鼻孔。而眼毛全倒者，左右鼻孔皆放药。初起不久者，放一夜，天明即愈。

【荐方人】王德辅

石灰入眼白糖水可救治

【方法】如有石灰入眼，则不仅疼痛难耐，而且还有可能导致失明，不可轻心。遇此可用极细之白糖，化为清水之后，取其中浓而清者，将入灰之眼皮展开，并用糖水滴入之，便可救治。

【引自】陕西人民教育出版社《中国秘术大观》

第二节　耳疾

枯矾、冰片治中耳炎

【配方及用法】枯矾5克，冰片3克。共研极细末，装瓶备用。用时先以双氧水冲洗外耳，棉签吸干。再取本药少许，吹入耳内，每天1次。

【功效】主治急、慢性中耳炎，听力减退，有脓液外溢者。

猪胆粉剂治中耳炎

【配方及用法】猪胆1个，白矾9克。将白矾捣碎放入猪胆内，阴干或烘干，研成细末，过箩，先用3%的双氧水洗净耳，拭干脓液，然后用笔管吹入猪胆粉剂。每2~3天用药1次。

【功效】清热解毒，消肿止痛。用治化脓性中耳炎。

用氯霉素眼药水滴耳并口服土霉素治中耳炎

【荐方由来】3年前我患中耳炎，出现聋、疼、流脓症状时，河南洛宁县医院五官科张大夫让我向患耳内点氯霉素眼药水，口服土霉素。每日点3次眼药水，每次口服土霉素2片。

【荐方人】河南　贾光奇

用明雄黄、白矾治中耳炎

【配方及用法】明雄黄（雄黄）2 克，白矾 2 克，捣碎成粉末。用香油或菜油调均匀，然后用火柴棒缠上一点药棉，蘸上药将棉球放进耳朵内，不要轻易取出，待稍干后取出，这样放进 2~3 次见效。一般药棉球放进后，在鼓膜会结上药痂，感到不舒服，千万不要乱捣，实在不行，用手在耳外揉搓几下。

【荐方人】陕西　李事斌

用蜈蚣黄连治中耳炎

【配方及用法】蜈蚣 3 条，黄连 6 克，香油 50 克。先将香油倒入锅内，再将蜈蚣、黄连放入香油内，用小火慢炸，待药汁已浸入油，去药渣，把冰片 2 克加入香油内，溶解后滴耳。

【荐方人】王兆友

用明矾散治慢性中耳炎

【配方及用法】取猪胆 1 个（猪胆不能破裂，原胆汁要保留在内），在胆上部开一小口，塞入一些明矾（医疗、化工商店有售），使明矾全部浸没在胆汁里，然后用线在开口处扎牢，再把猪胆挂在通风处阴干。经过一段时间，待胆汁干了后，就把胆内的明矾倒出，研成粉末，即成"明矾散"。使用时，取一段空心麦草秆，在麦草秆中放入少许药粉，叫另一人把麦草管的一头伸进患者的耳道里，另一头用嘴吹，把麦草管内的药粉吹入耳道深处。每天吹药 2~3 次，直到耳内没有脓液、耳道内干燥为止。

【荐方人】浙江　杜应松

【引自】广西科技情报研究所《老病号治病绝招》

蜈蚣、紫草等治脓耳

【配方及用法】蜈蚣 1 条，紫草、五倍子、连翘、大黄、苦参各 10 克，冰片 3 克，枯矾 4 克，麻油 120 毫升。先把麻油倒入铁勺或铁锅内（视制备药量多少而定）放在炉火或柴火上加热，再加入蜈蚣、紫草、五倍子、连翘、大黄、苦参炸焦变枯捞出，待油冷却后，再将已研为极细粉末的冰片、枯矾放入，搅拌均匀，储瓶备用。用时，先用 3% 的双氧水将耳内脓性分泌物清洗干净，以棉棒将局部拭干，滴入药液 2~3 滴，外耳用棉球堵塞，以免药液外溢，每日 3 次。

【荐方人】河南　熟延赞

【引自】《当代中医师灵验奇方真传》

以蛇蜕等治耳流脓症

【配方及用法】蛇蜕 1 条，冰片 10 克。将蛇蜕、冰片分别碾成细末，再与核桃油调成液体，装入瓶内保存。为了使用方便，可找一个眼药瓶装入此液，睡觉时向耳内滴入 2~3 滴。此药不仅能治耳流脓，对中耳炎、耳流水、外耳道炎、耳部湿疹也有疗效。治疗耳部湿疹时，可用药棉蘸上药液涂于患处。

【荐方人】陕西　王天福

生石膏、麻黄等可治突发性耳聋

【配方及用法】生石膏 15 克，麻黄、生甘草各 3 克，石菖蒲、杏仁、蝉衣、薄荷各 6 克，生姜 3 片。上药 1 剂煎 2 次，每次约煎 10~15 分钟，取汁约 150 毫升，分上、下午温服。

【荐方人】浙江　许雅萍

【引自】《当代中医师灵验奇方真传》

口服活鼠粉治突发性耳聋

【配方及用法】活鼠 1 只，剥皮、剖腹、弃脏，将鼠肉（不去骨）剁成小块，放在新瓦上用小火焙干，碾成细面备用。每天早晚饭后各服 1 次，每次服 10 克左右。将药面放入茶缸内，开水冲捂盖 10 分钟左右，再少加红、白糖，一次服完。服半个月左右见效，久服痊愈。

【功效】本方专治突发性耳聋。

【荐方人】河南　李延章

银杏干叶治耳鸣

【方法】取 2~3 片银杏干叶洗净，沸水冲泡，当茶喝 1 天。

【备注】需提醒的是，银杏的干叶有一定的毒性，因此冲泡时第一遍茶水不能喝。此外，银杏叶不能与其他茶叶或菊花一同泡茶饮用。

【荐方人】刘明柱

麻黄汤治耳鸣

【配方及用法】麻黄、桂枝、桑白皮、菖蒲各 6 克，杏仁、桔梗、郁金各 9 克，甘草 3 克。上药先泡 2 小时，煎 15 分钟，取汁约 400 毫升，分 2 次服，早晚各 1 次。

【荐方人】河北　赵景华

【引自】《当代中医师灵验奇方真传》

生熟地、麦冬等治神经性耳鸣

【配方及用法】生地、熟地、麦冬、元参各 30 克，川芎 15 克，香附 15 克，柴胡 15 克，菖蒲 10 克，水煎服，每天 1 剂，分 2 次服完。

【荐方人】云南　郑荣

【引自】《实用民间土单验秘方一千首》

灵磁石、五味子等可治神经性耳聋耳鸣

【配方及用法】灵磁石 30 克，五味子 10 克，龙胆草 6 克，生地黄 30 克，山药 12 克，山茱萸 12 克，泽泻 10 克，丹皮 10 克，茯苓 10 克，水煎服。先将灵磁石煎 15~20 分钟，然后再和其他药共煎 20 分钟，即可服用，每天 1 剂，早、晚各服 1 次。

【荐方人】贵州　李元发

【引自】《人民日报》

香鸡熏耳可诱蜈蚣子虫出耳

【荐方由来】一妇人于壁上取鸡翎倦耳，适蜈蚣生子在翎上带入耳中，小蜈蚣穿脑内，且痛且痒，百药莫效。一医令烧鸡肉，热置器内，留一小孔，盖上，令病者以耳受之。鸡香熏入，蜈蚣悉攒鸡肉上，其病立愈。

【引自】《古今医案按》《中医单药奇效真传》

猫尿滴耳可使小虫立出

【方法】如果有小虫及各种虫类误入耳中而不能取出，则可以用猫之尿

滴于耳中，虫子立即可出。而且虫类可自己一分为二而出，实在奇妙之极。如需猫尿，可以用生姜擦猫的鼻子，则猫自会撒尿，可用盆接之。

【引自】陕西人民教育出版社《中国秘术大观》

治飞虫入耳良方

【方一】飞虫误入耳内，取大瓣蒜头，去皮榨汁擦猫鼻子（以老猫最佳），猫即屙尿。取猫尿一两滴，滴入耳内，飞虫即出。

【方二】掩鼻及另一耳，闭上眼睛和嘴巴，耳对光亮处，反复运气（鼓气），虫自出。

【荐方人】钱开胜

第三节　鼻症

蒺藜煎汁治鼻塞流水

【方法】蒺藜，水煎浓汁。患者仰卧，口含清水，滴入鼻中，如未通畅可再滴，至愈。用以治疗鼻塞流水，有神效。

【引自】《中药鼻脐疗法》

大蒜可治鼻炎流清涕

【配方及用法】取大蒜4~6瓣，洗净切碎备用；将3厘米宽纸条卷成筒，筒壁以两层纸厚为宜。将蒜末装入筒内，以两头开口处不外漏为宜，将此蒜筒插入鼻孔，5分钟后取出，可治流清鼻涕。

【荐方人】韩小瑞

【引自】《健康顾问》（1996年第3期）

茅根、葛花等煎服可治鼻涕不止

【配方及用法】茅根124克，鲜葛花124克，大葱2根，无根水（下雨时盆接的水）2升。将上3味药和水一起熬，一次服完，每天1次。

【荐方人】河南　马广振

斑蝥方治鼻炎

【配方及用法】斑蝥适量。将斑蝥去足翅研细末，贮瓶备用。用时取斑蝥粉适量，以水或蜂蜜调为稠糊状。病人取仰坐或仰卧位，擦洗干净印堂穴。取 1 小块胶布，中间剪一黄豆粒大小的孔，先贴于印堂穴，后将药粉直接涂于小孔之内，外以胶布贴盖，24 小时后去掉。通窍拔毒。

【引自】《上海中医药杂志》（1990 年）

外用蒜液治鼻炎

【配方及用法】大蒜（选紫皮蒜最佳）。蒜洗净，捣烂如泥，过滤取其汁，与生理盐水配成 40% 大蒜液，或与甘油配成 50% 大蒜油。同时以棉卷蘸液涂布鼻腔内，每日 3 次。

【功效】治萎缩性鼻炎。症见头痛、鼻塞、嗅觉减退或消失、鼻腔内有黄绿色痂皮附着、鼻干、流涕或黄绿色鼻涕、出血等。

苍耳子、豆油可治鼻炎

【配方及用法】苍耳子 15~20 粒，豆油 50 克。将苍耳子炒后，再将豆油入锅，至沸腾无沫再放苍耳子，至苍耳子煎至黑色焦状为止，再用纱布过滤。将过滤后的药油浸泡纱布条（1 厘米×4 厘米）备用。取油纱条放置在双下鼻甲上，隔日或 1 日涂药 1 次，也可用此药油滴鼻，1 日 1 次。

【功效】祛风、消炎、通窍。慢性单纯性鼻炎，过敏性鼻炎，及肥厚性鼻炎。

【引自】《黑龙江中西药》（1988 年）

鲜蜂蜜点鼻孔治萎缩性鼻炎

【配方及用法】鲜蜂蜜适量。用洗干净的眼药瓶，装入鲜蜂蜜，睡觉前、起床后各点鼻孔 1 次，10 日可见效。

【荐方人】河南　李纯修

桃树叶可治萎缩性鼻炎

【配方及用法】桃树嫩尖叶适量。将桃树嫩尖叶 1~2 片用手揉搓成棉球状，塞入患鼻（直达病处）10～20 分钟，待鼻内分泌大量清鼻涕，不能忍受时再弃药。每日 4 次，连续用药 1 周。

【引自】《广西中医药》（1981 年第 6 期）、《单味中药治病大全》

猪胆、冰片等治慢性鼻炎

【配方及用法】猪胆 1 个，冰片 15 克，麝香 0.2 克。将冰片、麝香二药装入猪胆内，阴干后，去掉胆皮，研为极细末，装入小瓶封闭备用。用时将脱脂棉捻成细条，沾药末少许，放入患侧鼻孔内，或将药末吹入鼻孔内。

【备注】本药芳香走窜，活血散瘀。

【荐方人】黑龙江　刘玉春

【引自】《亲献中药外治偏方秘方》

白芥子、玄胡等可治过敏性鼻炎

【配方及用法】白芥子 2 份，玄胡、甘遂、丁香、白芷、细辛各 1 份。上药共研成细末，过 80 目细筛，用新鲜生姜汁调匀成糊状，贮罐备用。用小匙取出一定量药膏放于 4 厘米×4 厘米的纱布棉垫中央，贴敷于大椎，肺腧（双），膏肓（双）、肾腧（双）、膻中穴上，用胶布固定每次贴敷 3 小时，5 天贴 1 次，3 次为 1 疗程。

【功效】散寒逐饮，理气化痰，祛风抗敏。治过敏性鼻炎。

【引自】《外治汇要》

黄芪、诃子肉等可治过敏性鼻炎

【配方及用法】黄芪、诃子肉、干地黄、乌梅、豨莶草各 10 克，柴胡 3 克，防风 6 克，蜂蜜 30 克（兑服）。见畏寒怕冷、苔白、脉细等寒象者，加细辛、荜茇；清涕甚多者，加石榴皮、益智仁；反复发作，难以根治者，加重黄芪、柴胡、防风 3 药用量。水煎服。

【荐方人】河南　张小英

吃炖乌龟治过敏性鼻炎

【荐方由来】我患过敏性鼻炎已有 10 多年，中西医治疗都无效果，曾做了一次激光治疗也无效，晚上睡觉鼻子不通，很难受。去年在老年刊物上看到乌龟可以治疗过敏性鼻炎，我抱着试试看的态度，在市场上买了一只 2 千克左右的乌龟，杀后洗净，把内脏挖出来，加上猪肉 250 克，大料 10 多个，大葱 60~90 克，置锅内添上水，炖得很熟。早晚各吃一碗汤和肉，连吃一个星期，我的鼻炎好了。

【荐方人】林振礼

【引自】《晚霞杂志》（1996 年第 9 期）

用扑尔敏、冰片治过敏性鼻炎

【配方及用法】扑尔敏 400 毫克，冰片 3 克，共研细末，贮瓶备用，勿泄气。每次将本散少许置指头上，按于鼻孔吸之。每日吸 2~3 次。

【引自】《中医杂志》（1990 年第 10 期）、《中药鼻脐疗法》

【荐方人】山东　谢振刚

用王不留行子贴压耳穴治过敏性鼻炎

【配方及用法】王不留行子。取消毒后的王不留行子贴在小块胶布中间，用 75%酒精消毒双耳、内鼻、外鼻、肺、肾上腺穴，每穴位贴上王不留行子胶布。按压王不留行药子，力度要适中，每次按压 30 余下，使耳部产生胀、重、痛的感觉，每天 3 次以上。5 天换药 1 次，休息 2~3 天再行第二次压药，4 次为 1 疗程。

【引自】《浙江中医杂志》（1991 年第 11 期）、《单方偏方精选》

黄芪、白术等可治过敏性鼻炎

【配方及用法】黄芪 20 克，白术 10 克，防风、辛夷花各 6 克，苍耳子 9 克，炙甘草 5 克。每天 1 剂，水煎服。

【荐方人】四川　王明怀

辛夷、蔻仁等治鼻窦炎

【配方及用法】辛夷（取心去壳）、蔻仁各 3 克，川黄连 6 克。上药共研极细末，贮瓶备用。以棉裹药，塞纳鼻中。

【功效】化痰热，通奥窍。副鼻窦炎，急性鼻黏膜炎，慢性肥厚性鼻炎，嗅觉迟钝或消失。

【引自】《新中医药》（1954 年）

辛夷花、白芷等可治鼻窦炎

【配方及用法】辛夷花 15 克，白芷、苍耳子各 10 克，桂枝 5 克。将上药烘干研末过筛，装瓶备用。每天晚饭后取药末 1 克，一三寸见方双层纱布 2 块，将药末分包成 2 个药球，以棉纱扎紧，并留线头一寸左右，先塞 1 个药球于一侧鼻孔，用另一鼻孔呼吸；1 小时后将药球拉出，将另 1 药球塞入另一侧鼻孔。一般 5 天左右即见好转。10 天为 1 疗程，轻者 2 疗程可愈，重者亦可减轻诸症。

【备注】使用上药容易出现打喷嚏及弃涕增多现象，药球每随喷嚏而出，重新塞入即可。

用鹅不食草治鼻窦炎综合征

【荐方由来】我患鼻窦炎，久之出现综合病症：鼻塞、胀酸、流涕，咽喉常发炎。用鹅不食草粉塞入鼻腔 30 余日，每日 3~5 次，每次少许，后鼻镜检查鼻内炎症消除。

鹅不食草长在房前屋后，夏秋采集全草洗净晒干成细粉即可用，既经济有效又方便。

【荐方人】广西　肖铭新

用雄黄、冰片等治鼻息肉

【配方及用法】雄黄 15 克，冰片 6 克，卤砂 15 克，鹅不食草 15 克，共研粉贮瓶备用。棉球蘸湿拧干，蘸药粉塞入鼻孔内，左右交替，塞后 5 分钟流涕、打喷嚏。配合内服桑叶、甘菊各 9 克，龙芽草 15 克，水煎服。

【荐方人】福建　马长福

【引自】广西医学情报研究所《医学文选》

真松花粉闻鼻治鼻炎流臭水

【配方及用法】真松花粉，研末装瓶，勿泄气。用时揭开瓶盖，对准鼻孔（患鼻）闻之、吸之，每日闻 3~6 次。

【引自】《中药鼻脐疗法》

用蒜泥敷脚心治鼻衄

【方法】取大蒜头适量，捣烂成泥。先用凡士林或菜油在两足底中心处（涌泉穴）薄薄涂一层，再把蒜泥涂在穴位上，敷料覆盖，胶布固定，20分钟后鼻血即止，然后去药。

【荐方人】钟久春

用白茅根治鼻衄

【方法】挖取白茅根一大把（也可用干根），扒去根外包衣，洗净后用棒敲击一遍，使白茅根中汁液易溶于水中，加水1.5~2千克，煮沸15分钟后捞去根渣，取汤当茶饮，随时服用，服完为止。

【荐方人】周永昌

【引自】广西科技情报研究所《老病号治病绝招》

水牛角粉治鼻衄

【配方及用法】水牛角30~50克，削粉连服3天即效。为巩固疗效再连服7天。

【荐方人】安徽 潘秋成

人发灰入鼻可治鼻衄

【配方及用法】用人头发50克烧成灰，吹入鼻孔内，可立即止血。

【荐方人】湖北 鲍明智

杏仁末加乳汁敷患处治鼻疮

【荐方由来】张某鼻中生疮20余日不愈，鼻中疼痛刺痒，痛苦万分，经口服抗生素及局部涂用抗菌软膏无效。后用杏仁研末，乳汁调敷，1次即愈。

【引自】《浙江中医杂志》（1990年第1期）、《中医单药奇效真传》

第四节　喉疾

用蜂蜜浓茶治咽炎

【配方及用法】取适量茶叶用开水泡成茶汁，再加适量蜂蜜搅匀。每隔半小时用此液漱喉并咽下。

【荐方人】辽宁　倪殿龙

胖大海、玄参等可治咽炎

【配方及用法】胖大海、玄参、桔梗各 10 克，生甘草 3 克，泡水代茶饮。

【荐方人】安徽　石月娥

【引自】《安徽老年报》（1996 年 12 月 11 日）

用刺猬皮炭粉治喉咙发炎

【方法】将鲜刺猬皮晒干，放在瓦片上以慢火焙烤成炭，然后碾成粉末，再将粉末吹进喉咙，每次少许，每隔 3~5 小时吹 1 次。

【荐方人】山东　林伟民

【引自】广西科技情报研究所《老病号治病绝招》

用黄花、龙葵等治咽疾

【荐方由来】我母亲彭云秀，年过八旬，久蛰乡村，虽为文盲，但喜闻善记，很有乡间邻里治疾之验阅。乐于实践。在先时缺少医药之乡下，遇家人或邻里小疾，常用民间之法，取效快捷，看似平淡，实寓医理。今录治咽疾一法。以示读者。

【配方及用法】一枝黄花 31 克，龙葵 15 克，土牛膝 31 克，以上均为鲜品全草，1 剂量，若干品用其 2/3 量。上 3 药均为夏秋采取，去净泥土，鲜用或晒干切碎备用。3 药混合煎服，每 1 剂可煎 2 次，温服，在口中含数十秒钟后慢慢饮下。

【引自】《家庭中医药杂志》（1996 年第 4 期）

干桑木柴可治咽炎

【荐方由来】我老伴患咽炎，症状是嗓子紧，像贴片树叶，声音嘶哑，说话费劲，病顽持久。7 年来，总是麦梢黄开始，立秋后渐轻。为治病，请中医，拜西医，远近医院去了不少次，结果疗效甚微。

前年，朋友来家言传秘方，结果真神，用药后，2 天见轻，3 天痊愈，至今未再复发。以后此方传递几人，皆药到病除。

【配方及用法】干桑木柴 500 克，开水 500 毫升，白砂糖 50 克。将烧成的火炭（桑木）放进盆或锅内后，立即把开水浇到火炭上，并加盖闷气。待水温时去渣兑糖，一次饮完，每天 1 剂。

【荐方人】河南　林齐庆

天冬、生地等可治慢性咽炎

【配方及用法】天冬 15 克，生地 30 克，玄参 25 克，党参 20 克。每天 3 次，每剂煎 3 次，连续服 40 剂。

【荐方人】湖北　李开来

槐娥、急性子等治慢性咽喉炎

【配方及用法】槐娥（槐耳）、急性子（吉星子）、硼砂（月石）各等份，白糖适量。先将前 3 味药研细面，再用开水把白糖溶化到饱和程度，然后与药面伴合成丸（每丸重约 10 克），每天 2 次，每次 1 丸，含化。一般用药 2 天后病情好转。

【荐方人】河南　陈志安
【引自】广西科技情报研究所《老病号治病绝招》

酢浆草当茶饮治急性咽炎

【配方及用法】鲜酢浆草 30 克（干品 9 克）。上药加水煎服，少量多次频饮当茶，小儿可加白糖、蜜糖或冰糖。
【引自】《赤脚医生杂志》（1975 年第 3 期）、《单味中药治病大全》

藕节可治急性咽喉炎

【配方及用法】藕节1枚，将生藕节去毛洗净，放入食盐里贮存2周以上备用。用时取出藕节，以开水冲洗后放入口中含服。每天2次，每次1枚。

【引自】《广西中医药》（1989年第3期）、《单方偏方精选》

麝香散治咽喉肿痛

【配方及用法】麝香2克，冰片25克，青黛30克，硼砂100克。先取硼砂与麝香研细末，再加青黛、冰片研细，和匀，瓶装，密封备用。用时用吹药器吹入咽喉，每4小时1次。

【引自】《四川中医》（1991年第2期）、《实用专病专方临床大全》

昆布、海藻等治腮腺炎

【配方及用法】昆布15~30克，海藻15~30克，夏枯草15~30克，板蓝根6~15克，煎服，一日3次。患者可根据年龄调配剂量，幼儿用少量，5~10岁用中量，成人用足量。

【荐方人】杨永

仙人掌、芦荟治腮腺炎

【方法】将鲜仙人掌、芦荟捶烂，取其汁液外敷，兼服板蓝根冲剂，或兼用板蓝根30至40克煎服。

【荐方人】刘晓

仙人掌治腮腺炎

【方法】仙人掌（植株越老掌瓣越厚大越好），去刺削皮，切成1~2厘米宽、4~5厘米长的薄片，贴在患处，一天三四次。

【荐方人】段陆明

治扁桃腺炎六方

【方一】鲜石榴果一两个，取其肉（带肉的种子）捶碎，开水浸泡过滤，凉冷后，一日含漱数次。

【方二】每天咀嚼橄榄 10～20 颗，或打碎煎水作饮料，有消炎退肿的功效。

【方三】苦菜 1～2 两、野菊花 5 钱，水煎服有效。

【方四】咽喉痛患者，每天生食杨桃两三次，每次一二个，有效。

【方五】喉痛肿，以致饮食难进，急将韭菜（无定量）捣碎敷顶尖，可见效。

【方六】知母、桔梗、天门冬各 15 克，金银花 25 克，射干 5 克，生甘草 10 克。水煎，分早午晚三次服，每次同服土霉素两粒。

【荐方人】苏远舟

二根汤治急性扁桃体炎

【配方及用法】板蓝根 20 克，山豆根 15 克，土茯苓 20 克，射干 12 克，银花 12 克，蒲公英 10 克，黄芩 10 克，防风 10 克，甘草 4 克，每天 1 剂，水煎，分 2 次内服。

【引自】《湖南中医杂志》（1987 年第 5 期）、《实用专病专方临床大全》

红根草治扁桃体炎

【配方及用法】鲜红根草 100 克（干品 50 克），加水 500 毫升，煎成 250 毫升，每天 2 次分服。

【引自】《人民军医》（1983 年第 8 期）、《单味中药治病大全》

马鞭草治疗流行性腮腺炎

【方法】马鞭草 50 克，水煎后分 2 次服用，连服 4 天，即可治愈。

【备注】（1）马鞭草又叫铁马鞭、白马鞭、疟马鞭，为马鞭草科多年生草本植物马鞭草的全草或根。我国大部分地区均有分布。具有清热解毒，截疟杀虫，治痢，利水消肿，通经散瘀之功效，故临床应用比较广泛。

（2）马鞭草还可治疗疟疾、白喉、小儿百日咳、产后恶露不尽。

苏梗、杏仁等可治外感失音

【配方及用法】苏梗、杏仁、桔梗、前胡、蝉蜕、木蝴蝶各 10 克，牛蒡子、诃子各 6 克，甘草 3 克。上药日煎 3 次服，日服 1 剂，每次煎 15～20 分钟，取汁约 200 毫升温服。兼咽痒咳嗽者加麻绒（炙）10 克，细辛 3 克；

喉干舌燥者加芦根 15 克，槟榔 10 克；咽痛者加射干 10 克，赤芍 15 克。

【荐方人】云南 马显忠

【引自】《当代中医师灵验奇方真传》

服鸡心粉治声音嘶哑

【配方及用法】鸡心 7 个。焙黄研成细末，分成 7 包，第一次服 1 包，以后 2 次各服 3 包，黄酒送服，每天 1 剂。

【引自】《实用民间土单验秘方一千首》

青蒿、胖大海治哑嗓

【配方及用法】青蒿 60 克，胖大海 3 枚，加水 300 毫升煎服，每天 1 剂。

【荐方人】福建 陈桂风

用核桃、鸡蛋治疗嘶哑症

【配方及用法】7 粒核桃，2 个鸡蛋。将核桃壳、肉都捶碎加水与鸡蛋一起煮，鸡蛋熟后再将蛋壳打碎用文火煮，然后吃鸡蛋、核桃仁，喝水。2 周后即见奇效。10 多年来未复发过嘶哑症，而且声带结节也不见了。

【荐方人】安徽 王秉曦

指甲、土牛膝治暴喑病

【配方及用法】人指甲若干，土牛膝根 46 克。用人的指甲 3 或 7 个（先洗净，擦干手后剪下），以纸卷之成卷烟状，再点火吸此卷烟如抽香烟状数口，一会儿声出，再煎服土牛膝根，可煎 1~2 次，频频饮之。

【引自】《家庭中医药杂志》（1996 年第 4 期）

生龙骨治鱼骨鲠

【配方及用法】生龙骨。选择色白质佳的生龙骨块，放入药缸捣成细末（其间有微小颗粒无妨）。成人每次用量 25~30 克，小儿酌减。把药末倒在一张小纸上，然后折纸一次性倒入咽部中，用事先准备好的凉开水吞冲咽下。轻者，即刻就愈；重者，可连服 1 次，或晚睡前再服 1 次。

【荐方人】黑龙江　朱希嘉
【引自】《当代中医师灵验奇方真传》

橄榄核散解骨鲠

【荐方由来】据《本草纲目》载：一富人食鳜鱼被鲠在胸中，不上不下，痛声动邻里，半月余几死。忽遇渔人钱九，令取橄榄与食，时无此果，以核研末，急流水调服，骨遂下而愈。
【配方及用法】橄榄核。捣碎研成细粉末。饮服。

蒜塞鼻治鱼骨卡喉

【配方及用法】大蒜1瓣，白糖适量。大蒜去皮，由横捏断，塞入双鼻孔勿漏气，干咽白糖1匙勿饮水，如不见效再咽1匙可愈。
【功效】用治鱼刺卡在咽喉部，疼痛难忍。

第五节　牙痛

破故纸、白蒺藜等可治牙痛

【配方及用法】破故纸10~12克，白蒺藜9~12克。痛甚加防风、荆芥各6克；血痕加桃仁9克，红花、川牛膝各12克；便秘加大黄9~12克；小便黄赤加栀子6~9克，竹叶6克；牙齿松动加玉女煎；牙龈肿痛，口气臭秽加清胃散；小儿龋加生石膏15~30克，细辛2~5克，熟地10~20克；伴发热加银花30~60克，连翘12~30克，玄参15克；夜间口咽干燥加熟地30~60克，巴戟天12~20克，麦冬10克，茯苓9克，五味子5克；牙痛昼轻夜甚加当归15~30克，知母15克；遇冷痛剧加麻黄10克，制附子6克，细辛3克。水煎服，每天一剂。
【功效】消炎、止痛。

石地丹黄汤治牙痛

【配方及用法】生石膏30克，鲜生地12克，丹皮10克，川黄连9克。

每天 1 剂，痊愈为止。

【功效】消炎、去痛。

牛膝、木津等治牙痛

【配方及用法】牛膝（去芦）500 毫升，木津 1250 毫升，黄茄（细切）20 个，郁李仁 640 克，麝香空皮子细挫 100 个。以上 5 味捣碎入罐子内，上用瓦片盖口，留一小窍，用盐泥固济，烧令通赤，候令白色，即住火，以新土埋一伏时取出，后入下药，升麻、细辛（去苗）各 500 毫升，上药俱为细末混匀，贮瓶备用。以少许涂敷患处。

【功效】固齿止痛。牙痛动摇，风火疼痛。

【引自】《和剂局方》

白信、川黄柏等治牙痛

【配方及用法】白信、川黄柏、甘草各 5 克，红枣 50 克，青黛 10 克，硼砂 20 克，乳香、没药各 2.5 克，冰片 7.5 克。先将红枣去核切片，白信研末加入拌匀于瓦上，以炭火炙至信枣烟尽为度，取出候冷研细，其他各药则分别研细除冰片外皆调匀后收藏，先将患部洗净，然后把收藏的药加入冰片后，取少许撒敷患处，每日 5 或 6 次。

【功效】清热解毒，化痕止痛，祛腐生肌。牙疳。

【引自】《浙江中医杂志》（1959 年）

防风、细辛等可治各种牙痛

【配方及用法】防风、细辛、荜茇、荆芥、硫黄各 6 克，冰片 33 克。上药共研细末，取玻璃杯 1 只，砂纸 1 张，将砂纸包在杯口上，系之，将药粉放在砂纸上，堆成圆柱形，然后在顶上点火，令药粉慢慢燃烧，待烧到药堆到底部（注意不要烧到砂纸）把药灰和砂纸除去，刮下玻璃杯内壁上的降丹，贮瓶备用。取降丹少许放在棉花中，再将药棉贴于牙痛处，咬紧即可。

【功效】祛风、消炎、止痛。各种牙痛。

【引自】《百病中医诸窍疗法》

姜矾粉止牙痛

【配方及用法】老姜、枯矾等份。老姜用瓦焙干，研末，枯矾研细，与姜末调匀。涂搽病牙。

【功效】止牙齿疼痛。

韭菜根、花椒等止龋齿痛

【配方及用法】韭菜根 10 根，花椒 20 粒，香油少许。洗净，共捣如泥状，敷病牙侧面颊上。

【功效】止痛。

胡椒、绿豆治牙痛

【配方及用法】胡椒、绿豆各 10 粒。将胡椒、绿豆用布包扎，砸碎，以纱布包作一小球，痛牙咬定，涎水吐出。

【功效】清热，止痛。用治因炎症和龋齿所引起的牙痛。

用海椒面治牙痛

【荐方由来】牙痛不算病，痛起来真要命。我于 1978 年患牙痛病，尝到了要命的滋味。当时由于经济条件所限，没有到医院求医。后经人介绍一偏方，试后果真灵验。至今 1 年多，我的牙齿完好，没有再痛过。

【配方及用法】海椒面 250 克，红糖 250 克，猪油 250 克。先把海椒面放在锅里炒焦，起锅，再把猪油放到锅里熬化，加红糖，待红糖溶化后，将炒焦的海椒面倒入锅内混合搅匀，起锅待凉。牙痛时，将混合的海椒面取一撮按在痛处，过一会儿咽下，再按，重复多次，直到把海椒面吃完为止。

【荐方人】四川　胡里仁

【引自】广西科技情报研究所《老病号治病绝招》

用花椒粒止牙痛

【方法】用干花椒 1~2 粒，去子放在患处（如手放不方便，可用舌尖舔到患处）。花椒放在患处约 1 刻钟，即发挥效用，感觉患处及患处附近肌肉有麻木感，此时疼痛即减轻，随着药效继续发挥，疼痛即可停止。花椒入嘴后产生的唾液，可以吐出也可咽下，对人体均无妨碍。我用此单方，每次都有效。

【荐方人】安徽　连方

生地、元参等治牙痛

【配方及用法】生地、熟地各30克，元参、二花各15克，骨碎补9克，细辛3克。每天1剂，水煎服。

【引自】内蒙古科学技术出版社《中国验方全书》

用"牛奶子"治牙痛

【荐方由来】年过花甲的我，常有牙痛之患。虽经多家医院治疗仍久久不愈，焦虑万分。大约在1995年11月中旬的一天上午，我的牙痛得特别厉害，脸颊也红肿了，不得不硬着头皮朝医院走去。在路过一家零售报摊前，顺便买了一份《家庭医生报》看看，想借它转移注意力以缓解牙痛。话说来就那么巧，当我拿过报纸，展开粗阅标题时，"牛奶子"根治牙痛有奇效的醒目字样首先跳入我的眼帘，顿时这篇文章就像磁铁般吸引着我的视线，不由自主地取出老花眼镜戴上，站在街沿聚精会神地看了2遍。读完之后，我抱着试试看的心理，连医院都没去直奔草药摊前，买了"牛奶子"根带回家里，让老伴帮我洗干净，然后把牛奶子根上的小肉剪下来砸破放在痛牙的牙龈处。大概只有一两分钟的时间，牙痛神奇般地消失了。为巩固疗效，我又用了一次药。现在已经过去了1个月有余，我的牙齿牙龈一直没有再痛过。

【荐方人】四川 郭正川
【引自】《家庭医生报》(1995年11月6日)

用枸杞、蒺藜等治牙痛

【配方及用法】枸杞、蒺藜各30克，生、熟地各15克，全虫、骨碎补各10克。每天1剂，水煎，分2次服。若偏头痛者，加蜈蚣2条，僵蚕10克，赭石30克；若胃火牙痛者，加生石膏30克；若牙宣者，加马鞭草30克，人中白、黄柏各10克；若虫牙患者，加花椒5克，乌梅10克；若牙痛者，加黄芪30克，白芷、王不留行各10克。

【引自】内蒙古科学技术出版社《中国验方全书》

酒泡大黄治牙痛

【配方及用法】大黄、白酒各15克。将大黄放入茶缸内，然后将白酒倒入，浸泡 10 分钟后，再倒入开水一满缸，待半温后饮用，喝完再倒热开水连续喝一天，约喝五六茶缸。第二天，再换新大黄和白酒，仍按此方法使用，直喝到牙不疼为止。

【荐方人】河南　赵国池

【引自】《老人春秋》（1997 年第 8 期）

用烟油治牙痛

【荐方由来】我最近结识了一老农，他向我介绍了用烟油治牙疼的验方，而且还带我走访了用本法已治愈的 20 多名患者，他们都说此法效果好且不花钱。

【方法】找一个经常用旱烟袋吸烟的人，把烟杆里的烟油弄出来，让患者把嘴张开，将烟油放在痛处，四五分钟后疼痛即可减轻并逐渐好转。疼痛消除后，可刷牙把烟油清除掉。

【荐方人】山东　孙常君

【引自】广西科技情报研究所《老病号治病绝招》

用车前草治牙痛

【荐方由来】牙痛的滋味我深有体会，并深受其害。少时嗜糖如命，常常躲在被窝里偷偷吃，上了岁数后牙痛便接二连三地光顾。经常是一痛半个月，一肿半边脸。为此我想方设法多方寻医问药，针剂注射过，药剂口服过，土法偏方屡次尝试，却往往是"按下葫芦起来瓢"。5 年前得一偏方：仲秋时节从野外采摘大量车前草，连根拔起，洗净晒干。择两株车前草配以两块似核桃大的冰糖煎煮，文火熬制一茶杯汤水口服。每日 3 次，7 天为 1 疗程，一般 2 个疗程痊愈。我试用此法后（连服 2 个疗程），长达 7 年之久的顽疾牙痛终于根治了。而听我介绍使用此法的患者也一一报告喜讯，分文未花，顽疾除根。

【荐方人】新疆　罗雪玲

用熟地、生地等治牙痛

【配方及用法】熟地、生地各 50 克，大黄 5 克，升麻、卜子、荆芥、防风、甘草、双花各 10 克，水煎服，每天 1 剂。

【荐方人】河南　师清民

用了刁竹酊治疗各种牙痛

【配方及用法】将了刁竹、两面针、樟脑、冰片等药浸入75%酒精500毫升内，泡15天后，过滤而成。先用棉签将牙洞清理干净，然后用药棉做成牙洞大小棉球蘸了刁竹酊后塞进牙洞内，无洞的患牙可用棉签蘸药液擦放于牙龈周围。

【备注】放药液时的流涎要吐出，不能吞。

【荐方人】广西　黄运拼

【引自】《中国民族民间医药杂志》（1997年4月第2期）

用薄荷、肉桂等治牙痛

【配方及用法】薄荷、肉桂、细辛、良姜各10克。上药10克为3剂药量，把10克各分成3份（即每剂为3.333克），水煎早晚分服。

【荐方人】河南　王传华

用两面针治各种牙痛

【配方及用法】两面针干品20克，独行千里干品15克，鲜蔷薇花嫩叶60克，鲜雷公根60克。上4味加入清水800毫升浸泡10分钟后，以武火煎沸约5分钟，改用文火，待药液煎至约300毫升左右停火，并倒出药液待用。先饮药液于口内，然后在口中慢慢地边含边漱，约5分钟左右再将药液徐徐咽下，如此一口一口地慢慢含漱，咽下，直至把药液服完为度。若为重症者每天服2剂，轻症者每天服1剂。

【备注】两面针：芸香科植物，微毒，不可过量。独行千里：又称膜叶槌果藤，白花菜科植物。蔷薇花：蔷薇科植物。雷公根：又称崩大碗，伞形科植物。

【荐方人】广西　唐业建

【引自】《中国民族民间医药杂志》（1997年8月第4期）

荆芥、黄芩等可治牙痛

【配方及用法】荆芥15克，黄芩6克，防风、升麻、连翘、生地、栀子、大黄、甘草各9克，竹叶为引，水煎服。

【荐方人】河南　张晓阳、谢怀盈

用公丁香治各种牙痛

【配方及用法】取公丁香数十粒，研细末，贮瓶中备用。牙痛者可将丁香粉纳入龋洞内或牙隙处。用后约数秒钟即能止痛，重者可连续使用 2～3 次。

【荐方人】四川　沈吉义

【引自】《四川中医》（1990 年第 5 期）、《单方偏方精选》

用瓦松、白糖治牙痛

【配方及用法】瓦松 1 把，白糖 100 克。将瓦松（有的地方称瓦棕）用水洗净，放入锅内，加水一大碗，煎至半碗，将瓦松捞出，把药液倒入白糖碗内喝下。

【荐方人】河南　曲书祥

马蜂窝可治牙痛

【配方及用法】马蜂窝 1 个，烧酒小半碗。把蜂窝撕成像槽牙一样大的块（约五六块）放到酒碗里，点燃烧酒，待酒烧沸时，用筷子夹一块蜂窝置痛牙上咬住闭嘴，等到口中的蜂窝没有热度了吐出，再从燃烧的碗中夹一块蜂窝趁热换上（不要怕烫）。如此不过三块，牙痛立止。

【荐方人】北京　谢德春

刺激手部穴位治牙痛

【方法】齿髓炎发作时最好的治疗方法就是刺激位于掌内小指一关节上的肾穴。如有发炎时，用牙签刺激肾穴，可降低疼痛感。其次是齿黏膜的疼痛。如果是齿黏膜疼痛，最有效的方法就是刺激合谷穴，这样有很好的疗效。另外，刺激齿痛点也很有效果。齿痛点位于中指和无名指交叉处，即在感情线的上方。刺激上述两个穴位对治疗齿髓炎的疼痛有很好的效果。还有就是令牙科医生也头痛的齿面疼痛，在冬天时牙齿难挡风寒，瞬间感到刺痛，这种疼痛的原因至今不明。不过，使用手掌按摩法治疗却很有疗效，即强刺激掌内无名指上第二关节的肝穴。

【备注】因为中医学把肾脏失调也看做是齿痛的原因之一，所以刺激和肾脏密切相关的肾穴也有很大的疗效。

生石膏、山药等治牙龈出血

【配方及用法】生石膏、山药各 15 克，知母、泽泻、生地、甘草、丹皮各 10 克，连翘 12 克，大黄 5 克。水煎服，每天 1 剂，分 2 次服完。一般 1 剂止血，3 剂不再复发。

【荐方人】江苏 季妙贤

【引自】《实用民间土单验秘方一千首》

治疗牙龈出血两方

【方一】花椒 10 粒，醋 3 两，浸 2 天后口含，一次 3 分钟，一日 2 次，连用 5 天，极有效。

【方二】将西红柿当水果吃，连吃半个月，即可治愈牙龈出血。

【荐方人】何孟龙

纯麻油治牙周炎

【方法】纯麻油 1 两，每次口含约 10 克，3 分钟后咽下（咽不下吐掉）。间隔约 1 小时后再含，反复含五六次，牙周炎可治愈，口臭也可消除。

【荐方人】梁如芸

蛇莓治牙根尖周炎

【配方及用法】鲜蛇莓（又名蛇泡草、地锦草）根茎 60 克，或干品 15~20 克，小儿减量。上药水煎服。每剂煎 2 次，每次煎至 100 毫升左右，取汁去渣，顿服。

【引自】《湖南中医杂志》（1986 年第 5 期）、《单味中药治病大全》

用滑石粉、甘草等治牙周炎

【配方及用法】滑石粉 18 克，甘草 3 克，朱砂末 0.9 克，雄黄末、冰片末各 1.5 克，研匀，装瓶备用。用牙刷蘸药刷患处；平时刷牙后再用牙刷蘸药刷患处，或取药末 30 克，生蜜 60 克，调匀涂患处。早晚各 1 次。

【功效】清热解毒，消肿止痛，化腐生肌，收敛止血。

冰辛花散治牙周脓肿

【配方及用法】 冰片、细辛、花椒等量。上药研末，置器具中加热，取盖内表面升华粉末备用。使用前用3%双氧水冲洗患牙周脓肿的牙周袋，取探针蘸少许丁香油，再蘸上药散，送入牙周袋中，可以重复放置。

【引自】《陕西中医》（1989年第5期）、《单方偏方精选》

用大蒜治老年牙龈萎缩

【方法】 取大蒜头适量，捣碎，加入95%酒精浸泡1周，即成大蒜酊。先用消毒纱布擦净牙齿周围口水，再用小棉球蘸大蒜酊涂于牙根部，吹干后再涂，如此反复几次。每天1~2回，连用5~10日可愈。

【荐方人】 四川　曹鸿根

【引自】《安徽老年报》（1996年7月3日）

金银花治疗牙龈肿痛

【方法】 取金银花和含有金银花的牙膏，先是煎金银花水含漱，再用牙膏刷牙，效果惊人。

【备注】 金银花叶有涩味，对牙龈炎及牙周病均相当有效。反复含漱或含服均可收获良好效果。金银花水的浓度高的话，效果会更好。

【荐方人】 安徽　曹玉德

第六节　口疮

珍珠、儿茶等治口疮

【配方及用法】 儿茶2.5克，珍珠6个，硼砂、寒水石、神砂、冰片、麝香各1克。上药共研为细末，密封备用。用时涂擦疮面。

【荐方人】 陕西　王成德

【引自】《中国当代名医秘验方精粹》

儿茶治口疮

【配方及用法】用消毒棉签蘸适量儿茶粉末涂抹患处，每日涂抹 2～3 次，吞下无碍。

【荐方人】吉林　孔令举

【引自】《当代中医师灵验奇方真传》

细辛治口疮

【配方及用法】细辛（江南地区产的土细辛无效）9～15 克。将细辛研为极细末，加适量的蜂蜜调和成糊状，捏成一个如硬币大小的小药饼。先用温水洗净肚脐孔及周围，用一层纱布裹住药饼，贴于脐中央，外以麝香止痛膏覆盖固定，3 天一换。

【备注】在治疗期间，要保证足够的营养、睡眠，避免恣食辛辣、刺激食物，讲究口腔卫生，保持大便通畅。

【荐方人】江西　俞瑜

用吴茱萸治口疮

【配方及用法】取 62 克吴茱萸，研为细末，以少量食醋煮开 2～3 分钟，凉后用醋将吴茱萸调成泥状，晚寝前贴到两只脚心上，用绷带缠起来。次日可揭下。

【荐方人】河北　李宏发

【引自】《老年报》（1997 年 10 月 14 日）

用冰茶散治口疮

【配方及用法】冰片 75 克，儿茶 100 克，枯矾 50 克，混合研成粉末装入瓶中备用。取少许冰茶散药粉，涂于口腔黏膜溃疡面，30 分钟局部保持干燥，而后可漱口，每天 2～3 次。

【功效】冰茶散具有清热收湿、敛疮止痛的作用。外用对黏膜溃疡有独特疗效。

【备注】药无毒副作用。

【荐方人】黑龙江　李祖烈

【引自】《老年报》（1998 年 9 月 3 日）

大枣、白矾等治口疮

【配方及用法】大枣 10 枚（去核），白矾 20 克（打碎），干苦瓜叶、青黛各 10 克，冰片 3 克。将矾放枣内，煅至矾枯白、枣焦黑，冷后加苦瓜叶研末，再入后 2 药研细，装瓶。冷盐水漱口后，涂抹药，每天 1~2 次。

【荐方人】福建　汤冬信

百草霜、五倍子等可治口疮

【配方及用法】百草霜、五倍子各 10 克，细辛 1 克，冰片 3 克。上药先将细辛、五倍子研细，再加入百草霜、冰片重复研为细末，混合均匀，装瓶备用，勿泄气味。先用淡盐开水漱口，然后将药末敷于疮面，每日 2~3 次。

【荐方人】甘肃　丁木柜
【引自】《当代中医师灵验奇方真传》

吴茱萸、胆南星等外敷治口疮

【配方及用法】吴茱萸、胆南星、生大黄（按 4∶1∶2 比例配方）。上药共研细末，与陈醋适量调成糊状，备用。涂敷于两足心（涌泉穴），外加纱布包扎，12 小时去之。可根据病情次晚再用 1 次。用量应按病势而酌情变更。

【功效】导热下行。
【引自】《浙江中医杂志》（1990 年）

硼砂、玄明粉等治口疮

【配方及用法】硼砂、玄明粉各 1.4 克，青黛 4 克，煅炉甘石、煅石膏各 1 克，雄黄 0.6 克，煅人中白 1 克，冰片 0.4 克。上药共研极细末，贮瓶备用。先用茶水漱口，取药粉撒敷患处疮面，日 1 或 2 次。

【功效】清热解毒，敛疮止痛。
【引自】《外治汇要》

硼砂治复发性口疮

【配方及用法】硼砂 20 克，药溶于 80~100 毫升冷开水中，配制成

2%~3%溶液。患者以此溶液于饭后漱口或刷牙，每天2次以上，长期坚持使用。

【引自】《广西中医药》（1991年第1期）、《单味中药治病大全》

板蓝根、连翘等可治顽固性口疮

【配方及用法】板蓝根12克，连翘10克，茵陈6克，叶柄10克，蒲公英12克，炒枳实6克，生石膏30克，黄芩10克，忍冬藤12克，栀子炭10克，知母10克，生地15克，桔梗6克，生甘草6克。水煎服，每天2次。

【荐方人】湖北 张思哲

用五倍子、枯矾等治鹅口疮

【配方及用法】五倍子30克，枯矾15克，食盐15克，柳树莪30克。文火烘干焙黄，研为细面，吹敷患处，每日3次。

【引自】《实用民间土单验秘方一千首》

用蜂蜜治口腔溃疡

【方法】晚饭后，先用温开水漱净口腔，再用一勺蜂蜜（最好是原汁蜂蜜）涂敷在口腔中的溃疡面处，待1~2分钟后吞下，重复2~3次。用此方法治疗后，第二天疼痛感减轻，连续使用2~3天，口腔溃疡即可痊愈。

【荐方人】黑龙江 李再国
【荐方人】四川 唐德江

用明矾摩擦患处治口腔溃疡

【方法】取一小块一头略尖的明矾，将其放在患处稍用力来回摩擦（摩擦时有疼痛感）。约5~10秒钟，由于药物的作用溃疡边缘与正常组织之间形成一圈较明显的分界线（倘若能将溃疡周围的一圈微白色边缘摩擦掉，效果将会更加理想，且容易得到根治），此时即可停止摩擦。每天早晚各摩擦1次，一般情况下，病人只需摩擦2次，便可获得较好疗效。症状较重者，连续摩擦3~4次也可获良效。

【荐方人】江苏 陈志春

喝核桃壳汤治口腔溃疡

【荐方由来】2 个多月前，我患了严重的口腔溃疡。正当我病痛难熬时，《老年报》"送"来了一个良方——核桃壳煎汤治口腔溃疡，这真是雪中送炭。于是，我就按报纸上介绍的方法，每天取核桃壳 10 个左右，用水煎汤口服，每日 3 次，连续服用。我连服 9 天，溃疡痊愈。

【荐方人】河南　侯振荣

【引自】《老年报》（1997 年 9 月 18 日）

用绿豆汤冲鸡蛋治烂嘴角病

【配方及用法】取绿豆 30 克洗净，放在一碗冷水中浸泡 10 分钟，然后加热煮沸 5 分钟（煮沸时间不宜过长），再将此汤冲入早已打好的一个新鲜鸡蛋液中，趁热空腹喝下，早、晚各服 1 次。每次都换新绿豆，用过的绿豆可做他用。

【荐方人】河北　殷玉清

【引自】《老年报》（1997 年 11 月 6 日）

乌梅炭、枯矾等可治烂嘴角

【配方及用法】乌梅炭 10 克，枯矾 10 克，儿茶 10 克，硼砂 3 克，珍珠 1 克，冰片 3 克。将乌梅放铁锅里用烈火煅，使乌梅肉变成黑褐色即可，不可过火。再将各药研成极细面（越细越好，里边不可有药渣），最后兑在一起，加入冰片，混匀即成，装在能密封的瓶中备用。用药前，先用淡盐开水漱口，再将少许药面敷于患处，闭口 2~3 分钟后把分泌的口水吐出。每天用药 3~4 次。

【荐方人】河南　吴甲南

第十一章

骨伤科及风湿性疾病

第一节　风湿性关节炎

喝醋蛋液治关节炎

【荐方由来】我叫卢书俭，现年 71 岁。1963 年因患了关节炎、头痛、头晕、出冷汗等多种疾病（正常的活动都不能参加），组织上让我提前离休了。在此期间我曾到郑州、新乡、安阳、长春等地医院治疗，花了不少钱，也未能治好。自去年我开始服用醋蛋液，服完 3 个醋蛋液后，就陆续收到意外的奇效：一是下肢的疼痛消失，4 个脚趾麻木，走起路来脚下像踩着软垫似的现象没有了；二是头痛、头晕的现象有明显好转；三是白天出冷汗，冬夜盖一条被子也出大汗的现象消失了。现在我浑身充满活力，精神振奋，头脑清醒，腿脚轻松，确有万事如意之感。

【配方及用法】将 250 毫升左右的食用醋（米醋用低度的，9 度米醋应用水稀释）倒入铝锅内，取新鲜鸡蛋 1~2 个打入醋里，加水煮熟，吃蛋饮汤，1 次服完。

【荐方人】河南　卢书俭

喝自尿治风湿性关节炎

【荐方由来】广西覃某（本人不愿公开姓名）：去冬今春，我腰部疼痛，睡觉翻身犹如锥刺，走路伸腰似刀砍，疼痛难忍，手脚关节也肿痛，医院诊断为风湿性关节炎。看了有关"尿疗法"的文章后，为了治病，我鼓起勇气，喝自己的尿，1 周后腰痛有所减轻。连续喝尿 2 个多月后，腰痛及手脚关节局部肿痛全部消失，至今未复发。

【引自】广西科技情报研究所《生命水治病 100 例》

红花、防己等可治风湿性关节炎

【配方及用法】红花、防己、川芎、甘草、牛膝各 18 克，草乌、川乌、当归、木瓜、五加皮各 30 克。用黄酒或白酒 1000~1500 毫升，和药共同放入罐内，封好口深埋地下，8 天后取出过滤。药渣用水煎服 2 次。药酒每日服 2 次，一次 1~2 酒盅。

【荐方人】河南　褚光思

姜辣药汁熏敷治风湿性关节炎

【配方及用法】干姜 60 克，干辣椒 30 克，乌头 20 克，木瓜 25 克，水 2000 毫升。将上药四味放入水中煮 30~40 分钟。用煎好的药乘热熏患部，药凉再加热，将药汁倒出，用干净毛巾蘸药汁敷于患部。如此反复 2 或 3 次，每日早晚 1 遍。

【功效】温经散寒，除湿止痛。用治风湿性关节炎或慢性关节炎之遇寒痛甚、屈伸不利，伴有脚趾麻木。

【备注】乌头（中药名），含乌头碱，有剧毒，主根经加工炮制后毒性减低，中医用作温经散寒、止痛药品。为此，蘸药汁使用过的毛巾，建议不再使用时应当丢弃，以防发生中毒。

【引自】《健康报》

黄芪、丹参等治风湿关节炎

【配方及用法】黄芪、丹参各 30 克，川芎、赤芍各 25 克，当归、威灵仙各 20 克，独活、乌梢蛇各 15 克，全蝎 10 克。每天 1 剂，水煎服。病情重者每天 2 剂，1 个月为 1 疗程。服药期间不加任何抗风湿西药及中成药。

【引自】《山东中医杂志》（1993 年第 2 期）、《单方偏方精选》

每日喝薏米粥可治风湿性关节炎

【荐方由来】郑某，女，患风湿性关节炎已有数年，用多种中西药治疗皆无效。后用薏米煮粥吃，每次 60~250 克，能多吃更佳，每日 3 次，效果显著。

【引自】《中医灵验方》《中医单药奇效真传》

黄蜡、香油等可治风湿性膝关节炎

【配方及用法】黄蜡 60 克，香油 30 克，红花、枯矾、白矾各 15 克。将后三味药共研为极细末，加香油调和，再将黄蜡化开，共调和为膏状，待冷热适度时将药膏直接敷于患者的膝盖上，最后用细白布包扎固定。1 周后揭开，翻过来再贴 1 周。

【备注】治疗期间勿洗冷水澡，患处避免冷水侵袭，并忌食生冷、腥发之物。

【荐方人】俞瑜

【引自】《农村百事通杂志》

用五枝煎治风湿性膝关节炎

【配方及用法】桃枝、桑枝、柳枝、竹枝、酸枣枝各 30 克。上述五种枝以新枝为好，不能用干枝，精细似筷子，切成一寸长短，放水 3000 毫升煎煮。煎成的五枝液，趁热放入盆中。让病人躺下并用棉被盖严，不得漏风，双膝屈曲，盆放双膝之下，让蒸气蒸熏膝关节，以膝关节及下肢发汗为宜，时间约 1 小时左右。同时内服中药和西药。每天 1 次，连续 10 天为 1 疗程。

【荐方人】朱悦

麻痛灵治风湿麻木

【配方及用法】麻黄、青风藤、灵脂、元胡、牛膝、苍术、乳香、没药、川乌、草乌、全虫、僵蚕、羌活、独活、桂枝、甘草、丹参、曼陀罗花各 20 克，蜂蜜 400 克。诸药微炒，研细过罗，炼蜜为丸，每丸 2 克。体壮者每次 2~4 克，年老体弱者每次 1~2 克。7~15 岁每次 0.5~1 克，7 岁以内者每次 0.25~0.5 克。一般每日 1 次，晚上睡前服，黄酒作引。不能饮酒者开水送服。一般病症用此方 1 剂或半剂即可痊愈，新患病人服数次即愈。

【备注】服药期间至服药后的 4 日内禁食大肉、茶叶及生冷食物，同时要避风护身，忌冷水洗涤。疮疡、刀伤患者及孕妇忌之。麻痛灵三世秘传，治麻木疼痛效果特好。

【荐方人】刘本善

【引自】《当代中医师灵验奇方真传》

白芍、桑寄生等治半边手足麻痹症

【配方及用法】白芍 24 克，桑寄生 15 克，山羊角（家畜羊角亦可）、甘草各 9 克。用水 3 碗，先煎山羊角至 2 碗，再纳诸药煎取 1 碗，每日分 2 次服，每日 1 剂。

【荐方人】广西 魏守疆

【引自】广西医学情报研究所《医学文选》

当归、台参等可治风湿骨痛

【配方及用法】当归 15.5 克，台参 31 克，防风、川芎、桂尖、秦艽、炙甘草各 15 克，焦白术、牛膝、苍术各 18 克，寄生、白芍、木瓜、茯苓、钩藤、元肉、红枣各 31 克，熟地 62 克，三花酒泡 1 个月。每日早、晚服用，每次 30~60 克。

【荐方人】广西 易新

【引自】广西医学情报研究所《医学文选》

八虎通痹搽剂治寒湿痹症

【配方及用法】生川乌、生草乌、生南星、生半夏、当归、鸡血藤、路路通、生黄藤各等份。将上述 8 味中药在适量的 50%酒精中浸泡 1 周，然后取出浸泡液适量搽患者痛处，同时用电吹风烤患处 3 分钟左右，每日 2 次。

【荐方人】湖北 曾小平

【引自】《当代中医师灵验奇方真传》

羌活、秦艽等治风湿性腰腿痛

【配方及用法】羌活、秦艽、黄精各 30 克，独活、寻骨风、活血藤、石楠藤、伸筋草、牛膝各 20 克，细辛 10 克，杜仲 15 克。将上药用干净布包好，浸入纯谷酒中，7 天后即可饮用。如患者骨节疼，加松节 20 克劈开浸入白酒内。每日饮用 2~3 次，每次 3~5 盅。

【荐方人】湖北 李旺龙

【引自】《当代中医师灵验奇方真传》

用川芎、全虫等治风湿关节肿痛

【配方及用法】川芎、全虫、牛膝各 6 克，木瓜、苍术各 12 克，乳香、草乌各 4 克，防风 7 克，威灵仙 7 克。将上述中药配好，粉碎成粉末，用 100~150 目筛过细，装成 3 克一小包即可。每次服用一包，每天服用 2~3 次。

【荐方人】湖南 杨晚生

用蓖麻子灸治风湿疼痛

【配方及用法】取干蓖麻子去掉外硬壳，再配以 1/3 的生草乌。将蓖麻子（整粒）和生草乌浸入三花酒中 7 日后把蓖麻子取出晒干备用。使用时，在患者痛处贴上生姜片，再以钳子夹取制好的蓖麻子，点火在患者贴有姜片的患处上来烧灸，使热透入患处。通常灸后症状可马上减轻，轻者一次即告痊愈。

【荐方人】广西　唐汉章

【引自】《当代中医师灵验奇方真传》

两面针煮鸡蛋祛风止痛

【配方及用法】两面针（入地金牛）10 克，鸡蛋 1 个。将两面针与鸡蛋同煮，蛋熟去皮再煮片刻。饮汤食鸡蛋。

【功效】定痛。用治风湿骨痛、胃痛、牙痛以及挫伤疼痛等。

【备注】虽然两面针有较好的止痛作用，但过量可致头晕、眼花、呕吐。

【引自】《临床杂志》

铁屑、川乌等可治风湿痛

【配方及用法】铁屑 69 克，川乌、木瓜、苍术、白矾、羌活各 3 克。上药共研细末，用稠大米汤调敷患处。

【荐方人】四川　王渭川

【引自】《中国当代名医秘验方精粹》

猪肉炖沙参治风湿痛

【配方及用法】瘦猪肉 250 克，沙参 30 克，油、盐、葱、姜各少许。瘦猪肉切片，锅置于火上烧热下油，先煸炒猪肉，再放入沙参及各种调料，加适量温水煮熟。连肉带汤分 2 次吃下。

【功效】治风湿疼痛。

樟脑燃灸治风寒湿疼痛

【配方及用法】天然樟脑。①取天然樟脑 1 克，用少许脱脂棉包裹，搓紧为樟脑棉球。

②用 40 厘米×24 厘米细草纸一张对叠 3 次成为 8 层正方草纸垫。

③用清水将草纸垫完全浸湿后，夹在干毛巾中将水挤干，使之成为湿润草纸垫备用。

④将湿润草纸垫置于所需燃灸穴位处，在草纸垫中心放樟脑棉球一个点燃。

⑤当温度随樟脑棉球燃烧升高，患者感到皮肤微烫时，术者即用手指将樟脑棉球按熄，并略加压力数秒钟。一个樟脑球可反复燃灸 5 次。注意在燃灸时不要烫伤患者皮肤。

⑥若治疗需大面积燃灸，可用毛巾浸湿拧干，将天然樟脑用白酒调化均匀撒在毛巾上置患处，点燃后温度升高使患者感到微烫时，术者即用手掌扑按至熄，并略加压力数秒钟。

【荐方人】四川　胡华建

【引自】《当代中医师灵验奇方真传》

服黄鼬骨粉治腿痛膑骨凉

【方法】取黄鼬骨头适量置瓦上焙干，研为极细面，每次服 3 克，黄酒送下。如不愈，隔 7 日再服一次。服后盖被微汗。

【引自】《中医灵验方》《中医单药奇效真传》

第二节　类风湿

用蚂蚁粉治类风湿病

【荐方由来】1992 年春天，我忽然患了严重的类风湿关节炎，发病以来，几乎完全丧失活动能力，并有逐渐加重的趋势，最后发展为全身各关节红肿，衣食住行均需要人护理。为了给我治病，家人多方奔走，寻名医，觅偏方，但效果均不佳。我几乎丧失了生活的信心。

这时候，一位远方的亲属来探望我，言谈中说到山蚂蚁粉对治疗类风湿有一定疗效。于是，抱着试试看的心理，我服用了 500 克蚂蚁粉，1 个月后病情开始好转，我便开始每月坚持服用蚂蚁粉，2个月后，我的病开始逐步缓解，可以自己穿衣裤，做一些轻便的家务。4个月后，疼痛完全消失，可以同家人一同下地劳动，而且吃饭香了，睡眠也好了。经过半年的治疗，病完全治愈。

【荐方人】黑龙江　张久延

用黄芪、党参等治类风湿

【配方及用法】黄芪50～100克，党参、苍术、茯苓、秦艽、松节、桑枝、蚕砂、忍冬藤各15克，当归10～20克，白术、路路通、蜂房、防己、赤芍各10克，甘草、草乌、川乌、乳香、没药、红花、土鳖、附子各6克，灵仙15～30克，白芍、虎杖各20克，蜈蚣3克。每天1剂，其中除蜈蚣、蜂房、土鳖研成粉外，余药水煎服，日服2次。在服煎剂的同时，把蜈蚣、蜂房、土鳖粉分2次服。

【备注】服药期间忌食腥、酸、辣的食物。服药初期可出现腹胀、纳差、轻微腹泻，有的患者还可出现疼痛加剧。

【荐方人】广西　李元龙

用雷公藤、生二乌等治类风湿

【配方及用法】雷公藤250克，生二乌各60克，当归、红花、桂枝、羌活、地枫各18克。首先将诸药用水浸泡一会儿，然后添水2500毫升，煎成1000毫升，过滤弃渣，加糖250克。待药汁冷却后，再兑入55度左右的白酒2000毫升搅拌均匀，装瓶备用。成人每次服30～50毫升，每日3次，老人酌减。

【备注】因本方毒性大，有胃、心、肝、肾病者及孕妇禁用，其他人也应慎用。

【荐方人】河南　黄福林

【引自】《老年报》（1991年）

用醋蛋液治类风湿

【荐方由来】我患类风湿已十几年，从1983年开始病情日渐加重，手、足、双膝关节肿胀疼痛厉害，起居行走非常困难。我家在四楼，每天上下最少得四次，发愁也无法，只好一步一步地挪动，别人走一分钟我得走三四分钟。夜时睡觉醒来腿脚不能动弹，疼痛难忍；需要人帮助才能翻身或坐起来。这些年经常跑医院，药没少吃，均不见效。1987 年 9 月开始服醋蛋液至今，时间只有半年多，同事们见到我感到惊奇，认为我和服醋蛋液前判若两人。我现在坐立行走方便自如，双膝关节不再疼痛，上下楼梯也不发愁了。

【配方及用法】将 250 毫升左右的食用醋（米醋用低度的，9 度米醋应用水稀释）倒入铝锅内，取新鲜鸡蛋 1~2 个打入醋里，加水煮熟，吃蛋饮汤，1 次服完。

【荐方人】黑龙江　吴淑范

用黄柏等外洗治类风湿关节炎

【配方及用法】黄柏 20 克，苦参、浮萍、地肤子、蛇床子各 10 克。上药加清水煎沸后，将药液倒入盆内，备用。用消毒毛巾蘸药液擦洗患处，每次擦洗 5~10 分钟，每日 3 次。

【荐方人】河北　赵士良

【引自】《百病中医熏洗熨擦疗法》

二乌酒治类风湿关节炎

【配方及用法】川乌（制）、草乌（制）、乌梅、金银花、甘草、川牛膝、川木瓜各 10 克，蜈蚣 4 条，全蝎 7 个。先将川乌、草乌敲成碎块，用煎好的绿豆汤（用 100 克绿豆煎煮，去豆取汤）浸泡 24 小时后，取出药与诸药混合，用白酒（粮食酒）500 毫升装瓶浸泡 7 天，过滤出的药酒加红糖 50 克，搅匀。每日早、晚各服 10 毫升，25 日为 1 疗程。最少服 1 个疗程，最多 4 个疗程。服药期间偶有头晕、咳嗽，停药后即可消失。如有周身麻木感为中毒反应，可用绿豆 100 克，甘草 40 克煎汤服用，1~2 次即愈。反应过后可继续减量服用。

【荐方人】内蒙古　高翔

【引自】《当代中医师灵验奇方真传》

用千年健、青风藤等治类风湿性关节炎

【配方及用法】千年健、青风藤、海风藤、穿山甲各 10 克，50 度白酒 500 毫升。将酒和药放入大口瓶内密闭浸泡 7 天即可服用，每日服 35 毫升，

分 2~3 次温服，连续服用 2~3 个月。

【功效】本方中千年健善搜风祛湿，消肿定痛，壮筋骨；穿山甲祛风活络；青风藤、海风藤专祛风湿。四药以辛温醇酒合之，具有祛风除湿、逐瘀活络、消肿定痛之效，可稳定病情，止痛效果尤佳。

【荐方人】山东　肖致意

【引自】《当代中医师灵验奇方真传》

用血藤祛痹汤治类风湿性关节炎

【配方及用法】鸡血藤 50 克，威灵仙、秦艽、益母草、乌梢蛇各 30 克，黄芪、当归各 20 克，川乌（制）15 克，桂枝、防风、白芍、乳香各 10 克。上药煎 20~25 分钟，取汁约 300 毫升，日服 3 次。偏热者加生石膏、知母各 30 克；偏寒者桂枝加倍，加细辛 10 克；寒热错杂者加首乌、豨莶草各 20 克，治疗时禁忌酸辣之品。

【荐方人】四川　谭正

【引自】《当代中医师灵验奇方真传》

祛风止痛散治类风湿

【配方及用法】西红花 18 克，血竭 95 克，桂枝 25 克，制首乌 30 克，木香 25 克，独活 25 克，三七 14 克，骨碎补 20 克，海风藤 30 克，牛膝 25 克，土虫 40 克，龟甲胶 15 克，制马钱子 20 克，冰片 20 克，自然铜 20 克。分别将上述 15 味药干燥后粉碎，并分别过 100 目筛，然后一同混合均匀，分装成每包 5 克，即成祛风止痛散。治风湿痹痛病，每天可服 10 克，分 2 次服。

【荐方人】湖北　陈志超

第三节　腰腿痛

谷子秆烧灰治腰腿痛

【配方及用法】谷子秆（茎）。用谷秆烧灰熏烤，并以热灰敷于患处，每晚 1 次，8 次见效。

【功效】祛寒湿，舒筋骨。治寒湿性腰腿痛、肩背痛、关节痛。

【引自】《卫生报》

服醋蛋液可治腰腿痛

【荐方由来】我是个林业退休工人，从小生长在南海边，又在北方奋斗了 30 年，从事与树木打交道的重体力工作。我以前体质一直比较好，可是 50 岁以后抵抗力却开始逐年减退，退休后多种老年病使我日感痛苦和烦恼。

1987 年秋天，我抱着试试看的想法服用醋蛋液，之后亲身体验到醋蛋液确有"神功"。这几年我经常感到的腰酸腿痛、口干嘴苦、多梦、精神不振、厌食、尿少而频及更年期出现的症状，现在都不翼而飞了。我现在感觉精神振奋，能吃能睡，心情愉快，体力倍增。

【配方及用法】将 250 毫升左右的食用醋（米醋用低度的，9 度米醋应用水稀释）倒入铝锅内，取新鲜鸡蛋 1~2 个打入醋里，加水煮熟，吃蛋饮汤，1 次服完。

【荐方人】黑龙江　温渥沾

马钱子、地龙等治腰腿痛

【配方及用法】制马钱子 30 克，地龙 20 克，全虫、川木瓜、制乳香、制没药、川牛膝各 10 克，共研细末，用黄酒或白开水冲服。每日 1 次，每次 2.5~3 克。

【备注】本品主要含有番木鳖碱和马钱子碱，番木鳖对脊髓神经有强烈的兴奋作用，可引起强直性惊厥。

【引自】《商丘科教》

骨碎补、狗脊等可治腰腿痛

【配方及用法】骨碎补 100 克，狗脊 150 克，核桃肉（或花生米）50 克，红枣 10 枚，猪尾巴 1 条（切碎）。将以上诸味合在一起，并加入少许盐同煎食；能饮酒者以酒送服。每日 1~2 次，2 日见效，一般 3~5 日可愈。

【荐方人】河南　陶冶青

云故纸、大芸等治腰痛

【荐方由来】我当小学教师时，得了慢性腰痛病，后来我找当地著名老中医刘中和先生求治，他给我写一处方，并说："这一方治好了不少腰疼病患者。每年冬季服上 1 剂，到老年时会眼明不花。"果然不错，那时我服 1 剂，腰就不疼了。之后，每年冬季服 1 剂，连服 5 年。这几十年来，我不但没犯过腰疼，而且眼力也很好。今年我 63 岁了，不戴花镜照常读书看报，现将此方荐给广大读者。

【配方及用法】云故纸 15 克，破故纸 25 克，大芸 13 克，巴吉 13 克，川木瓜 15 克，川牛膝 15 克，川断 15 克，西小茴 10 克，全虫 12 克，黑杜仲 30 克。另备黑豆 1000 克，青盐 60 克。以上 10 种药第一次用水 1000 毫升，煎成约 500 毫升药水，倒在大砂锅内；再用 750 毫升水煎第二次，第二次仍煎成药水约 500 毫升。两次煎好的药水同时倒在大砂锅内，将黑豆倒入药水中，加上青盐（白盐也可），待煮至药汁干为止。然后倒出黑豆晒干即成。每晚吃 30 克，用开水冲下。1000 毫升黑豆吃完，可再制 1 剂。第一年连服 2 剂，腰疼完全可以消除。之后，每年冬季可服 1 剂。连服几年，不但不会犯腰疼病，而且会起到延年益寿之功效。

【荐方人】河南　谭宗泽

吃猪腰可治腰痛病

【配方及用法】取新鲜猪腰子一对（保留猪腰子外面的薄皮）洗净，晾干；用小锅，在锅底铺上一层食盐（最好是粗海盐），将猪腰子放在盐上，再用食盐盖好，盖上锅盖，用文火烧，待猪腰子熟后离火，温热时吃猪腰子即可。

【备注】食盐必须干燥，锅内不能加水，猪腰子外面的薄皮应完好。

【引自】《家庭医生报》（1996 年 8 月 12 日）

防己、核桃仁等治腰腿痛

【配方及用法】防己、核桃仁、老桑枝各 18 克，薏苡仁 30 克，茵芹子 20 克，黄皮 25 克。上药加水三碗半，煎至半碗服用。每日 1 剂，不可中断，6~8 剂见效，10~12 剂根除。

【备注】各味方药缺一不可，勿用相近药代替，否则无效。

【荐方人】山东　王军峰

敷热盐可治腰腿痛

【荐方由来】我老伴体质欠佳，常因受寒腰痛、腿痛，贴伤湿膏之类的外用药效果不太理想。后经一医生介绍，用炒热的食盐热敷患处。采用此法，疗效果然不错，热敷 2~3 次，腰腿痛即愈。后来又将此方介绍给别人，屡用屡验。

【方法】将食盐 1000 克放铁锅内炒热，装在纯棉布缝制的口袋里，扎上口，热敷患处，热度以能承受住为宜。如盐太烫，可在下面垫上毛巾，等不烫了，把毛巾抽掉。每日早、晚各敷 1 次。

【荐方人】于学政

艾叶炭、鸡蛋等治腰痛

【配方及用法】艾叶（野生）炭 15 克，鸡蛋 3 个，水 3 碗，红糖适量。①将干艾叶用火点燃后用碗扣灭成炭备用。②将鸡蛋 3 个放铁锅内，加水 3 碗，煮剩 1 碗水，然后捞出鸡蛋，剥去蛋壳，再放锅内轻煮。③将鸡蛋、红糖、艾叶炭同时放入碗内，用锅内煮蛋汤冲之，蛋汤全部服完。④每晚睡觉前服用，连服 3 天即可痊愈。

【荐方人】河南　谭志强
【引自】《老人春秋》（1997 年第 9 期）

用双乌、川木瓜等治腰腿神经痛

【配方及用法】川乌、草乌、川木瓜、金银花、川牛膝、川芎、当归、防风、乌梅、秦艽、全蝎各 9 克，杜仲、白术各 13 克，蜈蚣 3 条，白糖 200 克，白酒 2000 毫升。找一个能装 2500~3000 毫升水、里外有釉的坛子，并按坛子大小在室内阴凉处挖一个坑，准备埋藏。把药全部装入坛子后，倒入白糖和白酒，用干净白布封紧坛口，然后坛口向上放入添好水的锅里，锅水深要浸没大半个坛子。煮 1 小时后，将坛子取出，立即放入挖好的坑内，用一只碗口朝下盖住坛口，再用土埋好、踩实。埋 24 小时即将坛子取出并服用药酒。每日服（冷天加热后再喝）3 次，每次服 50 毫升左右，一般患者服 1 剂药酒即愈。

【荐方人】黑龙江　成水临

红砒、艾叶等治老寒腿

【配方及用法】红砒 1 克，艾叶 10 克，透骨草 10 克，共为细末。把药末用纸包一长包，外用纱布重包，用线缝好，装入袜子内，垫在脚心下。

白天穿上，夜晚可以脱下，10 天换 1 次。轻者 1 料愈，重者 2 料愈。

【备注】以上为一条腿的药料，如两腿痛，可增 1 倍。

【荐方人】河北　曹春

【引自】广西医学情报研究所《医学文选》

用醋精治老寒腿

【荐方由来】我患老寒腿多年，起初用酒精止痒，后改用核桃树叶水清洗，但都未去根。最后，我就试着用浓度 30% 的醋精洗腿，连洗 3 天，即有效果，既不痒也不痛了。我连洗半月病愈，如今已 3 年没犯。

【荐方人】辽宁　李卫良

第四节　肩周炎

黄芪、桂枝等治肩周炎

【配方及用法】黄芪 30 克，桂枝、赤芍、羌活、姜黄各 6 克，桑寄生 9 克，地龙 10 克，当归 6 克。水煎服，每日 1 剂。

【功效】益气补血，温经和营，祛风利湿，活血通络。

【备注】在治疗过程中，配合肩锅、曲池、外关、合谷穴针刺治疗，效果甚佳。

治肩周炎妙方

【方一】桑枝 50 克，切碎，以水 3 碗煎至 1 碗，温服，每天一次，连服 4 日。

【方二】老生姜 50 克、葱白 3 克、白酒 15 克，共捣烂，炒热敷痛处，冷后加热再敷，每天数次，连用三四日。

【方三】威灵仙 12 克、汉防己 9 克，水煎服，每天一次，连服 3 日。

【方四】追地风 10 克，用白酒 60 克浸 1 周，每天饮一小杯，可连服一两周。

【备注】肩周炎患者平时应加强肩关节的功能锻炼，避免重体力劳动。

忌食过酸过咸等食物，多吃易消化富有营养的食品。

五角星根等可治肩周炎

【配方及用法】五角星根 40 克，倒崖根 20 克，韶叶细辛、桂皮、川芎、茜草、指甲花各 15 克。这 7 味药无毒。五角星根、倒崖根可到山上采挖，指甲花又名凤仙花（其子又名急性子，但子不能代替）。这 7 味药用 50 度以上白酒浸泡 1 周后，每日服 3 次，每次 50 毫升。服药时倒一点药酒加热后擦患处至发热。最多 2 剂即可根除病痛。该药方还可治风湿性关节炎。

【荐方人】湖南　汪家荣

忍冬藤泡白酒可治肩周炎

【配方及用法】忍冬藤 250 克，白酒 250 毫升。用时将上药兑入两倍量净水中浸泡，晚上 7~9 点（戌时）用文火炖至忍冬藤烂熟。晚上 9~11 点（亥时）滤出药液，趁热一次服下；将药渣用生白布包好，热敷患侧肩部，使其微有汗出。此时患者自觉疼痛减轻，可令其安睡，待 1~3 时（丑时）醒来就会疼痛消失，活动自如。

【荐方人】河南　庞士统

【引自】《当代中医师灵验奇方真传》

以细辛生姜酒敷患部治肩周炎

【配方及用法】细辛 80 克，老生姜 300 克，60 度高粱白酒 100 毫升。细辛研末，生姜洗净，混合捣成泥蓉状，铁锅内炒热，入白酒调匀，再微炒。将药铺于纱布上，热敷肩周疼痛部位，每晚 1 次。敷药时避免受凉感寒。

【引自】《四川中医》（1991 年第 1 期）、《单方偏方精选》

用刺血拔罐法治肩周炎

【方法】在患者曲池、阿是穴（肩部疼痛点）进行常规消毒，以中号玻璃拔火罐拔吸 6 分钟起罐，用七星针（也叫皮肤针）在预拔罐的部位内叩击 50 次，见有微出血时，再在此处拔罐 15 分钟，见有一颗颗像黄豆大的水珠（即风水）冒出即可起罐，然后用消毒棉球擦洗净。每次连续拔三罐，如需进行第二次拔罐治疗，须隔 3 天。

【荐方人】 广西　唐汉章

用热水袋熨烫治肩周炎

【荐方由来】 我患肩周炎 9 个多月，左肩部胀痛难忍，穿脱衣服常因手臂不能伸直而感到困难，晚上睡觉胀痛不安，进入寒冬，疼痛加剧。在万般无奈的情况下，我试用热水袋装热水（90℃）熨烫患处，每晚睡觉时热敷 2 小时。坚持 20 多天的治疗，肩周炎彻底治好了，手臂伸屈自如。

【荐方人】 浙江　竺苏尘
【引自】 广西科技情报研究所《老病号治病绝招》

用耸肩法治肩周炎

【荐方由来】 我患左侧肩周炎多年，左前臂和左手麻木，经过针灸、按摩和内服中西药物等多种方法治疗，效果不显著。去年一位经常扭秧歌的老年朋友介绍说，扭秧歌耸肩能缓解肩臂疼痛，以后我也学着他的样子经常做耸肩运动，不到 3 个月，我的左侧肩周炎和左臂左手麻木等症状基本消失了，高举和前后运动不疼了，恢复了正常活动。

【方法】 每天晨起到公园活动时，边走边做两肩上提，颈微缩，腿脚和腰部都一齐扭起来，两手随着也前后左右摆动起来，形似扭秧歌的姿势，但不管你怎么扭怎么动都别忘了耸肩。除早、晚定时去公园活动外，其他时间地点场合也做，比如坐办公室累了，可放下笔，站起来耸耸肩伸伸腰活动活动，可提高工作效率。又如在家闲时或临睡觉前，都可做一些耸肩活动。建议有肩周炎和上肢麻木的人坚持下去，必有好效果。

【荐方人】 润生
【引自】《晚晴报》（1997 年 2 月 5 日）

用抡臂法治肩周炎

【荐方由来】 几年前，我患有肩周炎，臂既不能高举，也不能后伸，活动受限。经过服药和理疗，症状虽有缓解，但仍不能痊愈，给生活带来诸多不便。

后从一本杂志上看到"自我抡臂内旋外转活动方法"，于是照此方法进行练习，做了一段时间后，我的肩周炎痊愈了。此后，我每见到患有此病的老同志，都向他们介绍此法，经试用都反映疗效显著。这种方法简便，患病者可治病，没病可防病健身。

【方法】患病肩做上臂内外旋转活动（或反复上伸），每次内外各旋转50 圈。反复锻炼，每天可多做几次。开始时有疼痛感，可缓慢进行，如能坚持，很快会缓解或痊愈。

为了预防肩周炎，平时可双肩轮换旋转上臂。经常坚持锻炼，可防止复发。

【荐方人】辽宁　王本义

用头压手掌法治肩周炎

【方法】晚上睡前和早上起床前，仰躺在床上，两腿直伸，手掌向后伸至头下，手掌心向上，手掌背向下；用头紧紧压在手掌中心（哪边肩周疼就压哪边手掌），每次压 20 分钟。开始做的头几天，肩周还痛，手臂不能变度过大，手臂很难向后伸至头下，可先用手臂变度较小、侧睡头压手掌的办法，经多次锻炼后，才能用仰睡头压手掌的办法。只要依照方法认真去做，定能收到良好的效果。

【引自】《老年报》（1995 年 8 月）

第五节　跌打损伤

乳香、没药等可治软组织损伤

【配方及用法】乳香、没药、三棱、莪术、木香、延胡索各 250 克，当归、羌活、丁香、甘松、山奈各 200 克，地鳖虫、生川乌、生草乌、红花各300 克，血竭 400 克，煅自然铜 500 克，冰片 100 克。上药除冰片外，全部晒（烘）燥后，碾成粉末，拌入冰片细末和匀。用适量液状石蜡油（或凡士林、鸡蛋清均可），将药末调成糊状（不松散为度），装入药罐内备用。根据伤痛部位大小，将软膏均匀地摊在棉垫上，表面再放入适量的冰片粉末。纱布外层最好衬上一层塑料薄膜，以免药液渗出。一般 2~3 天换药 1次，直至病愈。骨折、脱位患者，应先行复位固定，再使用软膏为妥。

【功效】主治软组织损伤。

羌活、桂枝等治软组织损伤

【配方及用法】羌活、桂枝、荆芥、防风、川芎、炒赤芍、苏木、当归、枳壳、泽兰、葱头。水煎服，加白酒60毫升兑入。

【功效】治跌、打、损伤。

川乌、栀子等治软组织损伤

【配方及用法】生川乌、生栀子、赤芍各1000克，生南星、川续断、紫荆皮、白芷、泽兰各500克。上药共研细末、过45目筛，每300克药粉加凡士林150克，蜂蜜500克，混合调匀成膏（先将蜂蜜、凡士林加热熔化后逐渐下药搅拌调匀），贮罐备用。用时根据损伤部位大小，将膏药摊于棉垫（或牛皮纸）上，摊的药膏无须过多。损伤处若有皮肤破损者，须先用敷料盖住，然后再敷药膏，以防感染。余则贴敷伤处，敷药后用绷带包扎固定。3~4日换药1次。换药前先洗净患处原敷的药膏。敷药后局部皮肤出现疹痒等反应，应停止用药。

【功效】消肿止痛。

【引自】《湖北中医杂志》（1984年）

红花、赤芍等治软组织损伤

【配方及用法】红花、赤芍、白芷、栀子、桃仁、乳香、没药各15克，大黄30克。上药共研细末，用酒调匀成糊状，备用。外敷患处。为防止药物脱落，减少蒸发，外用塑料纸包扎，如干燥后，可取下再加酒调敷，连续敷用3~4天后去除。若尚未治愈，可用第2剂重新调敷。

【功效】活血化瘀，消肿止痛。

【引自】《陕西中医》（1984年）

栀子仁、白芷等治软组织损伤

【配方及用法】生栀子仁90克，白芷30克，生南星、生半夏、生川乌、生草乌、细辛、土鳖虫、制乳香、制没药、药花、当归尾各9克。上药烘干后研为细末，用饴糖、酒或醋（开水亦可）调匀后置瓷钵中备用。用时将药摊在塑料纸上，外敷患处，并以胶布固定。每日换药1次，3次为1疗程。

【功效】消肿止痛。

【引自】《江西中医药》（1984 年）

三七、大黄等可治尾骨跌伤

【配方及用法】三七、大黄、丹皮、枳壳、大蓟、小蓟各 15 克，当归、白芍、生地各 25 克，红花 5 克，桃仁 14 枚，用水酒各半煎服；再另取 6 克水蛭切碎，以烈火炒至焦黑，研末，放入上药中口服。最多 3 剂，不再疼痛。

【备注】水蛭必须炒黑，万不可半生，否则对人体有害。

用酸枣树根治各种皮肤损伤

【方法】取酸枣树根洗净泥土，剥取根皮切成小块，然后烘干，碾细成末备用。用药前先用毛巾蘸温水擦净皮肤损伤部位的污物，然后将所制的细末药粉撒在损伤部位，并用纱布包好。同时注意不要用水洗患处，保持其清洁与干燥。2 天后，患部就会变干，结痂，随即痊愈。

【荐方人】四川　吴隆杰

【引自】广西科技情报研究所《老病号治病绝招》

用仙人掌等治外伤性红肿

【配方及用法】新鲜仙人掌，生石膏（研末），二药比例为 1：2。将仙人掌去皮、刺洗净，切碎捣烂，与生石膏调成糊状，装瓶备用。用时将药外敷于红肿处，以绷带包扎。每 8~12 小时换一次药。最快 4 小时见效，一般 2~5 天痊愈。

【荐方人】山东　张启栋

【引自】《当代中医师灵验奇方真传》

用当归汤治未破口的跌打损伤

【配方及用法】当归、泽泻各 15 克，川芎、红花、桃仁、丹皮各 10克，苏木 6 克。上药与一碗半水、一碗半白米酒放入砂煲里共煎，煎至一碗后，倒出温服。吃 1 剂后，如觉得内脏还痛，再如法煎 1 剂，直到吃好为止。头伤者加藁本 3 克，手伤者加桂枝 3 克，腰伤者加杜仲 3 克，肋伤者加白芥子 3 克，脚伤者加牛膝子 3 克。

【荐方人】 广东　黄世藩

用赤小豆治外伤血肿

【配方及用法】赤小豆适量。将赤小豆研成细末，用凉开水或凉茶水调成糊状敷在患处，其上隔一层塑料胶纸（以防止其中水分蒸发，结成干块），再在胶纸上敷上纱布包好。每日或隔日换药 1 次。

【荐方人】 湖北　彭常金

【引自】《浙江中医杂志》（1989 年第 7 期）、《单味中药治病大全》

跌打丸治刀伤感染

【配方及用法】跌打丸 1 个。将跌打丸压成饼状，贴敷患处，外用纱布包扎。

【引自】《实用民间土单验秘方一千首》

用鱼肝油治外伤

【配方及用法】取鱼肝油，按常规消毒处理伤口后，将鱼肝油丸剪破，取其油液将创面完全覆盖，2~3 天后，伤口即愈合，且不留疤痕。

【荐方人】 贵州　刘振山

【引自】《中国老年报》（1996 年 2 月 17 日）

第六节　扭伤

半夏末可治颈部扭伤

【配方及用法】取生半夏 100 克碾极细末，收入小口瓷瓶中，黄蜡封口。如遇皮肤青肿、痛不可忍者，急取药粉冲清水调成糊状敷之，一夜见效，再敷 1 次痊愈。

【荐方人】 广东　黄世藩

木香、小茴香等煎服治急性腰扭伤

【配方及用法】木香、小茴香、延胡、红花、续断、泽兰、淮牛膝、甘草，具体剂量请遵医嘱。水煎服，每日 1 剂。

【功效】行气活血止痛。气血瘀滞之腰痛症。证腰痛如刺，痛有定处，拒按，转侧不利，舌紫黯或瘀斑，脉涩。多见于急慢性腰肌损伤、腰椎骨关节损伤，坐骨神经痛等，属急性发病者（俗称闪腰）。

【引自】《医学文选》（1988 年）

杜仲、田七等泡酒治急性腰扭伤

【配方及用法】杜仲、田七、白术各 15 克，地龙 12 克，红花 10 克，当归 25 克，大活血 20 克，蕲蛇 12 克，红参 20 克，白芍 15 克，鸡血藤 20 克，熟地 25 克，川芎 10 克，黄芪 20 克，何首乌 20 克，党参 25 克，枸杞 20 克，远志 10 克，配白酒 2 千克制成药酒，过五六天开始口服。每晚睡前喝一小杯，不会喝酒者可饮半小杯，亦可外擦。药酒服完可再次加入白酒。

【备注】该药方高血压患者不能使用。

【引自】《黑龙江老年报》（1995 年 12 月 10 日）

马灯草、马钱子等可治闪腰

【配方及用法】马灯草 15 克，马钱子（油炙）60 克，乳香（醋制）90 克，没药（醋制）60 克，地鳖虫 30 克，水蛭 30 克，麻黄 45 克，梅片 3 克。先将梅片研细另包，再将其余 7 味药碾细过罗，与梅片混合调匀，装入瓶内密封。用时取药粉 3 克，以黄酒冲服，每日服 2 次；也可用好白酒把药粉调成糊状，敷于伤处，内外兼用，疗效更佳。

【引自】《佛门神奇示现录》

口服硼砂、冰片治闪腰岔气

【配方及用法】硼砂 1 份，冰片 1 份。2 味用温开水溶化后，一次口服。

【荐方人】河南 梅学东

吃生芋头治腰部扭伤

【配方及用法】生芋头（即芋艿，有赤白两种，宜用白者）去皮，大者一枚，小者二三枚，生嚼食之。若不愈，次日再食之，一般食 2 次可愈。初起食之尤为有效。生芋头嚼之味辛涩口，而闪腰者嚼食则无异味。

【荐方人】广西　廖德明

【引自】《老年周报》（1996 年 9 月 14 日）

凤仙花可治脚扭伤肿痛

【配方及用法】取凤仙花（即指甲花）茎叶，要白色的，鲜的或干的均可（干茎叶应取阴干的，不可用晒干的），将其捣蓉用白酒调敷患处，效果极佳。

【备注】干茎叶药效低弱，以用新鲜的凤仙花茎叶为佳。

【引自】《神医奇功秘方录》

用荆芥、防风等治脚踝、手腕扭伤

【配方及用法】荆芥、防风、桂枝、牛膝、木瓜、艾叶各 50 克。用 3000~3500 毫升水将上药煮开，倒入盆内，趁热熏患处（盆口与患处用毛巾围住，便于熏蒸），待药液稍温后，将患处放入药液浸泡 10~15 分钟。每日早、晚各熏泡 1 次。去冬今春，我们这里有三位离退休同志，在晨间活动时，由于不慎，相继发生扭伤，经我介绍此方治疗，均已消肿止痛，效果满意。

【荐方人】河南　杨静超

用八角枫叶醋调敷治踝关节扭伤

【配方及用法】八角枫叶适量。将上药研细末，与醋调和成糊饼状，外敷于患处，绷带外固定，每天换药 1 次。

【引自】《浙江中医杂志》（1990 年第 2 期）、《单方偏方精选》

用韭菜根须治急性踝关节扭伤

【配方及用法】取韭菜入土部位的新鲜根须（数量视损伤部位大小而定）洗净，捣烂，不可去汁，加入适量面粉，用黄酒（也可用白酒）调成稠糊状，敷在扭伤部位，厚 1~1.5 毫米。然后用纱布覆盖，再用绷带包扎好。每日换药 1 次。

【荐方人】江苏　贡锦珊

用韭菜三七泥敷治足踝扭伤肿痛

【配方及用法】新鲜韭菜 20 克捣成泥状，取三七片 5 片研粉，拌入韭菜泥中。先将伤处用冷水洗净，再用韭菜三七泥敷患处，外加塑料薄膜包好，一次敷 10 小时，以睡前敷为好。一般敷 3~4 次即愈。

【引自】《安徽老年报》（1996 年 10 月 30 日）

乳香、草乌等可治扭伤

【配方及用法】乳香 12 克，草乌 9 克，琥珀 7 克，红花 12 克，没药 12 克，甘草 10 克，丹皮 12 克，杜仲 10 克，花粉 10 克，牛膝 10 克，当归 10 克，骨碎补 9 克，血竭 10 克，肉桂 10 克，土鳖虫 10 克，三七 4 克，广木香 12 克，川羌活 10 克。将上药在松节油或米酒瓶内浸泡使用。跌打伤严重者，可外擦内服。内服有两法：①此 18 味药共研为细末，每次 9 克，米酒引服。②此 18 味药用酒水（各半）煎汤服。

【荐方人】湖北　马明

栀子粉拌酒精外敷治扭挫伤

【配方及用法】栀子粉适量，拌酒精外敷，包扎固定患部。

【引自】《中医杂志》（1964 年第 12 期）、《单味中药治病大全》

第七节　外伤

铁线草治创伤出血

【配方及用法】将铁线草去掉枯老根茎和枯叶，取鲜嫩尖部晒干研细过筛备用。用时将药粉直接撒在创面，可立即止血止痛。每天换药 1 次。创口多则 7 天，少则 4 天即可生肌愈合。

【荐方人】四川　朱厚银

【引自】《亲献中药外治偏方秘方》

紫金粉治刀伤

【方法】 先将伤口洗净消毒，敷上紫金粉，再滴几点香油，包扎好，隔日换药 1 次，5~7 天伤口痊愈。

【引自】《安徽老年报》（1996 年 9 月 25 日）

用生石灰、大黄治刀伤

【配方及用法】 生石灰（陈久者佳）120 克，生大黄 30 克，同炒至石灰呈粉红色，大黄呈焦褐色，共研细粉备用。根据外伤创口大小取适量撒患处，覆盖消毒纱布，胶布固定，或用干净白布裹敷。

【备注】 上药研细末后应密封保存，防止受潮变质，影响疗效。

【荐方人】 山东　孙冠兰

【引自】《山东中医》（1986 年第 1 期）

当归、汉三七等治刀伤出血

【配方及用法】 当归、汉三七各 3 克，老枣树皮 9 克，共研末，敷伤口。

【功效】 止血、结痂快。

【引自】《常见病特效疗法荟萃》

地鳖虫、胆南星等治破损流血

【配方及用法】 雄地鳖虫 12 克，胆南星 15 克，血竭 15 克，没药 20 克，马钱子（炒）9 克，真龙骨 9 克，南红花 15 克，川羌活 9 克，螃蟹骨 9 克，当归 10 克，净乳香 30 克，防风 15 克，白芷 5 克，升麻 15 克，菖蒲 9 克，川芎 12 克，生大黄 30 克。上药合研细末，贮瓶备用。使用时根据损伤部位大小取适量药粉，用黄酒加醋调成糊状，涂棉纸上，厚薄均匀，敷贴患处。

【荐方人】 江苏　葛培基

【引自】《当代中医师灵验奇方真传》

当归、枣树皮等可治刀伤出血

【配方及用法】 当归 3 克，枣树皮（表皮越老越好）9 克，汉三七 3 克。

上药分别炒后共为极细末，干敷破伤处，一次即可痊愈。方内汉三七价昂贵，去掉效果也很好。

【功效】本方止血力强，伤口结痂快，简单、经济、方便。

【引自】广西医学情报研究所《医学文选》

花头地龙等治外伤出血

【配方及用法】花头地龙（头颈部有道圈，体较小，以韭菜地里的为佳，用新瓦焙干）10 克，马勃 30 克，赤石脂 45 克，煅龙骨 10 克，老松香 45 克，冰片适量。上药共研极细末，放瓷瓶内高压消毒后备用。用时先用冷开水清洗创口，再以此药粉撒于伤口，加压包扎。伤口较大或血流如注者，可将适量药粉放消毒纱布上直接用手将药压在伤口上，伤口渗血者，可随时撒药粉至血不外渗为止。隔一二日可打开查看，已结痂者不必加药，倘未结痂可在原药上加此药一层，包扎好。

【备注】伤口已经化脓者，不宜用此药。

【引自】《中药科技报》（1989 年 11 月 26 日）

牛胆、石灰治外伤出血

【配方及用法】牛胆 1 个，石灰 20~30 克。取石灰装牛胆内，以胆汁浸没石灰为度，置通风处阴干，去皮研末装瓶备用。遇各种外伤出血时，取少许敷伤口血立止。

【荐方人】湖南 张冬兰

【引自】《当代中医师灵验奇方真传》

用白糖外敷法治外伤流血

【荐方由来】1980 年冬，《参考消息》报刊登了阿根廷医生用白糖治疗创伤有奇效的报道。我从中受到启发，先后用此方治疗刀伤、擦伤 38 例，例例均在 2~3 日治愈，且愈后无伤疤。对化脓伤口，可先用冷开水洗净，再用药棉轻轻擦干水，敷上白砂糖包扎好（不能再打湿）即可。

【荐方人】四川 邓碧兰

【引自】《农家科技》（1997 年第 12 期）

用仙人掌治外伤感染

【方法】把家中种的仙人掌掰下几片来，去其刺，在蒜臼里捣成泥状，敷在感染处，用布包好，再套上塑料袋。

【荐方人】河南　史好欣

柳叶煮水治外伤感染

【配方及用法】鲜柳叶或嫩芽洗净，加水煮 2~4 小时，过滤，再同法煎一次，合并 2 次煎液，浓缩成膏。患处酒精消毒后敷膏，每日 1 次。

【引自】《常见病特效疗法荟萃》

凤凰衣贴敷治慢性溃疡

【配方及用法】凤凰衣（新鲜鸡蛋的卵膜）。溃疡创面常规处理，待肉芽水肿减轻，局部脓汁不多时，即可贴敷凤凰衣。按创面大小剪取凤凰衣，新鲜凤凰衣可直接贴敷，用 75% 酒精贮存的凤凰衣须用无菌盐水冲洗后贴敷。凤凰衣应单层平整敷于创面，若衣下有气体应驱尽，使之与创面贴紧。若创面较大，可在凤凰衣之间留有间隙；若创面不大但分泌物多或肉芽水肿，可在凤凰衣上开窗数个，以防渗液积存使凤凰衣漂浮而移位。贴紧后外敷无菌纱布，加压包扎。如贴敷成功，24 小时后改暴露。如一次不能愈合，可隔 2~4 日换贴 1 次。

【引自】《中医杂志》（1987 年第 6 期）、《单味中药治病大全》

用锌皮压迫治外伤性溃疡

【配方及用法】锌皮。取锌皮一块（略大于皮肤溃疡之创面），锌皮边缘剪成圆形，并将锌皮覆盖面用刀轻刮，清水洗净后放锅内煮沸，消毒约 10 分钟，冷却后备用。使用前将创面常规消毒，去除分泌物，继之将锌皮压迫在皮肤溃疡创面上，用胶布打"十"字固定锌皮，然后覆盖纱布块，再以胶布固定。一般 2 天更换一次锌皮，原锌皮仍可利用，用时仍需用刀轻刮皮面，方法同前。

【备注】旧电池外层锌皮亦可使用。

【引自】《新中医》（1989 年第 9 期）、《单味中药治病大全》

第八节　颈椎病

桂枝加葛根汤治疗颈椎病

【配方及用法】桂枝、白芍各 18 克，甘草 12 克，葛根 25～40 克，生姜 6 克，大枣 6 枚。局部凉甚加附子；颈项沉困加羌活、独活；手臂麻木加当归、川芎、川牛膝；病程较长加天麻、全蝎、地龙；肾虚者加鹿角霜、山茱萸、威灵仙。水煎服。每天 1 剂，20 天为 1 疗程。

【功效】颈椎病良药。

全蝎、蜈蚣等治颈椎病

【配方及用法】全蝎 9 克，蜈蚣 2 条，鹿含草 30 克，乌蛇、当归、川芎、自然铜各 15 克。若上肢麻木疼痛较重者，加桑枝；若颈部强直疼痛重者，加葛根；若眩晕者，加地龙、钩藤、泽泻；若气候剧变时症状加重者，加汉防己，秦艽。将上药水煎，分 2 次口服，每日 1 剂。

【荐方人】河南　王桂英

全当归、细辛等治颈椎病

【配方及用法】全当归、三七、红花各等量。将上药共研为极细末，过 120 目筛后，装瓶备用。用时，每次服 3 克，用黄酒或温开水送服。本方也可做成胶囊吞服，每粒重 0.5 克，每服 4～5 粒。每日 3 次。10 天为 1 个疗程。

【荐方人】贵州　刘朝宏

葛根、丹参等治颈椎病

【配方及用法】葛根、丹参、白芍、威灵仙、防风各 50 克，川芎、乳香、没药、川椒、五加皮、桂枝、桑枝、荆芥、生甘草各 20 克，细辛 3 克，全蝎、蜈蚣各 10 克。将上药研为极细末，装入瓶内备用，每次服 3 克，黄酒或温开水送服。每日 3 次。

【荐方人】河北　贾春生

葛根、白芍等治颈椎病

【配方及用法】葛根、白芍、当归各 30 克，丹参、木瓜、生地、全蝎、川芎、桂枝、酸枣仁、乳香、没药各 10 克，细辛 3 克，生甘草 12 克。每日 1 剂，水煎分 3 次口服。

【荐方人】辽宁　张化南

用乌梢蛇、全蝎治颈椎病

【配方及用法】乌梢蛇 10 克，全蝎 10 克。将上述药物焙干研末等分成 8 包，首日上、下午各服 1 包。继之每日上午服 1 包，7 日为 1 疗程，2 个疗程间隔 3~5 天。一般 12 个疗程可获效。

【荐方人】湖南　刘艳

【引自】《湖南中医药导报》（1996 年第 5 期）

艾条灸治颈椎病

【方法】艾条灸，每次选用 4~5 个穴位，艾条悬起灸，每穴每次 5~10 分钟，或实按灸 5~7 次。每日或隔日 1 次，10 次为 1 疗程。

【荐方人】山东　沈维之

乌梢蛇、甘草等治颈椎病

【配方及用法】乌梢蛇、甘草各 15 克，蜈蚣 2 条，穿山甲 12 克，全蝎 8 克，川芎、自然铜、木瓜各 10 克，细辛 3 克，葛根 40 克，白芍 50 克。将上药水煎 3 次后合并药液，分早、中、晚 3 次饭后服，每日 1 剂。5 剂为 1 个疗程，直至痊愈。

【荐方人】河南　梅学东

当归、川芎等治颈椎病

【配方及用法】当归、川芎、桂枝、川乌、鸡血藤、红花各 10 克，白芷 12 克，苏木 15 克，仙鹤草 9 克。将上药共研细末，混合均匀后装入布袋内，并将袋口缝合备用。将药袋放在颈部，用细绳固定，白天用之，夜间摘掉。一般用此药袋治疗 3~5 天后，局部疼痛明显减轻，半个月可达到治愈的效果。如患腰腿痛时，将药袋固定在疼痛部位，同样可获得很好的疗效。

【引自】《老年报》（1996 年 4 月 18 日）

用甲角藤汤治颈椎病

【配方及用法】山甲珠、鹿角胶（烊化）、牛膝、川芎、炙白芍各 12 克，忍冬藤 30 克，桂枝 9 克，甘草 6 克。上药先用水浸泡 30 分钟，然后再放火上煎 30 分钟，每剂煎 2 次。将 2 次煎好的药液混合，日服 3 次。气血不足者加黄芪 30 克，当归 12 克；腰酸腿软者加杜仲 15 克，寄生 30 克。

【荐方人】山东 马玉静

【引自】《当代中医师灵验奇方真传》

服醋蛋液治颈椎病

【荐方由来】我对醋蛋液的食疗作用是确信无疑的，但是否能治好我的病，我只是抱着碰碰运气的态度。我患颈椎综合征已数年，颈椎僵硬，低头伏案写字、仰头观月皆感僵硬并疼痛难忍，而且感到脑供血不足，读书用脑不能持久。常年做自我按摩和体育锻炼均未收效。经连续服用 3 周醋蛋液后，颈椎疼痛、僵硬解除了，而且还把数年的大足趾跖关节骨质增生性疼痛治好了。

【配方及用法】将 250 毫升左右的食用醋（米醋用低度的，9 度米醋应用水稀释）倒入铝锅内，取新鲜鸡蛋 1~2 个打入醋里，加水煮熟，吃蛋饮汤，1 次服完。

【荐方人】黑龙江 张英圣

用电吹风温熨法治颈椎病

【方法】首先，自己以正坐位姿势，用左手先在颈部扪及压痛点，随后将右手握着的吹风机接通电源，将热风对着压痛点频频温熨，并使颈部做左右旋转。前后俯仰动作，再用左手指轻轻按摩压痛点。如熨时局部有灼热感，则可能电压偏高，或熨时过长，或吹风机距皮肤太近。为防皮肤灼伤，可关上开关，暂停操作，待灼热感消失后，续用前法，感到热风作用于皮肤的温度适宜，持续一刻钟左右即可。除炎热天气外，每天早、晚按上法分别操作一次。

【引自】《老年健康》

用点穴法治疗颈椎病

【方法】(1) 选穴。所用穴位有 4 对：①腕骨穴，位于两手掌的外侧第五掌指关节和腕关节之间。②外关穴，位于两小臂的腕关节后三指，尺、桡骨的正中骨缝处。③肩井穴，位于两侧肩峰与第一胸椎棘突连线的 1/2 处。④风池穴，位于头后枕骨下方两旁的凹陷处。上述 4 对 8 个穴位在点穴时都有明显的酸胀感，可用此感觉寻找和定准穴位。

(2) 操作。用拇指或食指尖端点穴。首先从腕骨穴开始，依次至外关、肩井、风池穴。在穴位上先施行由轻渐重的点穴按压法 5～10 分钟，再在穴位上做顺时针揉按 10～15 分钟。在进行点穴操作的同时，轻轻转动颈部，以增强点穴力度。

【功效】点穴疗法依据中医经络学说制定，具有活血行气、舒筋通络和祛风镇痛的良好功效。

【备注】此法好掌握，易操作，只要找准穴位，熟悉手法，不需求助他人，自己便可为自己施治。

【荐方人】王诚祥

【引自】《陕西老年报》